颅内
动静脉畸形

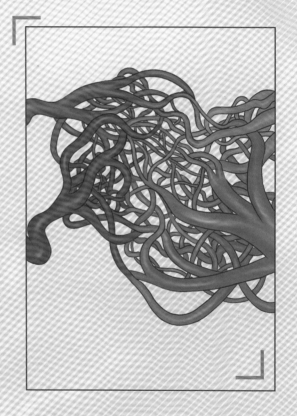

主　审　李铁林

主　编　陈光忠　段传志　王东海

副主编　何旭英　张　鹏

人民卫生出版社
·北京·

图书在版编目（CIP）数据

颅内动静脉畸形 / 陈光忠，段传志，王东海主编
. —北京：人民卫生出版社，2021.11
ISBN 978–7–117–32409–0

I. ①颅…　Ⅱ. ①陈…②段…③王…　Ⅲ. ①脑血管
疾病 – 研究　Ⅳ. ①R743.4

中国版本图书馆 CIP 数据核字（2021）第 237117 号

人卫智网	www.ipmph.com	医学教育、学术、考试、健康，
		购书智慧智能综合服务平台
人卫官网	www.pmph.com	人卫官方资讯发布平台

颅内动静脉畸形
Lunei Dongjingmai Jixing

主　　编：陈光忠　段传志　王东海
出版发行：人民卫生出版社（中继线 010-59780011）
地　　址：北京市朝阳区潘家园南里 19 号
邮　　编：100021
E - mail：pmph @ pmph.com
购书热线：010-59787592　010-59787584　010-65264830
印　　刷：北京盛通印刷股份有限公司
经　　销：新华书店
开　　本：787 × 1092　1/16　印张：14
字　　数：290 千字
版　　次：2021 年 11 月第 1 版
印　　次：2021 年 12 月第 1 次印刷
标准书号：ISBN 978-7-117-32409-0
定　　价：138.00 元

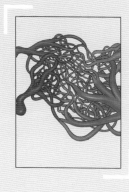

编者 （以姓氏笔画为序）

丁晓雯　中山大学附属第三医院

王　丰　福建医科大学附属第一医院

王　坤　广东省人民医院（广东省医学科学院）

王东海　山东大学齐鲁医院

方　兵　浙江大学医学院附属第二医院

叶　明　首都医科大学宣武医院

白小欣　广东省中医院

白卫星　河南省人民医院

冯文峰　南方医科大学南方医院

刘彦超　南方医科大学珠江医院

许　奕　海军军医大学第一附属医院

李　强　海军军医大学第一附属医院

李天晓　河南省人民医院

李西锋　南方医科大学珠江医院

杨　俊　首都医科大学附属北京天坛医院

杨　恒　复旦大学附属华山医院

吴红星　新疆自治区人民医院

何旭英　南方医科大学珠江医院

汪求精　中山大学附属第三医院

张　南　复旦大学附属华山医院

张　鹏　首都医科大学宣武医院

张剑波　南方医科大学珠江医院

陈圣攀　广东省人民医院（广东省医学科学院）

陈光忠　广东省人民医院（广东省医学科学院）

林元相　福建医科大学附属第一医院

周　东　广东省人民医院（广东省医学科学院）

赵　刚　中国人民解放军南部战区总医院

赵庆平　青岛大学附属烟台毓璜顶医院

段传志　南方医科大学珠江医院

洪　韬　首都医科大学宣武医院

秦　琨　广东省人民医院（广东省医学科学院）

顾宇翔　复旦大学附属华山医院

黄　庆　首都医科大学附属北京潞河医院

彭　超　广东省人民医院（广东省医学科学院）

董孟琪　首都医科大学宣武医院

序

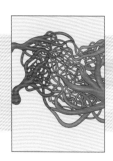

　　几乎所有治疗颅内动静脉畸形的医生都有过这样痛苦的经历：准备一台大动静脉畸形（arteriovenous malformation，AVM）手术前，做了充分的准备，信心满满地开始。手术的前一半，进展都很顺利，界面清晰，心情很好。逐渐进入深部，止血变得困难起来，逐渐紧张起来。90%的畸形团都要切除了，仿佛胜利在望，可以稍稍松口气，活动一下疲惫的腰身，而后，却遭遇最难烧闭的深部穿支，几个小时，甚至十几个小时过去了，体力开始下降，内心里烦躁和镇静在抗争，术前规划的美好蓝图被噩梦般的现实所取代，不得已扩大切除范围，有的渡过了难关，成功挽救了患者；有的局面却难以控制，落得个悲惨结局……介入栓塞AVM也会有类似的经历，面对一个大的AVM，一次、两次、多次的栓塞，一开始看到大片大片的畸形团被胶充填，心中感到成功的喜悦，后面越来越难，有时使尽了浑身解数，微导管也无法进入目标血管，还有可能在多次安全治疗之后，最后一次栓塞引起了致命的出血，前功尽弃！伽马刀治疗看似很安全，但有些患者随访时发现血管畸形依然如故，几年来治愈的希望化为泡影。即使影像上完全闭塞，几年甚至十几年过后，有的患者周围脑组织还会出现变性坏死，同样非常棘手。对于颅内AVM的治疗，就像勇士想去战胜多头蛇妖，近一个世纪以来，几代神经外科和神经介入医生前赴后继，战斗仍在继续，胜利仍遥遥无期。

　　ARUBA研究的结果虽然饱受争议，但它毕竟像揭开伤疤一样，让人痛苦地看到一个真实世界：对于大部分无症状的颅内AVM，目前的治疗方式造成的伤害高于给患者带来的收益。神经外科和神经介入医生都是勇者，有着一颗不屈不挠的心，不愿看着患者听天由命，每天面临致残致死的风险，都想靠自己的责任心、能力和智慧，给患者带来终身的安全。但是现实中时不时会出现不如心愿的状况：治疗出现了意外。医生在每天的工作中，体味着成功的喜悦，失败的沮丧。经历过"腥风血雨"般大型AVM治疗才能成长为真正的神经外科或神经介入医生。有人说过，在治疗AVM之前，要做好200%的心理和技术上的准备。AVM的手术就像一场战役，充分的准备、过硬的技术、团队的协作、坚强的意志、必要的援兵和必胜的信念,每一项都是打赢这场战役的必备条件。同时还要克服自恋、自傲等封闭的心理,保持诚实、开放的心态。颅内 AVM 的治疗对于神经外科和神经介入医生是一种修行。

AVM 是个谜团,吸引着神经外科、神经介入以及放射外科医生孜孜不倦地探索。大家都为攻克这一难题做着自己的贡献。记得陈光忠做博士课题时,只身来到北京,每天住在值班室里,等待手术切除的 AVM 标本。他的论文中展示的 AVM 分区之间的连接对理解 AVM 栓塞过程中 Onyx 的走行和制订治疗策略很有帮助。近年来,按照引流静脉的起始来理解 AVM 的构筑,提高了经静脉栓塞 AVM 的可行性和安全性;栓塞和切除在复合手术中的互补,使很多复杂血管畸形治疗过程变得平稳和可靠;伽马刀与手术和栓塞的结合,让一些不可治愈的 AVM 患者看到了希望。我们在遗传学上的发现,为研究 AVM 开启了一扇希望之窗,为 AVM 的治疗提供了新的思路。从开始治疗 AVM,我们已经经历了将近 100 年的历程,虽然取得了不少进步,但是困惑依然远远多于成功,距离攻克这个难题的终点还很遥远。当前,研究上大胆探索,治疗上保守慎重,才是对 AVM 患者和生命负责任的态度。

这本专著的作者是一群活跃在一线上,努力想征服颅内 AVM,有情怀、负责任的专家或专业医生。我没有参加本书的直接撰写,因为总觉得自己还有很多问题没有弄清楚,虽然治疗了很多颅内 AVM,也在苦苦摸索着更好的治疗方法,但是 AVM 在我面前还是一团迷雾,有时好像看清楚了,但又常常陷入泥潭。光忠邀请我写个序言,实在没有高屋建瓴的建议,只是把自己治疗 AVM 的心理历程呈现给大家。真心期待着能有一天,站在攻克了颅内 AVM 的顶峰上,回看我们曾经艰难攀登的道路,心中感到无比欢畅和自豪。

张鸿祺
2021 年 2 月 21 日

前言

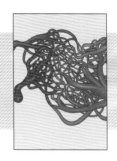

颅内动静脉畸形因为成因不明、形态结构复杂和诊疗困难而被认为是脑血管疾病中的"九头蛇"怪兽。此病具有病程长、可进展、难治愈、危害大的特点，对其虽然有显微外科手术、血管内介入栓塞以及立体定向放射外科治疗三种干预方式，但如何选择和使用这些治疗手段，达到治愈或有效治疗的目的，尚缺乏足够的共识和满意的结果。本人有幸师从我国著名神经介入医学专家、中国神经介入技术创始人之一李铁林教授，专注研究颅内动静脉畸形近20年，对颅内动静脉畸形的形态结构及诊疗习得一点心得。为提高各位同道对这一引起青少年卒中常见疾病的重视和认识，在国内各位知名专家的提议和支持下，决定编撰和出版此部专著，以期较为全面、系统地对这一疾病进行较为翔实的介绍。

本书除依据相关文献对颅内动静脉畸形进行客观描述外，还结合作者对颅内动静脉畸形的前期基础与临床研究进行了介绍，尤其是针对颅内动静脉畸形认识存在困惑的问题、诊疗选择以及治疗技术和心得进行了较为翔实且密切结合临床实践的阐述。由于此部分内容与每一位作者实际临床经验密切相关，是建立在对颅内动静脉畸形现有认识和治疗理念基础之上，有些论述未必全面客观准确。加之学海无涯，本人学识有限，难免存在疏漏或不足，在此，恳请各位读者、老师和同道批评指正，不吝赐教。

本书很多章节是国内多位专家教授的大作，他们学识渊博、经验丰富、文墨酣畅和奉献精神为本书增添了光彩，让我学习了很多知识和经验，相信读者也将会有所体会。在此，谨向他们表示衷心的感谢！

此书关于颅内动静脉畸形的形态结构学研究是在恩师李铁林教授的指导下完成，本书的章节设计及撰写也得到恩师的悉心指导和无私帮助，在此表示衷心感谢！恩师的治学严谨、无私奉献、宽以待人、严以待己以及医者仁心的高尚品质一直感染和鼓舞着我不断前进，是我毕生学习的榜样。

此部专著的出版还得到了首都医科大学宣武医院凌锋教授、张鸿祺教授以及广东省人民医院林志俊教授和李昭杰教授的大力支持和指导;珠江医院刘文超博士、首都医科大学附属北京天坛医院杨俊华博士、广东省江门市中心医院邓先明医师、南方医科大学硕士研究生洪川在书稿校编等方面做了大量的工作和辛苦付出;黄柳云医师、山东大学齐鲁医院硕士研究生王飞为本书精心绘图,在此一并表示感谢。

最后还要感谢我的家人对我工作的理解和大力支持,感谢所有关心支持和帮助我们的同道和朋友。

陈光忠

2021 年 9 月 30 日

于广州

目录

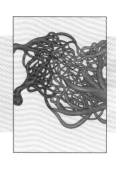

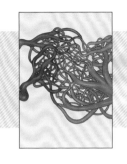

第一章

颅内动静脉畸形的组织胚胎发生与遗传学

第一节 颅内动静脉畸形简史

公元前 1500 年，埃伯斯纸草文稿（the Papyrus Ebers）中就有关于皮肤、口唇、耳等外露器官血管病变的描述。1854 年 Luschka 等人最早将动静脉畸形（arteriovenous malformation，AVM）作为一种独立的病理实体来进行研究。1863 年 Virchow 发表了一部在 AVM 研究史上堪称里程碑的研究专著，他在著作里对全身各器官血管的病理生理改变进行了系统性的描述。起初病理学家和外科医师们把这种皮肤和器官上的血管异常改变称为"勃起性肿瘤"。随着对血管异常改变的逐步认识，1898 年 Hoffmann 首次提出的临床诊断，1935 年 Dott 在斯德哥尔摩神经外科会议上首次进行了血管造影演示。1966 年 William McCormick 对这类疾病提出了病理学分类方案，将血管畸形分为毛细血管扩张症、发育性静脉畸形、海绵状血管畸形、动静脉瘘、AVM 和混合性血管畸形等不同类型，为现代的 AVM 病理和演化理论的形成奠定了基础。早期的治疗方式主要是结扎供血动脉和切除病灶，20 世纪 70 年代以后，显微外科、血管内介入和立体定向放射外科等治疗方法才逐渐出现并不断发展。1957 年颅内 AVM 作为专题在布鲁塞尔召开的第一届欧洲神经外科年会上进行了讨论，2012 年第一届世界大会在英国举办，2017 年第一届中国脑脊髓血管畸形大会在广州召开。治疗理念则从早期一致认为全部切除病变是根本治疗手段，到目前显微外科手术、治愈性栓塞、靶点栓塞、静脉入路栓塞、一站式复合手术治愈性切除、放射外科治疗等不同治疗方式和治疗策略的方向发展与不断完善；对 AVM 的发生机制、病理形态及空间构筑学的认识也有了长足的进步和发展。

由于这种疾病相对少见以及无症状患者的存在，其发病率没有确切统计数据。最可靠的估计是有症状病变的检出率，即 0.94/10 万人·年（95% CI，0.57~1.30/10 万人·年）。该病多见于 20~40 岁患者，男性多于女性。其独特的解剖学特征是动脉血直接流入静脉,不途经中间的毛细血管床,供血动脉和引流静脉之间有一个或多个瘘口。动静脉之间由一团非动脉也非静脉的异常扩张病灶(nidus)组成,血液通过病灶从动脉流入静脉,使供血动脉和引流静脉的流量高于正常水平,异常的高血流状态使局部血管扩张、血管壁变薄、弹性下降,甚至可累及邻近的正常血管。

AVM 多为散发,目前认为是先天性疾病,具体病因不明,其形成是多因素共同影响的结果。有假说认为与血管胚胎发生过程中的原始血管丛未能重构为正常毛细血管相关联,即受基因表达调控的影响,影响因子包括血管内皮生长因子家族、生长因子受体、转化因子、表皮生长因子和蛋白激酶等,脑组织缺血、缺氧可能在这些因子的异常表达中起决定性作用。也有研究指出炎症反应为其发病的主要因素,其机制是通过增强促炎细胞因子基因中某些单核苷酸的多态性,增加了其在颅内 AVM 组织中的蛋白水平,炎性细胞因子上调诱导了血管内皮细胞中细胞黏附分子的过度表达,从而导致白细胞聚集增加,白细胞衍生的白细胞介素 -9 释放增加,破坏病灶血管管壁并导致破裂。炎症反应还通过影响内皮细胞增殖、迁移和凋亡及血管生成因子的表达来参与改变颅内 AVM 的血管构筑。陈光忠等研究认为巨噬细胞移动抑制因子(macrophage migration inhibitory factor,MIF)诱导的凋亡参与了颅内 AVM 发生发展过程。血流动力学因素也在颅内 AVM 的发生和发展过程中起了一定的作用。

破裂出血极为常见,也是该病高致残率和高死亡率的主要原因。未经治疗的颅内 AVM 发生脑出血风险为每年 2%~6%,如果有破裂出血史,出血风险接近每年 18%。

出血后致残率在 25%~60%,死亡率可高达 10%~30%。此外,一些额外风险因素也可使每年的出血风险高达 34%,这些因素包括高血压、病灶内动脉瘤、静脉狭窄、深静脉引流等。有研究指出,畸形团大小与出血风险成反比。同时,可引起局灶性癫痫发作,或继发全身性癫痫以及局灶性联合继发全身性癫痫。

目前,对颅内 AVM 的诊断主要通过病史和影像学检查。常用的影像学检查方法包括数字减影血管造影(digital subtraction angiography,DSA)、计算机断层血管造影(computed tomography angiography,CTA)、磁共振血管造影(magnetic resonance angiography,MRA)等。CT 平扫对急性蛛网膜下腔出血(subarachnoid hemorrhage,SAH)和出血性脑卒中检测的灵敏度 >90%,但在检查时作用有限。CTA 具有绝佳的空间分辨率,能提供更多检查信息,与其他检查手段相比具有微创、快速和实用等特点,但其结果易被含有金属成分的栓塞剂影响。MRA 不仅描述了血管腔内结构,更反映了血流方式和速度等血管功能方面的信息。与 CTA、DSA 相比,其优点是无需注射造影剂,对患者无创伤、无痛苦,亦无辐射性损害,造影剂反应和并发症显著减少。但微小的血管病变可能无法在 CTA 和 MRA 上看到,或无法与正常血管区分。作为确诊的金标准,DSA 提供了关于颅内 AVM 血管结构和血流动力学的详尽准确信息,如病灶大小、部位、结构、供血动脉与引流静脉数量等。在所有影像学诊断方式中,DSA 具有更高的空间和时间分辨率,对血管内介入治疗的可行性以及手术治疗方案的设计具有更好的参考价值。

现有的治疗方式包括保守治疗、显微外科切除、立体定向放射治疗、介入栓塞治疗和联合治疗,主要治疗目的为完全闭塞异常的动静脉连接、恢复正常脑血流、消除畸形破裂出血的风险、改善因盗血引起的各种临床症状等。以往颅内 AVM 的治疗理念为一经确诊就应接受治疗,但 2014 年的 ARUBA 试验(一项未破裂的 AVM 随机对照研究)结果提示对于未破裂颅内 AVM,保守治疗或内科治疗优于干预治疗(显微外科手术、血管内介入治疗和立体定向放射治疗等)。然而,由于该试验存在选择偏倚、观察期短等诸多设计缺陷,研究结论饱受诟病。此外,多项与 ARUBA 试验类似的研究反驳其观点,认为干预治疗效果优于保守治疗或内科治疗。

1889 年法国的外科医师完成了首例颅内 AVM 全切手术,1972 年 Green 和 Vaugham 首次进行了显微外科手术切除,且显微外科手术切除是该病早期的一线治疗手段。显微外科手术切除的主要优点包括较高的病灶全切率和其疗效的持久性,并且能够立即消除出血风险,它的主要缺点为创伤大、恢复时间长,以及其他相应的神经系统风险。

1960 年 Luessenhop 和 Spence 等人首次介绍了介入栓塞治疗。栓塞治疗具有手术风险小和术后神经功能并发症少等优点,常作为体积较小或不适宜外科切除的病灶的主要治疗方式,也可成为外科切除或立体定向放射治疗后的辅助治疗措施。介入栓塞材料分为固体材料和液体材料,固体材料由聚乙烯醇(polyvinyl acetate,PVA)、纤维、线圈和球囊等组成,液体材料包括 2- 氰基丙烯酸异丁酯(isobutyl 2-cyanoacrylate,IBCA)、氰基丙烯酸正丁酯(n-butyl-2-cyanoacrylate,NBCA)、Glubran 胶(NBCA-MS)、Onyx 胶等。最初使用的液体栓塞材料是 IBCA,由于其具有一定的致癌性,很快被 NBCA 所替代。

NBCA 是黏附性液体栓塞材料中最具代表性的产品,但因其凝固较快、弥散能力差、易反流、可控性不理想、粘管率高、对操作者技术要求高等缺点,目前已被粘管率低、弥散性更好的 Glubran 胶和 Onyx 胶所替代。Glubran 胶弥散能力强,聚合时间较 NBCA 长,避免了由于栓塞用胶过早聚合导致的微导管粘连风险。Onyx 胶是次乙烯醇分子聚合物(ethylene vinyl alcohol,EVOH)溶解于二甲基亚砜(dimethyl sulfoxide,DMSO)形成的混合物,其中的钽粉微粒使其在 X 线下显影,其优点为不粘管,可长时间缓慢注射,聚合性能好。

立体定向放射治疗已成为一种常用的微创治疗方法,尤其用于位于脑深部和功能区(感觉、语言、运动区;视听觉大脑皮层、内囊、丘脑、小脑脚、小脑深部神经核与脑干等)的小型病灶,其治疗结果与 Spetzler-Martin 分级有关。立体定向放射治疗使血管内皮细胞增生,血管壁增厚,逐渐导致病灶闭塞,该过程一般需要几年时间,其术后并发症主要包括放射性水肿、坏死、囊肿和延迟性出血等。

颅内大型 AVM 通常多采用联合治疗的方法,主要包括介入栓塞治疗 + 显微外科手术切除、介入栓塞治疗 + 立体定向放射治疗、显微外科手术切除 + 立体定向放射治疗或三种治疗方式的联合治疗等。显微外科手术切除或立体定向放射治疗前进行颅内 AVM 介入栓塞可以缩小病灶体积,恢复脑组织正常血供,降低出血风险,降低术后神经系统并发症等。也有观点认为栓塞所使用的材料对立体定向放射治疗的剂量评估有影响,可能降低病灶完全闭塞率。

总之,随着不同治疗理念和技术的进步以及设备、材料的不断发展,颅内 AVM 的治疗策略也在不断发生变化。

（张剑波　何旭英）

参考文献

[1] 刘承基.脑血管外科学[M].南京:江苏科学技术出版社,2000:1.

[2] M.G.亚萨吉尔.显微神经外科学ⅢA卷[M].凌锋,译.北京:中国科学技术出版社,2012:10-11.

[3] AWAD IA,ROBINSONJR,MOHANTY S,et al. Mixed vascular malformations of the brain:clinical and pathogenetic considerations[J]. Neurosurgery,1993,33(2):179-188.

[4] DELEV D,PAVLOVA A,GROTEA,et al. NOTCH4 gene polymorphisms as potential risk factors for brain arteriovenous malformation development and hemorrhagic presentation[J].J Neurosurg,2017,126(5):1552-1559.

[5] DERDEYN CP,ZIPFEL GJ,ALBUQUERQUE FC,et al. Management of brain arteriovenous malformations:a scientific statement for healthcare professionals from the Amercian Heart Associations/Amercian Stroke Associations[J]. Stroke,2017,48(8):e200-e224.

[6] DIAZ O,SRANTON R. Endovascular treatment of arteriovenous malformations[J]. Handb Clin Neurol,2016,136(3):1311-1317.

[7] DING D,STARKE RM,KANO H,et al. Radiosurgery for cerebral arteriovenous malformations in a randomized trial of unruptured brain arteriovenous malformations(ARUBA)-eligible patients:a multicenter study[J]. Stroke,2016,47(2):342-349.

[8] DING D,STARKE RM,KANO H,et al. Radiosurgery for unruptured brain arteriovenous malformations:an international multicenter retrospective cohort study[J]. Neurosurgery,2017,80(6):888-898.

[9] ECKER RD. Epistemology of brain arteriovenous malformations[J]. World Neurosurgery,2016,89(1):697-698.

[10] FENNELL VS,MARTIROSYAN NL,ATWAL GS,et al. Hemodynamics associated with intracerebral arteriovenous malformations:the effects of treat modalities[J]. Neurosurgery,2018,83(4):1-11.

[11] LUKSIK AS,LAW J,YANG W,et al. Assessing the role of preoperative embolization in the surgical management of cerebral arteriovenous malformations[J]. World Neurosurgery,2017,104(4):430-441.

[12] MORGAN MK,DAVIDSON AS,ASSAAD NNA,et al. Critical review of brain AVM surgery,surgical results and natural history in 2017[J]. Acta Neurochir(Wein),2017,159(8):1457-1478.

[13] STRAUSS I,HAIM O,UMANSKY D,et al. Impact of onyx embolization on radiosurgical management of cerebral arteriovenous malformations:treatment and outcome[J]. World Neurosurgery,2017,108(17):656-661.

[14] THOMAS JM,SURENDRAN S,ABRAHAM M,et al. Genetic and epigenetic mechanisms in the development of arteriovenous malformations in the brain[J]. Clin Epigenetics,2016,8:78-85.

第二节　遗传与发生机制

一、颅内 AVM 的遗传机制

1. 胚系突变机制的长期探索　目前认为颅内 AVM 是先天性疾病,形成于胚胎发育期,学界公认遗传致病因素起到重要作用。长期以来,遗传学研究多集中于单基因遗传病中,这些疾病的致病基因逐渐获得鉴定,比如:以皮肤、黏膜多部位的毛细血管扩张和出血为主要特征的遗传性毛细血管扩张症(hereditary hemorrhagic telangiectasia,

HHT),其靶通路为 TGF-β 信号通路,该通路上的共受体 Endoglin (*ENG*)、受体 ACVRL1 (*ALK1*)、下游靶基因 *SMAD4* 以及调控因子 *BMP9* 均被鉴定为 HHT 的致病基因;*RASA1* 基因或 *EPBH4* 基因突变导致的毛细血管 - 动静脉畸形综合征(capillary malformation-arteriovenous malformation syndrome,CM-AVM)等。但是,对于散发型脑 - 脊髓 AVM 的遗传学研究却一直停滞不前,始终未鉴定出具有强致病性的胚系突变(germline mutation)。既往针对颅内 AVM,曾进行基于候选基因策略的病例 - 对照研究以及全基因组关联分析研究(genome-wide association studies,GWAS)。早期基于候选基因策略的研究提出多个基因位点的单核苷酸多态性与颅内 AVM 易感性有关,包括血管新生(angiogenesis)通路上的 *ALK1*、*VEGFA*、*ANGPTL4* 与 *GRP124*,参与血管壁重塑的 *MMP-3*,以及炎症因子 *IL-1β*。然而,2016 年 Kremer 等发表了大样本验证性队列研究(replication cohort study)以及后续荟萃分析(meta-analysis),在对 167 名荷兰裔颅内 AVM 和 1 038 名健康者的对照研究中并没有重复出任何前述基因。同年,Weinsheimer 等发表在同一期刊上的 GWAS 研究纳入 515 名高加索裔散发型颅内 AVM 与 1 191 名健康者进行对照,无任何可被重复的阳性发现,提示常见的单核苷酸多态性(single nucleotide polymorphism,SNP)并不增加颅内 AVM 易感性。2018 年,针对 100 个核心家系(Trio,即父母 - 患者三人)的全外显子组测序分析中,发现数十个致病或可能致病的胚系突变,但未有重复性。脑 - 脊髓 AVM 的遗传发生机制研究在胚系突变中一直没有进展,故无法建立起反映生物学、血流动力学和病理生理学特征的理想动物模型;脑

脊髓血管畸形始终是各种中枢神经系统血管疾病中认识最少、治疗最棘手的疾病,被称为"中枢神经系统血管病中的迷雾"。

2. 体细胞突变机制的新进展　除胚系突变外,体细胞突变(somatic mutation)是导致疾病表型的另一种遗传机制。对肿瘤发生遗传学机制的早期研究中,多种原癌基因(proto-oncogene)和抑癌基因(tumor suppressor gene)的发现验证了体细胞突变的致病性。借助全基因组测序(whole genome sequencing,WGS)、全外显子组测序(whole exome sequencing,WES)和靶向测序(targeted sequencing)技术,在多种非肿瘤性疾病中,体细胞突变的致病效应被越来越多地揭示,包括自闭症、精神分裂症、阿尔茨海默病等多种神经精神疾病,动脉粥样硬化性心脏病等血管疾病。

在血管畸形领域,对体细胞突变重要作用的早期认识初现于 2013 年,Shirley 等通过 WGS 在 Sturge-Weber 综合征(三叉神经分支分布区皮肤鲜红斑痣合并颅内软脑膜或脉络丛血管畸形)患者的皮肤和脑组织病灶中发现 *GNAQ* 基因的体细胞突变(c.548G>A,p.Arg183Gln),进一步的功能实验证明该突变降低 GTP 酶活性,从而对 G 蛋白偶联通路起到激活作用,提高蛋白激酶 MAPK 活性。2016 年,Couto 等应用 WES 与 WGS 技术对小样本的颅外颌面部 AVM 病灶进行测序,发现 64%(16/25)的病灶血管内皮细胞中含有 *MAP2K1* 基因的体细胞错义(missense)或小的插入 / 缺失(small inframe-deletions)突变,累及该蛋白的负调节结构域(negative regulatory domains)。*MAP2K1* 基因编码的蛋白为 MAP 细胞外信号调节激酶 1(MAP-extracellular signal-regulated kinase 1,MEK1),本研究报道的 *MEK1* 多种突变此前

主要报道于肿瘤(如黑色素瘤、肺癌、肝癌),这些突变导致 MEK1 持续激活,是肿瘤发生及转移机制之一。这两项早期研究,提示肿瘤相关 MAPK 通路基因在血管畸形发生中的重要作用。

近年来脑-脊髓 AVM 的遗传学机制研究取得重要突破。2018 年初,Nikolaev 等报道了利用深度 WES(平均序列覆盖,339±64×),在 63%(45/72)的颅内 AVM 手术切除标本中测得功能获得性 KRAS 基因突变(c.35G→T,p.Gly12Val;c.35G→A,p.Gly12Asp;c.183A→T,p.Gln61His),经过微滴数字式聚合酶链式反应(droplet digital polymerase chain reaction,ddPCR)获得验证,丰度为 2.4%~4%;而在匹配患者血样中没有检测到相应突变,证明 AVM 组织中存在体细胞突变,进一步的细胞分选培养研究提示 KRAS 基因突变发生于内皮细胞。体外研究中,发现携带突变 KRAS 基因的内皮细胞,MAPK-ERK 通路磷酸化增强,细胞表型发生了一系列变化,包括内皮向间质细胞转换、Notch 信号通路上调、VEGF 信号通路迁移能力增强等,有力支持该突变在颅内 AVM 发病中的重要作用。

2018 年末,Al-Olabi 等对 160 名散发型颅内、外血管畸形儿童患者的病变组织样本进行测序,在 15 例患者发现了累及 RAS-MAPK 通路上四个基因(KRAS、NRAS、BRAF 和 MAP2K1)的多种嵌合型功能获得性体细胞突变,其中有两例患者为颅内血管畸形,突变基因分别为 KRAS(c.34G>C,p.G12C)和 MAP2K1(c.171G>C,p.K57N)。通过细胞模型和动物模型试验,进一步验证了 BRAF 和 MAP2K1 基因突变的致病性。在人脐静脉内皮细胞(human umbilical vein endothelial cells,HUVECs)中过表达突变型 BRAF 或 MAP2K1 之一后,观察到内皮细胞在成管实验中呈现无序和混乱排列状态。在斑马鱼胚胎的内皮细胞内表达突变型 BRAF/MAP2K1 引起血管发育畸形,高度类似人类中的血管畸形表型;而对引入突变型 BRAF/MAP2K1 的斑马鱼胚胎应用抗 BRAF 抑制剂 Vemurafenib 降低了发育性血管畸形的发生。

2019 年,宣武医院张鸿祺、洪韬等于 Brain 杂志发表研究,利用 422 个肿瘤基因靶向测序(Panel)对脑-脊髓 AVM 患者手术切除标本进行超深度外显子测序(平均测序深度 1 077±28×),并通过 ddPCR 验证;在 31 例(21 例脑 AVM,10 例脊髓 AVM)标本中,发现 27 例携带 KRAS/BRAF 体细胞突变,比例高达 87.1%。此外,本研究首次在脑-脊髓 AVM 中发现 BRAF 基因的体细胞突变;BRAF 基因作为 KRAS 的下游基因,其体细胞突变的发现是对该通路核心作用的重要补充。本研究证实了脑 AVM 与脊髓 AVM 在遗传上具有高度同质性,并发现了 KRAS/BRAF 中 2 种新的突变位点。此外,病变组织体细胞突变的丰度与患者年龄无关,而与病灶体积大小成反比,高度提示内皮细胞 KRAS/BRAF 突变是 AVM 发生的始动因素而非继发改变。该研究进一步证实了肿瘤相关通路 KRAS/BRAF/MAPK 的体细胞突变在颅内 AVM 中的核心作用。

数项研究结果接连发表,充分揭示了体细胞突变是脑-脊髓 AVM 发病的核心机制。在这些研究的基础上,我们可以推测脑-脊髓 AVM 这一复杂先天性血管畸形的遗传发生机制可被"胚胎发育期 KRAS/BRAF/MAPK 单一通路的体细胞突变"这一理论统一解释(图 1-2-1)。理论统一也为靶向性治疗药物的开发和应用提供了依据:在肿瘤学

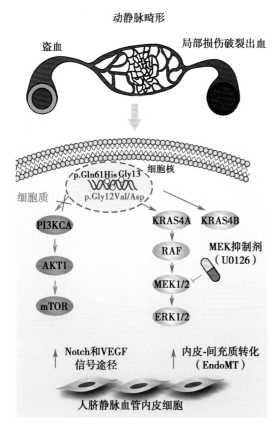

图 1-2-1　人脑 AVM 中 KRAS 激活体细胞突变信号通路示意图

领域,靶向性 BRAF 与 MEK 抑制剂早已投入临床应用,取得了良好的疗效;最新的针对 *KRAS* 突变的药物也在紧锣密鼓的研发中,并在临床前研究中交出优异的答卷。这些药物有望被应用于脑-脊髓 AVM 的治疗。

二、颅内 AVM 的细胞和分子发生机制

1. 血管发生和血管新生　在谈论颅内 AVM 发生机制时,必须先理清胚胎发育中血管的发生形式。在胚胎发育过程中,存在两种形成血管的方式,分别为血管发生(vasculogenesis)和血管新生(angiogenesis)。血管发生是胚胎发育中最早的血管形成,来自内胚层内皮组细胞形成的一些原始血管

树结构。在最初的血管组织发生后,内皮细胞在血流动力学刺激和遗传因素的共同作用下,通过血管内皮细胞的“萌芽”从已有血管中形成新血管,从而扩张血管树的过程,则称为血管新生。血管新生与血管畸形的发生密切相关,在此过程中有两种机制对于理解血管畸形的形成很重要,一是出芽(sprouting),二是动脉 vs 静脉命运的特化。

血管内皮细胞平时是静止的,位于血管的腔面,呈鹅卵石状,单层排列。在血管新生信号的诱导下,内皮细胞减弱了细胞间链接的信号,激活蛋白酶,降解周围的基底膜,并且获得了极度具有侵入性和移动性的表型,启动新生血管出芽(sprouting)。比如,ANG2 替代了 ANG1 与 TIE2 结合,将使血管变得不稳定,被认为是血管新生性血管重塑早期的关键事件。在众多“感受”到血管新生信号的内皮细胞中,只有很少一部分被选择为“尖端细胞”(tip cell),引导新血管的产生。这些尖端细胞伸出无数动态的伪足,感受并且对周围微环境中吸引或者排斥的化学引导信号做出反应。跟随尖端细胞的是“茎细胞”(stalk cell),相比而言,它们的移动能力较弱,但它们对于出芽血管的延伸很重要,保持了新生血管与母血管的连接。此外,茎细胞参与新生血管腔化。

Notch 诱导的转录因子 HEY1 和 HEY2 促进动脉命运决定,COUP2 转录因子抑制 Notch 从而促进静脉命运的决定,后续的血管生成以及动脉和静脉内皮广泛的改建最终建立起有功能的血管网络。在发育的后期,通过血管新生形成的血管接受来自局部组织的信号,发生器官特异性的适应。血管形成的研究是胚胎发育、先天畸形、退行性疾病、炎症和癌症的重要组成部分,因而在生物医学领域具有广泛的应用价值。

2. 血管畸形的发生机制　颅内 AVM 长期以来被认为是先天性的,其证据主要来自动物模型,至今缺乏直接的临床依据。发病机制目前不明确,尤其是占大多数的散发血管畸形(sporadic AVM)。目前研究主要聚焦在内皮细胞上,如果认为肿瘤是一种"上皮细胞病",主要特征是增殖性的话,血管畸形更可以理解为一种内皮细胞病,其主要特征是细胞的迁移能力增强。但亦有研究显示周细胞(平滑肌细胞)也参与了 AVM 的形成机制。

一些可能的致病机制主要从具有明确种系突变(germline mutation)的 AVM 疾病推测而来,包括 HHT 和 CM-AVM。假说之一是血管新生时发生的障碍,包括动静脉分化障碍和过度出芽(overactive angiogenic sprouting),导致动脉和静脉直接相通而无毛细血管,如果这种现象出生后持续存在,则形成 AVM。假说之二是 AVM 不是先天性的,而是在胚胎发育期乃至出生后的局部损伤,机体对局部损伤的反应导致血管畸形,这将颠覆血管畸形是先天性疾病的概念。

(1) 动静脉分化障碍:为了支持大量新陈代谢,脊椎动物进化为封闭的循环系统。血管以明显的解剖结构出现,动脉是厚壁血管,专为承受高压、高流量而形成,静脉则是较大的薄壁低压容器,并借助形成的瓣膜确定血流方向和抵抗重力。动脉和静脉通常遵循一定的流向但不直接沟通,通过靶组织中的毛细血管网络进行分隔。机体存在特殊的控制系统在发育过程中防止形成过早的动静脉连接,维持脉管系统的稳态。颅内 AVM 可能发生于这种控制系统的故障。

原始血管床转变成动脉、毛细血管和静脉,这一过程是通过复杂的血管生成因子 angiogenic factors 实现的。血管生成因子调节内皮细胞的增殖、迁移和血管的生长与成熟。不同的血管生成因子及其不同的表达水平,确保动脉或静脉身份的确定。虽然动脉和静脉的形态在发育早期相似,但其遗传和分子水平上的差异早已确定。血管内皮生长因子(VEGF)是一种血管生成的重要调节因子,它的活性由 VEGF 受体(VEGFR1 和 VEGFR2)和一系列其他共同受体介导,VEGF 共同受体 NRP1 在动脉内皮细胞上表达,并参与调节动脉分化。Ephrin B2 和 Notch 家庭成员也参与动脉化的调控,他们均由 VEGF 激活,FOXC1 和 FOXC2 与 Notch 信号通路相互作用,共同调节 Notch 靶基因的表达。与动脉内皮细胞相似,静脉内皮细胞也有其特殊的分子调控机制,静脉内皮细胞的命运决定机制曾被认为是发生在缺乏动脉识别因子的内皮细胞上,而目前看来也有其特殊的调控分子 COUP-TF2,COUP-TF2 表达可抑制动脉特异性基因的表达并促进静脉标记分子 EPHB4 的表达。颅内 AVM 被认为是发生于上述这些调节因子通路上的异常,或由种系突变造成,或由体细胞突变造成,最终形成了微小的畸形团结构,并不断发展为颅内 AVM。

(2) 动静脉畸形综合征:大多数颅内 AVM 为孤立散发病变,目前的核心遗传基础为前述的 KRAS/BRAF 体细胞突变,但这些体细胞突变究竟如何发生发展诱导了颅内 AVM 目前仍不清楚。少数患有全身多发血管畸形的遗传性动静脉畸形综合征患者是目前发病机制比较明确的亚型,HHT 也称为 Osler-Weber-Rendu 综合征,是常染色体显性遗传病,主要表现为皮肤黏膜的微观血管畸形(称为毛细血管扩张)和内脏器官的宏观 AVM(主要是肝脏、肺和脑)。该病的致病基因为 TGFβ 家族成员,比如内皮糖蛋白（endoglin）是 TGFβ 的共同受体，其编码基因 ENG 突变导致 HHT 1 型；ALK1（也被称为 ACVRL1）导致 HHT 2 型，ALK1 是 1 型 TGFβ 受体，与内皮细胞表面上的内皮糖蛋白相互作用，结合配体并刺激激酶活性；配体结合导致细胞质中 SMAD 蛋白激活。SMAD4 基因突变导致 HHT 合并幼年型息肉。BMP9 和 BMP10 蛋白高亲和力的结合 ALK1，诱导下游 SMAD 信号通路，HHT 患者可以测得高于正常浓度的血清 BMP9，提示 BMP9 参与了血管生成。

毛细血管畸形 - 动静脉畸形综合征（CM-AVM）是另一种遗传综合征，由 RASA1 的突变引起。该基因编码的 Ras GTPase 蛋白通过水解 GTP 为 GDP 灭活 Ras。因此，RASA1 活性丧失会导致 Ras 和下游通路的过度激活。从机制上讲，RASA1 可能在 EPHB4 下游起作用，引起 AVM。在斑马鱼模型中，提高 mTORC1 的活性可以使血管畸形的表型加重，表明 mTOR 抑制剂可能是一种 CM-AVM 的治疗方法。此外，在 Sturge-Weber 综合征患者的血管畸形中还发现了 GNAQ 的体细胞突变。GNAQ 是一种 G 蛋白 α- 亚基，参与介导 G 蛋白偶联的信号受体，GNAQ 突变降低 GTPase 活性并增加 G 蛋白相关的信号传导，导致 MAPK 活性增加。MAPK 表达由 PI3K-AKT 通路抑制，是促进内皮细胞向静脉转化的关键分子。

通过这些具有显著遗传背景的综合征，得以发现以上的蛋白和背后的基因均为 AVM 致病的关键因素。

（3）后天损伤机制：动物模型中，有研究者观察到 ENG 或 ALK1 全身突变的小鼠导致全身 AVM 和胚胎杀伤力，而区域或组织特定的条件 ENG 或 ALK1 基因敲除仅在 VEGF 刺激局部血管新生时产生血管畸形，这个发现是与遗传性血管畸形患者的观察结果一致的。对于出血性毛细血管扩张症患者，最容易发生毛细血管扩张的是那些反复发生损伤和修复的部位，例如面部、嘴唇和手指。这种"损伤反应"假说表明 AVM 的发生可能既包括基因缺陷，也包括一些环境因素导致的损伤效应。

（4）血管畸形增大的机制：目前认为，血管畸形来源于前述的某个基因突变和环境损伤造成的微小畸形团（可理解为"种子"），经过不断的进展逐步增大。AVM 的存在会影响周围的大脑组织，畸形团周围的灌注不足和低氧使 VEGF 等血管新生因子高表达，导致畸形团周围毛细血管网扩张以及招募软脑膜侧支循环（如在脑表面的畸形团可招募硬膜血管的供应），使血管畸形不断增大。但是该假说也有争议，原因是尚无法解释为何大多数血管畸形在成年发现后，可以长期保持大小稳定。

（洪韬）

参考文献

［1］AL-OLABI L，POLUBOTHU S，DOWSETT K，et al. Mosaic RAS/MAPK variants cause sporadic vascular malformations which respond to targeted therapy［J］. Journal of Clinical Investigation，2018，128（4）：1496-1508.

［2］AMYERE M，REVENCU N，HELAERS R，et al. Germline loss-of-function mutations in EPHB4 cause a second form of capillary malformation-arteriovenous malformation（CM-AVM2）deregulating RAS-MAPK signaling［J］. Circulation，2017，136（11）：1037-1048.

［3］COUTO JA，HUANG AY，KONCZYK DJ，et al. Somatic MAP2K1 mutations are associated with extracranial arteriovenous malformation［J］. The American Journal of Human Genetics，2017，100（3）：546-554.

[4] FEIXIONG CHENG, RUTH NUSSINOV. KRAS activating signaling triggers arteriovenous malformations[J]. Trends Biochem Sci, 2018, 43(7): 481-483.

[5] FLORES BC, KLINGER DR, WHITE JA, et al. Spinal vascular malformations: treatment strategies and outcome [J]. Neurosurg Rev, 2017, 40(1): 15-28.

[6] HONG T, YAN Y, LI J, et al. High prevalence of KRAS/BRAF somatic mutations in brain and spinal cord arteriovenous malformations [J]. Brain, 2019, 142(1): 23-34.

[7] JAISWAL S, NATARAJAN P, SILVER A J, et al. Clonal hematopoiesis and risk of atherosclerotic cardiovascular disease [J]. New England Journal of Medicine, 2017, 377(2): 111-121.

[8] KREMER PHC, KOELEMAN BPC, RINKEL GJ, et al. Susceptibility loci for sporadic brain arteriovenous malformation: a replication study and meta-analysis [J]. J Neurol Neurosurg Psychiatry, 2016, 87(7): 693-696.

[9] NICHOLS RJ, HADERK F, STAHLHUT C, et al. RAS nucleotide cycling underlies the SHP2 phosphatase dependence of mutant BRAF-, NF1- and RAS-driven cancers [J]. Nature Cell Biology, 2018, 20(9): 1064-1073.

[10] NIKOLAEV SI, VETISKA S, BONILLA X, et al. Somatic activating KRAS mutations in arteriovenous malformations of the brain [J]. New England Journal of Medicine, 2018, 378(3): 250-261.

[11] PARK JE, KOO HW, LIU H, et al. Clinical characteristics and treatment outcomes of spinal arteriovenous malformations [J]. Clinical Neuroradiology, 2016, 28(1): 39-46.

[12] LIDIA RL, EUNATE GV, ELISA R, et al. Endoglin and alk1 as therapeutic targets for hereditary hemorrhagic telangiectasia [J]. Expert Opinion on Therapeutic Targets, 2017, 21(10): 933-947.

[13] WANG K, ZHAO S, LIU B, et al. Perturbations of BMP/TGF-β and VEGF/VEGFR signalling pathways in non-syndromic sporadic brain arteriovenous malformations (BAVM) [J]. Journal of Medical Genetics, 2018, 55(10): 675-684.

[14] WEINSHEIMER S, BENDJILALI N, NELSON J, et al. Genome-wide association study of sporadic brain arteriovenous malformations [J]. J Neurol Neurosurg Psychiatry, 2016, 87(9): 916-923.

第三节　脑血管组织胚胎发生学

在心脏起搏前,胚胎中血管系统的发生发育,由两个阶段组成:血管发生(vasculogenesis)和血管新生(angiogenesis)。血管发生指成血管细胞分化成血管细胞,血管新生指新的血管形成。血管的出芽机制主要是由低氧、缺血和目标组织的相关生长因子发动的。因为越多的毛细血管形成,在大动脉血管中的血流阻力越是会降低,从而刺激血流诱导的局部供血区的血管再塑形。循环系统在脑部的发育开始于1.3mm胚胎期,最初为六对原始的鳃弓动脉,之后在整个胚胎发育过程中经历了巨大的变化。

一、颅内大动脉

颈内动脉(internal carotid arteries, ICA)形成于3mm胚胎期(大约24天),来自第三对鳃弓动脉和背弓动脉的远端成对的部分。第二对鳃弓动脉的腹侧部分分离自背弓动脉靠近ICA起源的部分,并成为腹侧咽动脉。最终腹侧咽动脉与ICA近端融合形成颈总动脉(common carotid artery, CCA),腹侧咽动脉的远端形成颈外动脉(external carotid artery, ECA),在4mm时期(28天), ICA分叉形成前后两部分,前部通过最初的原始动脉供应视和嗅区。在胚胎发育的后期

（16~18mm），ICA 前部分化生成大脑前动脉（anterior cerebral artery，ACA），大脑中动脉（middle cerebral artery，MCA）和脉络膜前动脉（anterior choroidal artery，AChA）。ICA 后部分化生成大脑后动脉（posterior cerebral artery，PCA）和脉络膜后动脉（posterior choroidal artery，PChA）。同期，小脑上动脉（superior cerebellar artery，SCA）是原始小脑唯一的供血来源（图 1-3-1）。

枕叶和脑干的生长是早期刺激后循环形成的原因。先是刺激基底动脉（basilar artery，BA），然后是刺激椎动脉（vertebral artery，VA），在 4~5mm 胚胎期，胚胎后脑是由两条平行的神经血管供血。这些血管血液来自颈 - 椎基底动脉的吻合，即原始三叉动脉（trigeminal artery，TA），原始耳动脉（otic artery，OA），原始舌下动脉（hypoglossal artery，HA）和原始寰椎前动脉（proatlantal artery，ProA）。在 5~8mm 胚胎期，BA 形成于神经血管的合并，TA、OA、HA 的寿命只有约 1 周时间。在胚胎 5~6mm 时期，后交通动脉（posterior communicating artery，PcomA）开始发育，并与 BA 远端吻合，三个分级前动脉退化，不像 TA、OA 和 HA，ProA 持续存在直到 VA 发育完全。事实上，ProA 的一部分合并为 VA 的 V3 段和枕动脉（occipital artery，OcciA）的远端。在 7~12mm 胚胎期，VA 形成于颈部阶段间动脉的横向吻合，起始于 ProA，向下到第 6 节间动脉，最后与锁骨下动脉形成最初的 VA（图 1-3-2）。

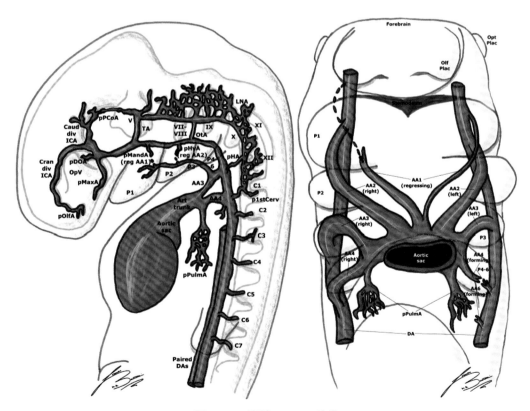

图 1-3-1　胚胎 4~5mm 阶段

胚胎 4~5mm 阶段显示胚胎后脑两条平行的神经血管间存在来自于颈 - 椎基底动脉间的原始吻合以及第五至第十二对脑神经发育。

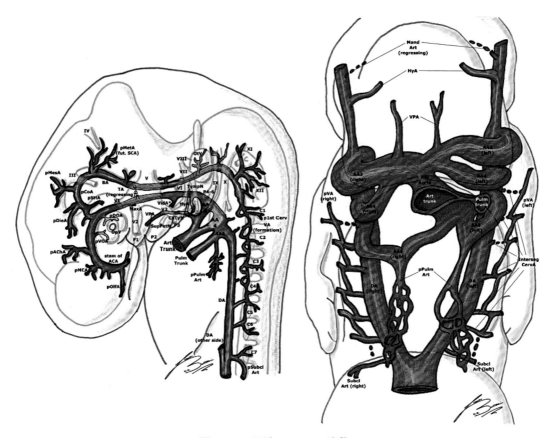

图 1-3-2　胚胎 7~12mm 阶段

胚胎 7~12mm 阶段显示椎动脉的形成及第三至第十二对脑神经发育。

在 11~12mm 胚胎期(35 天),MCA 的发育最初是确定来自 ACA 近端的一个小芽。在该胚胎期,MCA 依然是丛状并不是真正的动脉,但它依然是大脑半球的主要供血来源。在 16~18mm 胚胎期,MCA 更加明显,丛状血管融合形成一个单一的动脉,并发出分支进入大脑半球(图 1-3-3)。在 18mm 胚胎期,ACA 的主干生成嗅动脉。之后 ACA 继续向中间迁移生长,与对侧的 ACA 相对,最终在 21~24mm 胚胎期形成前交通动脉(anterior communicating artery,AcomA)。ACA 远端,则有小动脉以放射状分离到大脑皮层和胚胎期侧脑室的壁并在其中形成吻合。

二、Willis 环的发育

Willis 环的组成:Willis 环的后部在早期即形成,早期胚胎 PCA 形成 PcomA,发育成熟的 PCA 与 BA 相连,胚胎 PCA 向中间吻合形成 BA 的末端。PChA 合并汇入 PCA 内,之后,ACA 和 AcomA 的发育生成。标志 Willis 环在 6~7 周胚胎期完成。Willis 环有很多变异,只有 5%~28% 的成年人出现了完整的环。5%~32% 为 AcomA 发育不全,23%~81% 为 PcomA 发育不全,7%~15% 为 PCA 动脉的 P1 段发育不全。这些变异可能在胚胎形成期已经存在。变异可能对大脑的发育和生长产生显著影响,也是远期动脉瘤形成的高危因素。

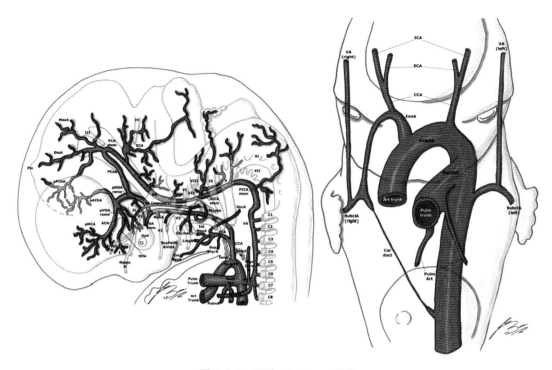

图 1-3-3　胚胎 16~18mm 阶段

胚胎 16~18mm 阶段显示 MCA 和 ACA 的形成及第一至第十二对脑神经发育。

三、静脉的发育

最早的静脉系统由原始静脉网组成,在神经管表面形成一个静脉网。这个早期的静脉网是在动脉网的表面并离心向外发生。随着大脑半球的发育,这种早期的模式也逐渐变化,深部静脉开始逐渐发育。一旦深部静脉系统建立后,血流就不仅有离心向外的流动,还有向内部中心的流动。例如表面的静脉是向外引流,而深部的白质和基底节是向内部室管膜区引流,然后汇聚到深部静脉。大脑静脉比动脉发育的晚。硬脑膜的静脉窦和表面的静脉网是由血管床共同发展而成的,随着囊泡的发展,这些血管床也会聚集形成血管丛。在它们的发育过程中,最初的血管床被保留下来,而更大的血管则是相互聚合而形成。硬膜静脉窦的发育在出生后仍在继续。

1. 浅表静脉和硬膜窦　发育中的大脑囊泡上软膜表面的静脉网引流到硬膜的静脉丛,再引流到原始脑静脉。原始脑静脉在 5 周左右出现在中脑的区域,其向神经管的尾侧走行到前主静脉和静脉窦。原始脑静脉最初引流毛细血管的血流为三丛,分别为前、中、后三部分。前部引流胚胎前脑和胚胎中脑的血管到三叉神经节前部;中部引流胚胎后脑的血管到三叉神经节后部;后部硬膜丛引流胚胎末脑血管到前主静脉的起始部。在 6 周的阶段,中耳的生长引起血管走行的调整。中部硬膜血管丛和后部硬膜血管丛在背侧建立吻合,岩上窦由耳泡囊腹侧残余血管丛衍生形成,紧邻的前部血管丛和中间血管丛融合,通过这个新的通道,向背侧到达耳泡囊,再到后部血管丛和胚胎主静脉(图 1-3-4)。

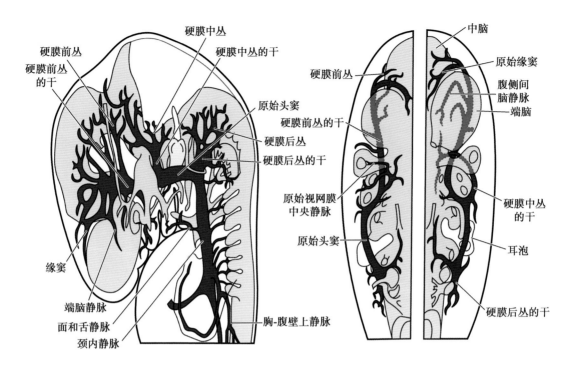

图 1-3-4　胚胎 14mm 静脉发育

14mm 胚胎时期静脉的发育,原始脑静脉前、中、后三丛的形成,并可见耳泡囊形成。

海绵窦由原始脑静脉的次级血管丛形成,位于耳囊的中部。原始的上颌静脉接受上颌和胚胎眼泡的静脉血,再引流到原始脑静脉。原始上颌静脉是眶上静脉的前体。原始脑静脉的前部形成颈内静脉,但是其与海绵窦的连接逐渐退化,到成人时这种连接的残余形成岩下窦。海绵窦是通过最初的中部血管丛与新形成的背部血管相连。那些起连接作用的中部血管丛逐渐形成为岩上窦,而这些背部血管逐渐形成为横窦。

在前部血管丛中,一对边缘静脉窦延伸到颅脑的两侧。这些胚胎期静脉窦在中线向前延伸并融合,形成上矢状窦。直窦是在矢状血管丛的腹侧由胚胎的局部血管丛重组和融合逐渐形成的。横窦由于小脑的扩张向外侧延伸,颈外静脉最初引流头皮并作为侧支进入原始颈静脉。一组来自脸部和舌部的静脉逐渐汇合形成舌面静脉并最终引流到原始颈静脉中。随后,颈外静脉与舌面静脉之间相互交通,其结果是面静脉的后组转移到了颈外静脉。

2. 深部静脉　深静脉的前体是一个独立的、暂时的中线静脉,为中位前脑静脉。这个静脉引流了脉络丛后部向后走行指向发育中的背侧半球间硬膜血管丛,称为镰状窦。由于基底神经节和脉络膜引起内脑血管的发育,中位前脑静脉逐渐退化,这发生在妊娠的第 10 周。这条静脉的尾部残体与脑内静脉相连形成了 Galen 静脉。基底静脉是由天幕窦发育形成的,天幕窦将间脑腹侧表面的静脉血引入新形成的横窦。随着大脑半球的扩张和颞叶的发育,天幕窦逐渐退化和它的区域萎缩到软脑膜血管丛并与 Galen 静脉相连。

3. 大脑静脉和静脉窦的变异

(1) 在 80mm 头臀长(CRL)阶段之前,

大脑静脉可能不会发育为成人模式。尽管如此,在婴儿出生时,侧中脑静脉并不存在。而在婴儿中,枕窦和天幕窦经常出现,在成人中并不明显。

(2) 当中部前脑静脉持续作为间脑和脉络膜静脉的引流静脉,可以导致直窦闭锁和Galen静脉动脉瘤样扩张。

(3) 基底静脉引流到天幕窦,在之后引流到"三叉静脉"上,在成人期对应的是岩上窦。

(4) 蝶顶窦可能不会引流到海绵窦,它可能是通过天幕窦(蝶底窦),到岩上窦或横窦。

四、脑内微小血管的发育

脑内血管早期发生分为三个有明显区别而又密切联系的血管区的连续建立过程,即①中枢神经系统神经周血管区;②中枢神经系统神经间血管区;③中枢神经系统神经内血管区。每一血管区各在一特殊组织腔隙中发育,及脑膜隙(meningeal compartment)、魏尔啸-罗宾隙(Virchow-Robin compartment,VRC)及血管周胶质隙(perivascular glial compartment)。这三个血管区及其相联系的特殊组织腔隙的建立是连续的、不断发生的过程。

1. 中枢神经系统神经周血管区　包括软脑膜吻合毛细血管丛。人大脑皮层的脑外血管在胚胎期第6和7周脑膜形成时开始形成。脑膜血管成分在胚胎第7周时已经能辨认出来,包括硬膜静脉窦、蛛网膜主要的动静脉和软脑膜毛细血管丛,都深入了皮层的脑膜组织。到胚胎第7周时,脑的表面覆盖着一层由神经胶质终足紧密相连组成的膜,叫外部神经胶质界膜(external glial limiting membrane,EGLM),它保证了大脑解剖结构的完整性,并与周围组织分隔开。最初中枢神经是神经外胚层组织,通过界膜与周围组织分开。当这些表面的神经上皮闭合形成神经管,它整个外表面即被界膜覆盖。最初的神经上皮细胞供应必要的终足和界膜,以保持神经管的完整性。随着脑的生长,最初的脑室细胞转变为放射状胶质细胞,但依然紧贴脑室壁。在早期胚胎发育(第7~25周时),这些放射状胶质细胞供应了必要的终足和界膜来保持增大的脑组织的完整性。之后,特定的星型细胞进入皮层第一层,供应终足和界膜完成后续的脑组织的增大。

软脑膜吻合毛细血管丛(pneumomeningeal anastomosis capillary plexus,PACP):软脑膜毛细血管丛是短链的吻合丛,覆盖脑皮层表面,包括脑沟脑回。6~7周的脑胚胎表面已经覆盖了大量的软脑膜毛细血管丛,这些早期的软脑膜毛细血管也含有有核的红细胞。软脑膜毛细血管丛是伴随着脑皮层一起扩张的,在整个大脑的发育期均覆盖在脑表面。软脑膜毛细血管丛是脑膜血管系统的重要组成部分,代表着所有穿支血管的来源,将进入发育的脑皮层内,建立中枢神经系统血管间间隙,并间接地建立中枢神经系统血管内间隙。

软脑膜毛细血管必须穿过EGLM到达大脑皮层,一些软脑膜毛细血管在7周的时候已经开始穿过皮层。在第8周的时候,整个大脑皮层的表面都可以看到穿支血管。

四个早期的发育期(神经外胚层、边缘区、原始丛、锥体细胞板的早期)是无血管发育的。在6~7周时,边缘区和原始丛是富含软脑膜毛细血管丛的。在这一时期,人脑皮层是有少量的、疏松的神经元和纤维位于EGLM之下,基质层之上。与之紧密相连的软脑膜毛细血管可能允许必要的氧气弥散用于早期的发育。EGLM 是大脑皮层与周围组织分离的一个解剖标记，它是由放射胶质细胞的终足紧密相连组成并覆盖在整个大脑皮层表面，而 EGLM 又被由胶质终足产生的基膜覆盖。这个最外面的基膜是不能被渗透的，必须整个毛细血管被穿过。在之后的发育过程中，当放射胶质细胞开始崩解时，由第一层的星形胶质细胞提供必要的胶质终足用于扩大和保持。毛细血管在 7 和 8 周时穿过 EGLM 层到达大脑皮层，从腹侧开始逐渐到背侧。到第 8 周结束的时候整个大脑皮层都有毛细血管穿过。这个时期，整个大脑皮层的重量不到 2g，因此，穿过大脑皮层的毛细血管的数量是很少的。

2. 中枢神经系统神经间血管区　软膜血管穿透皮层的 EGLM 进入神经组织是同时发生的，大部分是垂直穿过，直达脑室旁区并建立固有的毛细血管吻合丛。在白质功能成熟期和出生后的发育中，大量的穿支血管进入皮层，到达逐渐成熟的神经系统。穿支血管的数量在灰质区要显著多于白质区。随着灰质的发育更多毛细血管丛开始建立。

软脑膜毛细血管穿透皮层的 EGLM，只有流入并没有流出。最终循环动态决定哪一个是流入的动脉，哪一个是流出的静脉。在皮层内，每一个流出的静脉都有 8~10 个流入的动脉。随着大脑的发育成熟，更多穿支动脉进入皮层，并保持稳定的血管间间隙。软脑膜毛细血管在中枢神经系统微血管中具有重要的作用。每一个血管都带有一个血管外的血管周围间隙（virchow-robin spaces，VRS）和淋巴管通路到脑膜间隙。两个血管间的距离，在整个脑组织表面大概是 400~600μm，在整个大脑的发育期和成熟期

都是恒定的。由于血管间隙的距离是恒定的，随着大脑的增大，进入的动脉和流出的静脉很有可能要重新排列。随着大脑皮层逐渐成熟，血管数量会增多，血管长度也会逐渐增长。这些改变既不会影响血管间的距离，也不会影响血管的直径。所有的 VRS 间隙都是与脑膜间隙相通的，可以允许体液和细胞在脑组织和脑膜之间进行交换。最终可以通过血管周围淋巴排到脑膜血管。

3. 中枢神经系统神经内血管区　在哺乳动物大脑皮层的发育过程中，逐渐建立起一种固有的吻合血管丛。毛细血管丛开始形成于整个皮层的旁室区，并逐渐上升，与神经元的上升和分层相平行。在胚胎的大脑中，基质区因较早的活化，是第一个血管化的区域，随后是白质，然后是灰质形成内部的毛细血管丛。毛细血管丛的形成是一个逐渐向上发展的过程，从更深的层次，逐渐向皮层表面发展。

在胚胎期和出生后大脑皮层发育过程中，固有的微小血管的体积和三维组织结构基本保持不变。整个灰质区，毛细血管丛的血管间隙是小而均匀的，测量直径在 80~100μm。在白质区，这些间隙是较大和不规则的，常被皮层神经元占据。毛细血管丛在整个生命周期内通过血管生成和重新吸收而不断进行重塑。在灰质中，它们比白质区更复杂，有更多的毛细血管，说明这些血管可能功能更多。这些毛细血管无疑是人体最活跃的微血管系统。但它们的解剖和功能的特点尚未得到充分的重视和 / 或认识。

五、脑血管畸形

血管发生和塑型对脑的正常发育和修复非常重要，这一过程取决于血管生成的强

有力调节,即:血管生成和抗血管生成两方面的平衡,前者占优势时,血管发生增殖,易于发生瘤样变和非肿瘤性疾病的发生。相反,则导致脑血流动力学功能障碍和缺血的危险。脑血管的发育过程可以分为五个阶段:一期为原始血管芽胚期:在这个时期如果出现障碍,可产生血管母细胞瘤,具有肿瘤的生物学特性;二期为原始血管网期:此期已有血管形成,包括动脉、静脉和毛细血管网,管腔内已有血液流动,在这个时期出现障碍即可产生脑血管畸形;三期为血管分层期:逐渐发育成颅外、硬脑膜、软脑膜和脑内血管三层,在这个时期出现障碍,即产生颅面 - 脑膜 - 脑血管瘤病(Sturge-Weber 综合征);四期为血管成型期:主要的血管在此期形成,包括 ICA、ACA、MCA、PCA、AcomA、PcomA、Willis 动脉环等;在这个时期出现障碍,一般为脑血管排列上的异常,如原始TA、原始 HA、AcomA 缺如、动脉成窗畸形等;五期为血管壁成熟期:血管壁在组织学上趋于完善,不论动脉还是静脉,都具有较完整的内膜、中层和外膜,中层内有弹力层和肌层。在这个时期如果出现障碍,为血管壁上的缺陷,成为脑动脉瘤形成的重要原因之一。

颅内 AVM 是血管畸形中最常见、血管构筑极其复杂和具有可变性的先天性病变,是由发育中的皮层表面原始血管丛异常连接演变而来,由于发生在胚胎发育的相当早期,畸形可发生于从皮肤到室管膜的任何组织层次。AVM 在开始形成时结构比较简单,以后在较长时间的发展过程中逐步形成其特殊的血管构筑。然而,脑血管畸形真正的发病机制还不清楚,有以下三种假说:

1. 原始毛细血管发育停滞假说　脑血管畸形的发生是由于一个共同机制,即毛细血管网发育停滞或发育不良。从血流动力学观点看,AVM 的基本特点是病变累及区域缺乏血管阻力,而正常的血管阻力是由毛细血管床提供的,原始动脉、静脉和毛细血管正常发育的停止,造成动脉、静脉通过不成熟或分化不良的血管直接交通,期间没有毛细血管床。

2. 原始毛细血管形成后继发性破坏假说　在动脉和静脉之间已经形成毛细血管后,某种因子破坏了毛细血管,使动脉和静脉形成直接交通,但这种毛细血管破坏因子还没有被证实。

3. 局部或区域性毛细血管疾病假说　特定血管分布区,毛细血管的正常发育紊乱,毛细血管不明原因增生,这种不明原因的增生性毛细血管病变的特点是原始毛细血管丛成为发育变形或发育不良的血管,不符合动脉、静脉或毛细血管的组织学标准。事实上,畸形血管团内血管要进行组织上的分类,即使可能,也十分困难。

(秦琨　赵刚　白小欣)

参考文献

[1] 刘承基,凌锋.脑脊髓血管外科学[M].北京:中国科学技术出版社,2013.

[2] 张致身.人脑血管解剖与临床[M].2 版.北京:科学技术文献出版社,2019.

[3] BYRNEJAMES VINCENT. Tutorials in Endovascular Neurosurgery and Interventional Neuroradiolog[M].New York:Springer,2012.

[4] FURUICHI K,ISHIKAWA A,UWABE C,et al. Variations of the Circle of Willis at the End of the Human Embryonic Period[J]. Anat Rec (Hoboken),2018,301(8):1312-1319.

[5] TAKAKUWA T,KOIKE T,MURANAKA T,et al. Formation of the circle of Willis during human embryonic development[J].Congenit Anom (Kyoto),2016,56(5):233-236.

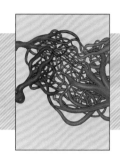

第二章

颅内动静脉畸形的病理形态与血管构筑学

颅内动静脉畸形(arteriovenous malformation, AVM)是临床上最常见的一种脑血管畸形, 每年新发病率约为 1/10 万, 每年人群致病率约为 18/10 万。多见于 20~40 岁青年人, 随年龄增加, 发生神经功能损害的风险增大, 特别是发生颅内出血的概率增大。约 50%~70% 的颅内 AVM 患者以出血为首发临床表现, 约 20%~25% 的患者表现为癫痫。颅内出血是 AVM 致死、致残的最主要原因, 而颅内 AVM 的临床表现、治疗方法以及预后与 AVM 的病理形态及血管构筑学密切相关。然而, 由于对这由供血动脉、引流静脉和畸形血管团构成的局限性病灶的微观形态及空间结构学认识的不足, 造成了临床工作中对其处理的复杂性和困难性。2005 年 9 月 17 日召开的 Onyx 高峰论坛会上, 来自全国各地的神经医学专家对于 AVM 的研究和治疗提出了 3 条建议, 其中第一条建议就是:"用各种方式对颅内 AVM 的血管构筑学进行更加深入的研究", 这说明我们对 AVM 的血管形态构筑学认识还很不足, 也提示了加强这方面研究工作的时间紧迫性。

目前临床上对 AVM 的形态学认识主要来自于影像学和尸检的资料, 认为颅内 AVM 是局部脑血管的异常发育, 是一团迂曲、相互吻合的不同管径的异常血管组成的畸形血管巢(nidus), 病变核心的畸形血管巢内无正常的脑组织, 畸形血管间无毛细血管, 血管巢内存在着高流量的动静脉分流, 也可伴有供血动脉和引流静脉之间直接的动静脉瘘。上述关于 AVM 形态结构学的描述对于临床工作中指导治疗的价值仍有一定的局限性, 畸形血管团周围的微血管组织形态学有无异常, 与 AVM 发生有无关联, 影像学显示的手术完全切除后 AVM 的复发、术后广泛的水肿以及术中止血的困难等, 这些临床现象都缺乏满意的解释。因此, 不能局限于目前的对其一种笼统的、模糊的描述。如何进一步加强认识其空间构筑、血管的演变以及微观形态学的变化对于更好地指导临床治疗、综合评估治疗风险及预后具有重要的现实意义和临床价值。

本章通过对颅内 AVM 的 DSA 影像学、大体解剖、畸形血管团铸型、微观形态、纳米水平形态学等形态及空间构筑学资料进行系统阐述,以帮助了解颅内 AVM 血管构筑的规律性特征,认识其微观病理形态学改变,提高对脑 AVM 形态和空间构筑学认识,为临床实施更理想的治疗提供形态结构学依据。

第一节 颅内动静脉畸形的病理形态学

一、颅内 AVM 的病理组织形态学与临床意义

供血动脉、畸形血管团和引流静脉是颅内 AVM 构成的基本三要素。病理染色结果显示畸形血管团内的血管管壁不完整,各层排列紊乱,胶原纤维断裂,平滑肌纤维不完整,管壁厚薄不均,管腔大小不一,管腔内常见淤血,管腔间见陈旧性出血或小血肿形成(图 2-1-1,图 2-1-2)。畸形团内血管常伴有动脉瘤(图 2-1-3,图 2-1-4),动脉瘤大小不等,瘤内可有血栓形成及机化。微小动脉瘤的形态特点是:瘤壁较薄,以瘤顶部最为薄弱,主要由单层血管内皮细胞和胶原纤维构成,平滑肌减少或缺乏,动脉瘤颈部内弹力板分层、断裂或中断。这些微小动脉瘤的存在以及畸形血管的血管壁本身薄弱、结构不完整可能是 AVM 出血的重要结构学及病理组织学基础。作者通过扫描电镜观察更是直接地看到红细胞自损伤的内皮向外渗出的过程(图 2-1-5)。由免疫组织化学染色时所看到的 NBCA 栓塞后畸形血管病理形态学可以看出,栓塞后的畸形血管管壁完整性丧失,血管发生坏死,局部出现慢性炎性反应,大量炎性细胞浸润(图 2-1-6)。孙异临等观察多种栓塞材料对 AVM、动脉瘤栓塞

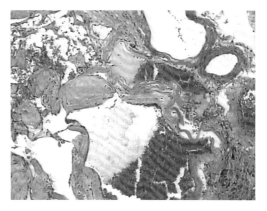

图 2-1-1 AVM HE 染色

AVM HE 染色,可见畸形血管管腔大小不一,管壁厚薄不均,管腔内见淤血,管腔间见陈旧性出血和小血肿形成。×400

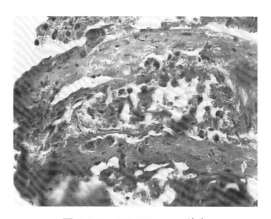

图 2-1-2 AVM Masson 染色

AVM Masson 染色,畸形血管管壁欠完整,血管壁各层排列紊乱,胶原纤维断裂,平滑肌纤维不完整。×400

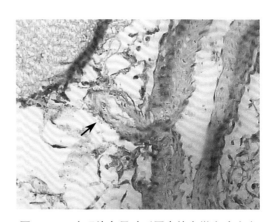

图 2-1-3 病理染色见畸形团内伴有微小动脉瘤

病理染色见畸形团内伴有微小动脉瘤(箭头)。×400

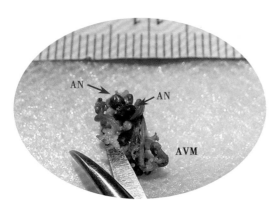

图 2-1-4　AVM 大体解剖所见
大体解剖显示畸形血管团内未见脑实质样组织,合并动脉瘤并瘤内血栓形成。

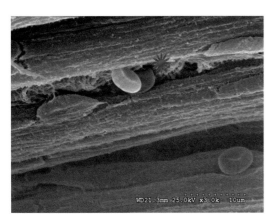

图 2-1-5　AVM 畸形血管内皮扫描电镜所见
AVM 畸形血管内皮损伤,红细胞外逸(星号)。×3 000

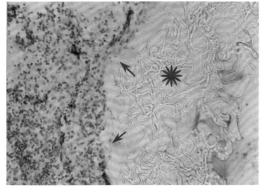

图 2-1-6　AVM 栓塞后病理学观察
畸形血管栓塞后周边组织中见大量炎性细胞浸润(箭头),* 为 NBCA 胶。×200

后的超微结构研究结果提示应用 NBCA 胶栓塞 AVM 后,局部出现慢性炎性反应,巨噬细胞增多,内皮细胞变性,内膜增厚,弹力层破坏。我们的研究结果显示与 Onyx 栓塞 AVM 相比,NBCA 栓塞后畸形血管的组织病理学变化更明显一些,可能与 NBCA 注射入血管后固化的过程为化学反应,而 Onyx 的聚合过程为物理过程有关,也可能与所观察时距栓塞治疗的时间长短不一样有关。有的畸形团内无明显脑组织混杂,有的与脑组织混杂在一起,病理染色结果表明:混杂在畸形团内的脑组织中神经元有固缩、神经胶质细胞增生以及有嗜节和卫星现象,说明局部脑组织的功能有受损表现。

从颅内 AVM 的超微观组织形态看,畸形血管内皮亦受损明显,正常血管内皮及血管壁结构丧失。透射电镜下可见畸形血管团中血管各层排列紊乱,胶原纤维及平滑肌纤维稀疏、参差不齐,正常结构丧失。内皮细胞间虽然仍以紧密连接为主,但存在一定损伤,部分内膜下层缺如(图 2-1-7)。畸形血管外组织间散在的红细胞电子致密度不一,存在多次陈旧性微出血表现(图 2-1-8)。从透射电镜的观察结果似乎可以推断:AVM 可能与海绵状血管瘤一样,存在反复微量出血现象,这些非症状性出血多为慢性、少量出血,一旦发生大的出血则会出现局灶性占位性表现而就诊。因此,AVM 实际出血率可能比临床表现中统计的 50%~70% 还要高。临床症状性出血以及反复多次隐性出血可能与癫痫的发生具有密切关系。在我们以往 7 例以癫痫首发的病例中,有 6 例可以见到含铁血黄素的沉积,说明其与癫痫发作可能具有明确的关系。这或许可以解释为什么显微外科手术切除治疗以癫痫为首发临床表现的 AVM 的效果优于血管内介入

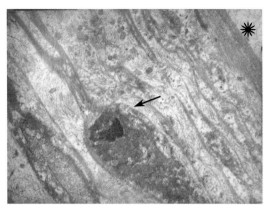

图 2-1-7 AVM 透射电镜观察所见

AVM 畸形血管内膜脱落（星号），各层排列紊乱，平滑肌细胞结构丧失（箭头）。×8 000

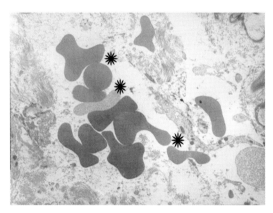

图 2-1-8 AVM 透射电镜观察所见

AVM 组织中见多次陈旧性、微量出血（星号）。×3 000

治疗。于新华等对 19 例以癫痫为首发症状的颅内 AVM 患者进行 MRI 回顾性分析，其中 11 例均见病灶周围的胶质增生及典型或不典型的铁环征等间接征象，认为这些征象与癫痫的病因直接相关。因此，这或许能够给我们提示反复出血形成的含铁血黄素沉积可能是癫痫发作的主要原因。分析其机制可能有以下几点：①含铁血黄素沉积致周围炎性细胞浸润以及胶质细胞增生；②畸形团内残存神经元以及病灶周围固缩、变性的神经元以"短路"的形式放电；③血管畸形相关性癫痫的病理机制中，铁介导性兴奋性

毒性是显著的，因为病灶附近区域有含铁血黄素沉积，而铁可抑制突触小体对谷氨酸的再摄取，对谷氨酰氨合成酶亦有抑制作用；④铁剂可以诱导自由基产生；⑤由于铁剂这一癫痫驱动剂的存在，使其他诱发因素易于诱发癫痫发作。惠鲁生等对 61 例以癫痫为首发表现的颅内 AVM 患者 DSA 资料进行回顾性分析，结果表明癫痫发作与盗血情况在统计学上并无显著相关性。因此，如何防止 AVM 症状性出血和非症状性出血是治疗 AVM 应当考虑的重要问题，而不仅仅限于对症状性出血的积极治疗。对于无出血、癫痫表现和偶然发现的 AVM 的治疗重点应是减少隐匿性出血的概率，防止癫痫症状的发生及显性出血后造成的神经功能损害与缺失，治疗方案的选择值得进一步研究，针对畸形血管壁修复、减少出血概率的药物治疗或许是未来治疗 AVM 的方向。

原子力显微镜（atomic force microscope，AFM）可以在纳米水平观察细胞形态，其基本原理是通过悬臂上的探针和样品间相互作用力的变化来检测样品表面信息，并将所获信息构建成立体图像，从而实现微观形态的宏观展现。AFM 扫描结果表明 AVM 的内皮细胞形态欠完整，血管内皮细胞脂质表面缺乏正常细胞所具有的规则平滑排列（图 2-1-9），内皮细胞表面粗糙不平，部分内皮细胞脱落，暴露内膜下平滑肌纤维，内皮细胞间紧密连接存在一定程度破坏，内皮细胞及内皮细胞间存在间断的"弹坑样"凹陷和"火山口样"改变（图 2-1-10）。

从组织发生学的角度讲，颅内 AVM 畸形团内的血管是静脉动脉化，还是动脉静脉化样改变一直存在争议。AVM 是由发育中的皮层表面原始血管丛异常连接演变而来，由于发生在胚胎发育的相当早期，畸形

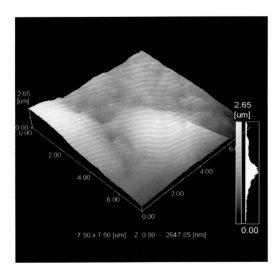

图 2-1-9　原子力显微镜观察正常脑血管内皮细胞所见

正常脑血管内皮细胞 AFM 扫描内皮细胞表面光滑。

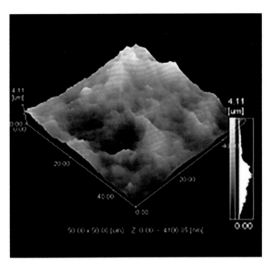

图 2-1-10　原子力显微镜观察 AVM 脑血管内皮细胞所见

AVM 畸形血管内皮细胞 AFM 扫描血管内皮表面凹凸不平。

可发生于从皮肤到室管膜的任何组织层次。AVM 在开始形成时结构比较简单，以后在较长时间的发展过程中逐步形成其特殊的血管构筑。在组织学上，畸形血管团是由静脉样结构组成，其管壁常常增厚和透明变性，

被称为"动脉化的静脉"，其内膜和肌层增厚，但没有动脉壁的弹力组织。这些静脉也可出现囊性扩大和曲张，管壁也可含有钙化和淀粉样沉积。Dashpaude 认为血管团有胚胎期静脉残留特点，在组织学上与 20~80mm 胚胎上发现的静脉结构相似。我们曾对畸形血管团内自供血动脉端沿主干走行，一直游离血管至静脉端，将整条游离的血管全长进行病理染色（图 2-1-11），结果表明，畸形血管团内的血管大部分组织形态接近于静脉样结构，少部分接近动脉成分，中间存在一段较短的过渡区血管，并且静脉的异常较明显，动脉化的血管异常程度比静脉化血管异常程度轻（图 2-1-12）。因此，可以认为畸形团内的血管是由相对正常的动脉样血管、过渡区血管及较为异常的静脉样血管组成。虽然分界不是特别明显，但从血管壁结构，尤其是从供血动脉端至引流静脉端内弹力板的渐变可以看出三部分的形态学差异（图 2-1-13）。三部分中，以静脉样异常血管所占的比例较大。从这个角度讲，AVM 可以称为以"静脉畸形"为主的血管畸形。

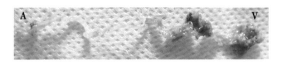

图 2-1-11　AVM 血管解剖标本

AVM 畸形团内动脉端至静脉端血管全长解剖标本，A：供血动脉端；V：引流静脉端。

二、颅内 AVM 周围扩张的毛细血管的组织病理学与临床意义

颅内 AVM 完全切除术后有时会发生严重的脑水肿和脑出血，主要考虑与 AVM 异常的血流动力学有关。目前，对异常血流动力学的解释存在两种观点：一是 1978 年

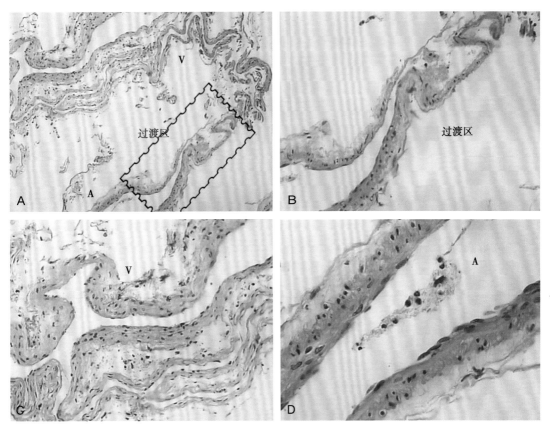

图 2-1-12　AVM 动脉端至静脉端全长血管 HE 染色

AVM 畸形团内动脉端至静脉端全长血管 HE 染色。

A. × 100；B. × 200；C. × 400；D. × 400

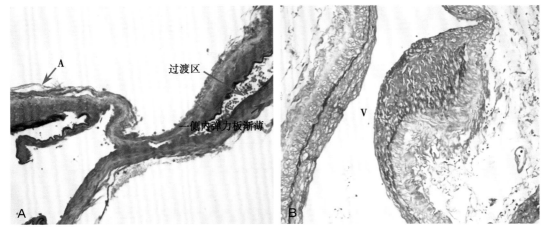

图 2-1-13　AVM 动脉端至静脉端全长血管弹性纤维染色

AVM 畸形团内动脉端至静脉端全长血管弹性纤维染色，从供血动脉端 A 至引流静脉端 V 内弹力板逐渐变薄。

A. × 200；B. × 400

Spetzler 提出的"正常灌注压突破"（normal perfusion pressure breakthrough，NPPB）学说；二是 1993 年 al-Rodhan 提出的"静脉闭塞性充血"（occlusive hyperemia，OH）理论。Spetzler 认为 NPPB 发生的基础为颅内 AVM 动静脉间短路，导致周围脑组织发生严重盗血，处于低灌注状态，在畸形团被切除以后，大量血液注入原低灌注区，使已丧失自动调节功能的小动脉充血、扩张、甚至破裂出血。OH 理论认为巨大 AVM 术后，脑水肿和残腔出血是由于引流静脉狭窄、血栓形成或栓塞以及周围组织静脉回流障碍所致，故又称为"静脉超载"（venous overload）。此理论主张对于巨大 AVM 应一次切除，不应分期切除。Hassler 检测了 33 例 AVM 局部皮层血流动力学改变，用 Doppler 探头探测血流速度及血管对 CO_2 舒缩反应的影响，发现 AVM 供血动脉具有血管内压低、血流速度快、阻力小、舒缩反应差的特点。远隔部位皮层动脉未显示异常，由 AVM 供血动脉发出的供应正常脑组织的分支动脉呈扩张状态，切除 AVM 后血管内压恢复正常，但流速远低于正常，未见舒缩功能受损表现，与 NPPB 不符。由此可见，AVM 术后脑出血以及脑水肿发生的机制仍存在很大的争议。此外，临床上影像学完全栓塞或显微外科手术完全切除的 AVM，有时可见复发，尤其是儿童患者，这该如何解释，是否具有早已存在的异常血管结构。因此，除血流动力学的因素外，血管结构性的因素是否参与，应引起我们的关注和研究。

传统观点认为：AVM 是由一支或数支迂曲扩张的供血动脉、引流静脉以及畸形血管病灶组成的异常脑血管畸形团。供血动脉、引流静脉和畸形血管团是 AVM 的三个基本构成要素。目前，国内外关于 AVM 的临床

与基础研究多集中于此三个基本构成要素，而对术后 NPPB 以及脑水肿的发生机制多归因于周围脑血管自身调节机制的丧失所致，缺乏对周边血管结构学上的认识。Attia W 等研究认为 AVM 畸形血管团所处的微血管环境通过某种方式对血流动力学的改变产生影响，并且认为 AVM 周围的毛细血管存在一定程度的扩张，但缺乏充分的形态学量化支持。因此，我们以 AVM 畸形血管团周围脑组织中毛细血管为研究对象，对其组织形态进行了病理学观察和体视学测量，发现 AVM 畸形血管团病灶周围 1cm 以内的脑组织中，毛细血管显著扩张，比正常毛细血管直径扩张达 5 倍多（0.149 6/0.027 4）（图 2-1-14）。然而，这与 Sonomi Sato 研究认为的扩张毛细血管的直径是正常毛细血管直径的 10~25 倍有一定差距。我们分析可能原因有以下几点：①取材部位不同，我们选取的是畸形血管团周围 5~10mm 以内的脑组织，Sonomi Sato 取材部位是 7mm 以内；②测量软件及描记测量方法的不同。Sonomi Sato 所观察的病例中均发现 AVM 病灶外周血管的扩张，我们的病例也发现畸形团周围的毛细血管网与畸形病灶之间存在沟通。研究结果的差异或许提示越是靠近畸形团的毛细血管扩张亦越明显。这种理论或许能够解释 AVM

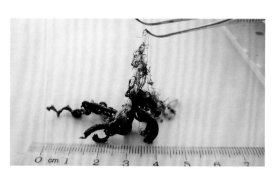

图 2-1-14　Onyx 在 AVM 及其周围扩张毛细血管的铸型（黑色细丝）

病灶影像学完全切除后的再生或复发现象。

"体视学"是建立从组织的截面所获得的二维测量值与描述组织的三维参数之间的关系的数学方法的科学。用体视学原理和方法定量地描述生物组织的形态结构，计算机图像分析是当今体视学的重要测估分析工具。通常所检测的指标包括分布密度（数密度）、体积密度、表面积密度、长度密度和面积密度等。我们对 AVM 周围扩张的毛细血管网的体视学测量数据表明（表 2-1-1、表 2-1-2）：畸形团周围的毛细血管的直径虽然扩张显著，但是其血管的圆度与正常组差异无统计学意义，即血管外周基本形态无显著改变；畸形血管团周围毛细血管体积密度、面积密度及数密度均显著性增大，说明毛细血管的分布较正常对照组稠密，且血管的管腔较正常毛细血管增大。可能由以下原因造成：①由于 AVM 动静脉间直接沟通，血流速度加快，产生盗血，导致周边脑组织血流量减少，致使脑组织产生慢性缺血，

毛细血管的增生是对此缺血反应的一种代偿；1997 年 Sekhon 以大鼠动静脉瘘模型，研究病侧海马 CA1 区锥体细胞的毛细血管分布，结果显示局部毛细血管密度明显升高，且有一些毛细血管的胶质细胞足突缺如。但盗血只能解释畸形团周边毛细血管数密度增加的现象，而无法解释毛细血管扩张的问题。Barnett 通过对皮层动脉灌注压、血流量以及血管对 CO_2 的反应性研究，认为 AVM 对远处（2~4cm）皮层血管影响较大，对 2cm 以内的皮层血管影响不大。故单从血流动力学改变来解释取材 1cm 以内的血管扩张似乎存在困难，但这在临床上很难取到 2~4cm 处脑组织。因此，畸形血管团周围毛细血管的扩张除了血流动力学影响的因素外，还可能有血管生成因子异常调节的因素参与。②OH 理论认为的引流静脉狭窄、畸形血管团栓塞以及周围静脉回流障碍可能是血管扩张的原因。③这些异常的毛细血管本身就是 AVM 的一个潜在组成部分，

表 2-1-1　毛细血管直径与圆度测量结果（$\bar{x} \pm s$）

组别	N	直径 /mm	圆度
对照组	10	0.027 4 ± 0.018 5	1.146 0 ± 0.067 5
AVM 组	10	0.149 6 ± 0.038 9	1.186 0 ± 0.062 2
t 值		8.974	1.378
P 值		0.000	0.185

表 2-1-2　毛细血管体视学测量结果（$\bar{x} \pm s$）

组别	N	数密度	面积密度	体积密度
对照组	10	0.260 0 ± 0.084 3	0.004 0 ± 0.001 8	0.004 5 ± 0.005 1
AVM 组	10	0.420 0 ± 0.147 6	0.011 4 ± 0.008 6	0.009 2 ± 0.004 4
t 值		2.977 0	2.638 0	2.206 6
P 值		0.008 0	0.017 0	0.040 6

可能是 AVM 复发或再生长的原因,因为术后影像学上完全切除的 AVM 畸形血管团,可以在几个月内又见复发。Hashimoto N 及 Pellettieri L 观点认为除了血管内皮生长因子介导的血管发育异常调节外,AVM 可能存在一个"隐蔽的部分"(hidden compartments)或者是 DSA 中没有显影的部分。这也许就是我们所认为的 AVM 周边扩张的毛细血管;同时它具备了血管畸形的基本特征,即:脑局部血管数量和结构异常,至于对血流是否产生影响仍有必要进一步研究。如果此推测成立,那么也可以将 AVM 称之为以"毛细血管发育障碍"或"毛细血管过度发育"的血管畸形,因为在正常血管网络结构中,动静脉间存在的应为毛细血管网,而在 AVM 中却为发育异常的畸形血管,这些扩张的毛细血管异常发育后形成畸形血管。由此可以进一步推测:AVM 的形成可能是由于毛细血管网发育异常形成畸形血管团,尔后在血流动力学和血管发育异常调节的分子机制作用下,毛细血管周边的动脉和静脉血管形成异常的供血动脉和引流静脉,但仍有待于血管发生学上的深入研究。1958 年 Hamby 对 AVM 发生从血流动力学的角度进行分析认为:AVM 的基本特征是病变区域血管缺乏阻力,而正常脑血管阻力来自于毛细血管床,故认为 AVM 是毛细血管发育不良所致。我们的观点与其一致,但理论依据不同。

我们对该部分扩张的毛细血管还进行了病理形态学研究。常规 HE 染色结果表明畸形团周围的毛细血管扩张显著,在毛细血管周围有时可见间隙增宽(图 2-1-15),红细胞有时外渗到血管周间隙内(图 2-1-16),周边脑组织水肿,脑实质中神经元受损,表现为慢性缺血、缺氧性改变,出现"卫星现象"(图 2-1-15)。透射电镜观察可见,畸形

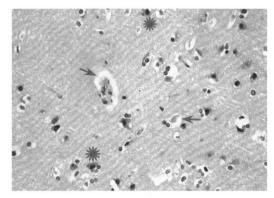

图 2-1-15　AVM 周边脑组织 HE 染色
畸形血管团周边脑组织 HE 染色:见毛细血管周围间隙增宽(箭头)以及卫星现象(星号)。×400

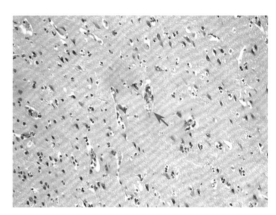

图 2-1-16　AVM 周边脑组织 HE 染色
畸形血管团周边脑组织 HE 染色:箭头示渗透性出血。×200

血管团周边的毛细血管管壁结构受到一定程度的破坏。毛细血管可见管壁水肿、内皮细胞间紧密连接丧失以及空泡现象(图 2-1-17);部分毛细血管壁胞质丢失,管壁变薄,只剩余细胞核结构(图 2-1-18),表现为一种慢性病理改变的过程;有的毛细血管管壁结构破坏,血液成分外渗,髓鞘结构消失,脑组织肿胀(图 2-1-19)。由此可见,畸形团周围扩张的、微观结构具有异常改变的毛细血管的存在可能与畸形团切除术后的出血、复发以及恶性水肿等相关,仍需要进一步的临

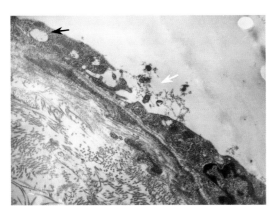

图 2-1-17　AVM 周边毛细血管内皮细胞透射电镜观察

畸形血管团周围脑组织中毛细血管见内皮细胞内空泡现象(黑箭所示),细胞间紧密连接丧失及血管壁水肿(白箭所示)。×8 000

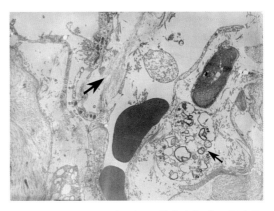

图 2-1-19　AVM 周边毛细血管内皮细胞透射电镜观察

毛细血管管壁结构破坏,血液成分外渗(大黑箭所示),髓鞘结构消失,脑组织肿胀(小黑箭所示)。×4 000

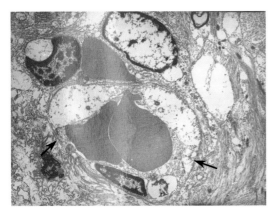

图 2-1-18　AVM 周边毛细血管内皮细胞透射电镜观察

毛细血管胞质丢失,管壁变薄(黑箭所示),只剩下细胞核结构。×5 000

床研究。

由此可见,畸形血管团周围扩张毛细血管的存在应该是一个客观事实,透射电镜观察到这些扩张的毛细血管存在一种慢性的病理改变过程,从而排除了由于手术或其他原因导致急性扩张的可能,推测这些异常扩张血管的存在可能是 AVM 血流动力学改变的结果。它的存在必然具有一定的临床

意义。最大的可能是改善局部的脑血流供应,这是局部脑组织功能和代谢的需要,从而诱导新生血管生成,已有的血管扩张,这些长期扩张的毛细血管失去了其原有的形态结构,随局部血流动力学的改变有可能扩张愈来愈明显。一是满足脑血流供应的内在能力,以保证在脑灌注压变化时仍保持其恒定的血流供应;二是受血管壁结构受损的毛细血管受血流的冲击管腔变得更大。在脑灌注压一定的情况下,扩张的毛细血管的血流量必然增加。根据流体力学原理,循环管道的流量与管道半径的四次方及管道两端的压力成正比,从而毛细血管密度的增加及管腔的扩大直接导致了脑血流量(cerebral blood flow,CBV)和血容量(cerebral blood volume,CBV)的增加,以达到保障局部脑组织的正常血液供应和脑功能的维持。另有研究表明当脑血流量增加一倍时,脑血容量将增加 30%。

1987 年 Barnett 对 18 例 AVM 患者术前和术后畸形团周围皮层血管血流进行了研究,认为血流动力学因素而不是血管的自身调节功能丧失导致术后脑出血以及脑水肿。

Young 的研究结果却与此并不一致,他们对切除 AVM 前后脑血流量变化的研究证实,病变切除前后脑血流量升高,与 NPPB 合并症有关,但脑血流量变化与动脉灌注压低无关。

因此,基于上述畸形血管团周围毛细血管的病理组织形态学改变,推测新生血管是对慢性缺血的代偿反应,但是这些代偿的毛细血管解剖结构上的缺陷或破坏使其机械强度下降,血管壁稳定性变差,当切除 AVM 病灶后周边血管内灌注压升高,这些相邻的脑组织就有出血和发生水肿的倾向。由此也引出一系列的问题:畸形血管团周围异常扩张的毛细血管是否也是 AVM 的一个构成部分或潜在构成部分? 在进行 AVM 手术切除治疗时,这些扩张的毛细血管是否有必要同时给予切除? 如果不进行处理,有可能造成术后 AVM 复发或再生长以及出血和发生恶性脑水肿的危险。因此,对于与周围脑组织分界欠清的 AVM 建议术中对周边组织给予必要的处理,对于非功能区的 AVM 可适当扩大切除范围,功能区的 AVM 应慎重处理。切除的范围如何界定,扩张到何种程度的血管需给予处理,在将来的工作中需进一步明确。

(陈光忠)

参考文献

[1] 陈光忠,邓先明,彭超,等. 基于单元结构的颅内动静脉畸形血管内介入栓塞剂的选择[J].中国脑血管病杂志,2018,15(07):344-348.

[2] 刘承基. 脑血管外科学[M]. 南京:南京科学技术出版社,2000:174-178.

[3] DAVID S,PRIEMER,ALEXANDER O. Vortmeyer,et al.Activating KRAS mutations in arteriovenous malformations of the brain:frequency and clinicopathologic correlation [J].Human Pathology,2019,89:33-39.

[4] GUANGZHONG C,YU K,KUN Q, et al.Analysis of the expression of angioarchitecture-related factors in patients with cerebral arteriovenous malformation [J].Chinese Medical Journal,2017,130(20):2465-2472.

[5] REEMA B. DAVIS,KRISTY PAHL,NICHOLASC. DATTO,et al.Notch signaling pathway is a potential therapeutic target for extracranial vascular malformations [J].Sci Rep,2018(8):179-187.

[6] SOPHIA F. SHAKUR,AHMED E. HUSSEIN,SEPIDEH AMIN-HANJANI,et al.Cerebral Arteriovenous Malformation Flow Is Associated With Venous Intimal Hyperplasia [J].Stroke,2017,48:1088-1091.

[7] TING WEI,SARA SHALIN,ELIZABETH DRAPER,et al.Abnormal Elastin and Collagen Deposition is Present in Extracranial Arteriovenous Malformations:A Comparison to Intracranial Disease [J].Histology and Histopathology,2019,34(12):1355-1363.

第二节　颅内动静脉畸形血管构筑学

颅内 AVM 的血管空间构筑从广义上包括:部位、大小、供血动脉、畸形团结构、引流静脉等所有形态学信息,但在狭义上血管空间构筑侧重于畸形团的结构、供血动脉和引流静脉。颅内 AVM 临床症状、治疗方法以及预后与 AVM 的血管构筑学特点密切相关。目前对于这一由供血动脉、引流静脉和畸形血管团构成的局限性病灶的空间结构学认识还不十分清楚,造成临床工作中对其处理困难,且时常难以决策。经过不断的研究和探索,对颅内 AVM 的空间构筑学认识虽然有了较为长足的进步和提高,但仍未完全清晰。

一、影响颅内 AVM 治疗策略选择的因素

影响颅内 AVM 治疗策略选择的因素主

要包括患者年龄、病史、病变部位、大小及畸形血管团的血管构筑学等。就年龄而言，对于儿童及青少年患者，不论有无出血病史，应采取相对积极的治疗策略，因为年轻患者畸形团发生形态学改变及累积出血的可能性和风险要高于中老年人。对老年未出血患者而言，大多可采取观察及对症治疗的方法，但需排除是否合并动脉瘤等潜在出血危险因素。对于有出血病史的患者，则不论其年龄大小，均建议给予积极治疗，至少是消除出血危险因素。因此，年龄因素的影响是治疗与不治疗的问题，而对具有出血史的患者是考虑如何治疗的问题。上述影响因素中，年龄、病史是无法改变的，病变的部位、大小、是否出血以及出血量等则可以通过影像学检查手段进行明确，如经 CT、MRI、DSA 以及多模态影像学检查等来实现。在 AVM 治疗策略制定中，最为重要、难以判断的影响因素是畸形血管团的形态学及空间构筑学。

二、颅内 AVM 血管构筑学

颅内 AVM 的基本构成要素包括供血动脉、畸形血管团及引流静脉。除了三个基本构成要素以外，血管构筑学因素还包括供血动脉类型和数量、引流静脉方式和特点、血流相关动脉瘤、畸形团内动脉瘤、内部结构以及动静脉瘘等结构。如何清晰、全面了解这些信息对 AVM 治疗策略制定具有重要的决定作用。本节重点讲述颅内 AVM 的血管构筑学。

（一）单元结构是颅内动静脉畸形的基本构成单位

"团块结构学说"最早是由 Yasargil MG 于 1987 年出版的 *Microneurosurgery* 一书中提出（图 2-2-1）。传统观点认为颅内 AVM

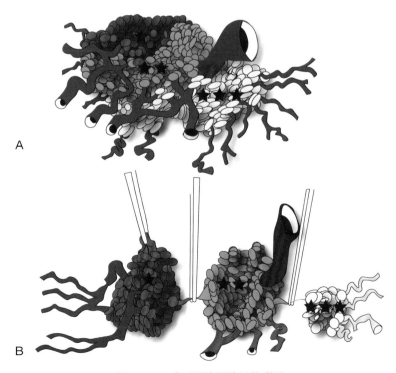

图 2-2-1　畸形团的团块结构学说

由三部分组成:供血动脉、畸形团以及引流静脉。"团块结构学说"认为,畸形团是由不同的团块结构组成的,每个团块结构均有其对应的供血动脉及引流静脉,最后引流静脉汇集为一条大的引流静脉,即颅内 AVM 的引流静脉。2011 年陈光忠等提出"供血单元"的概念,并认为"单元结构"是颅内 AVM 构成的基本单位,且将无正常分支后的第一级供血动脉所供血集中区域称为一个"供血单元",将其分支供血集中区域称为"供血亚单元",或从血管内治疗的角度将其称为"栓塞单元"或"栓塞亚单元"。某一静脉所集中

引流区域称之为该引流静脉的"引流单元"。供血单元和引流单元不仅仅是一个结构单位,更是一个"血流动力学单位"和"治疗单位"。与"团块结构学说"不同的是:陈光忠等认为单元结构间的供血动脉或引流静脉可存在血流共享的问题,某一单元结构的引流静脉可能兼有另一个单元结构的供血功能,不同的单元结构可能有各自独立的引流静脉。引流单元是静脉入路栓塞的解剖学结构基础。基于颅内 AVM 单元结构的理念,陈光忠等将颅内 AVM 的血管构筑分成五种类型(图 2-2-2)。五种单元类型的划分为颅

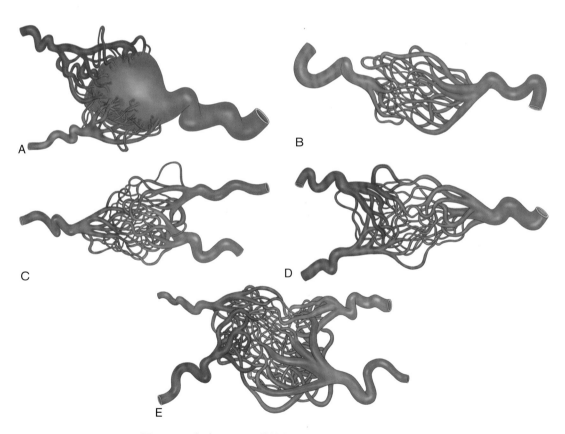

图 2-2-2　颅内 AVM 血管构筑分型模式图(绘图:黄柳云)

A. I 型(瘘型单元结构):一个或多个瘘对应单一引流单元;B. II 型(一对一型单元结构):单一供血单元对应单一引流单元;C. III 型(一对多型单元结构):单一供血单元对应≥2 个引流单元;D. IV 型(多对一型单元结构):≥2 个供血单元对应单一引流单元;E. V 型(多对多型单元结构):≥2 个供血单元对应≥2 个引流单元。

内 AVM 基于血管构筑学的治疗提供了形态结构学理论依据。

为了验证 Yasargil MG 提出的"团块结构学说",2002 年 Kakizawa 等采用超选血管造影结合 3D 图像重建,报道了 3 例展示畸形团内部团块结构的文章。通过微导管经不同供血动脉行超选择造影,以不同颜色显示了畸形团内互不重叠的团块样结构,以证明颅内 AVM 团块结构的存在,但没有对团块结构的内部构筑进一步阐述。

陈光忠等利用手术标本铸型、3D DSA以及血管内介入治疗时对注射的胶进行计算机辅助扫描成像等方法,对颅内 AVM 的空间构筑学进行了研究,提出了单元结构是颅内 AVM 的基本构成单位。并且发现不同的单元结构之间大多存在血管沟通(图 2-2-3),沟通血管的存在对 AVM 血管内介入治疗具

有重要意义。它可以使得一次注胶过程中,有利于胶在不同单元间进行弥散(图 2-2-4)。在颅内 AVM 的血管内栓塞治疗中,可根据"供血单元"的多少以及相互间的沟通情况选择相应的栓塞材料和方法。对于单一供血单元的畸形血管团,可以选择浓度合适的 Glubran/NBCA 胶或 Onyx 进行栓塞,对残留的部分可应用 Glubran 或 NBCA 胶进行栓塞;而对于多个供血单元参与供血的畸形血管团更适合采取 Onyx 进行栓塞,可提高畸形血管的栓塞比例,不论采取何种栓塞方法,微导管均需进入或至少到达畸形血管团,反流的允许范围不得超过该栓塞单元的供血动脉发出正常分支以近的范围。在应用 Onyx 进行栓塞时,Onyx 通过不同供血单元间的血管沟通进行弥散,其在另一个栓塞单元中的弥散亦不能超过其供血动脉发出正

图 2-2-3 AVM 畸形团铸型标本显示沟通血管
A. Glubran-2 栓塞铸型与未被栓塞部分间存在细小血管沟通(蓝色箭头);B、C. Onyx胶栓塞铸型,血管互相重叠(B),展开后可见畸形团由两个单元结构构成,且单元结构间存在两条小的沟通血管。

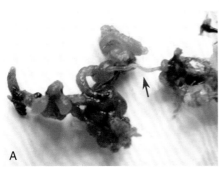
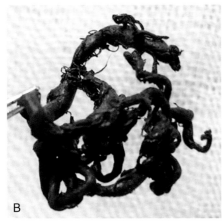
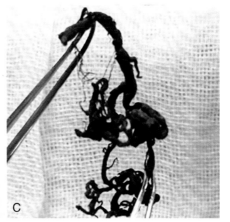

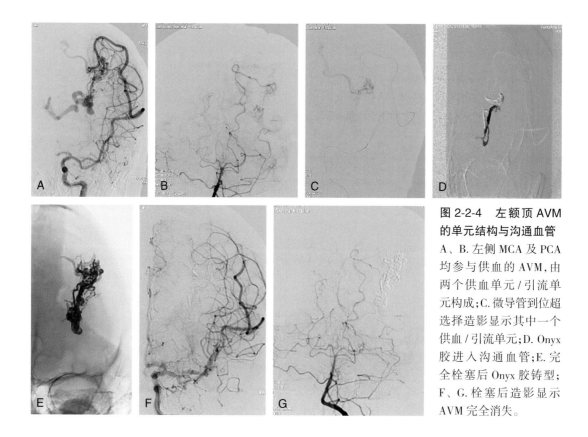

图 2-2-4　左额顶 AVM 的单元结构与沟通血管

A、B. 左侧 MCA 及 PCA 均参与供血的 AVM，由两个供血单元 / 引流单元构成；C. 微导管到位超选择造影显示其中一个供血 / 引流单元；D. Onyx 胶进入沟通血管；E. 完全栓塞后 Onyx 胶铸型；F、G. 栓塞后造影显示 AVM 完全消失。

常分支以近的范围。供血单元是一个三维结构学概念。一个供血单元可以由几条动脉供血，但可以以某一条供血动脉为主，次要供血部分可以是主供血单元中的亚单元结构（图 2-2-4）。根据其与其他供血单元间的空间结构关系以及沟通血管的粗细等，选择拟进行栓塞的区域和所需的供血动脉路径，达到最佳的栓塞治疗效果。当引流静脉条数少于供血单元个数，尤其是单一引流单元时，选择远离引流静脉的供血单元进行栓塞可减少引流静脉过早被栓塞的可能。

无论是供血单元还是引流单元，单元结构是 AVM 的基本构成单位，对单元结构的研究有助于个体化制定显微外科手术、血管内介入和放射治疗的方案。Yamada 等人报道可以对高分级的畸形血管团通过分离以及逐个切除畸形团内的团块结构而不会对周围的脑组织产生破坏也证实了单元结构的存在。近年来，德国的 Charpon 教授等采用多静脉入路或分次静脉入路栓塞治疗颅内 AVM 取得良好的效果，单元结构同样是其治疗策略制定的解剖结构学依据。从引流静脉等角度也证实了单元结构是 AVM 的基本构成单位。

（二）颅内 AVM 血管构筑因素

1. 颅内 AVM 的部位　颅内 AVM 可以位于幕上和幕下的各个部位。畸形主体位于脑叶的浅表者称为浅表病变，浅表的畸形可以仅累及皮层，有时可累及多个脑叶或深入白质，或穿过白质和室管膜下层到达脑室系统。把畸形主体位于脑深部结构者称为深部病变，包括丘脑、基底节区、胼胝体、脑室内、脑干和小脑等（图 2-2-5）。一般认为深部的畸形较浅表的畸形、幕下的畸形较幕上的畸形

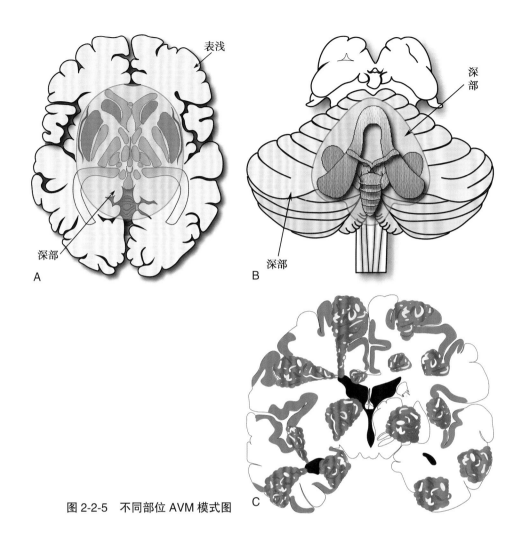

图 2-2-5 不同部位 AVM 模式图

更容易发生颅内出血。将位于中线结构或主体位于中线结构的畸形团定义为中线部位的畸形,一般认为位于中线部位的 AVM 出血概率较左右大脑半球皮层的出血概率高。根据病灶所在部位是否为功能区,又可分为功能区与非功能区:按照 Spetzler-Martin 分级系统,把运动感觉中枢、语言中枢、视皮层、丘脑、下丘脑、基底节、脑干、小脑脚和小脑深部核团称作功能区,其他部位为非功能区。对位于功能区的畸形的治疗风险明显增加。

2. 多发颅内 AVM 多发颅内 AVM 并不常见,Yasargil 报告的 500 例 AVM,仅有 15 例(3%)为多发 AVM。多发畸形可以相

邻,也可以双侧,畸形可以完全分离,也可以有共同的供血动脉或引流静脉(图 2-2-6~ 图 2-2-8),有时候出血的畸形体积会更小。

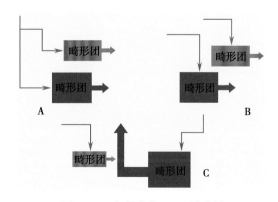

图 2-2-6 各类多发 AVM 模式图

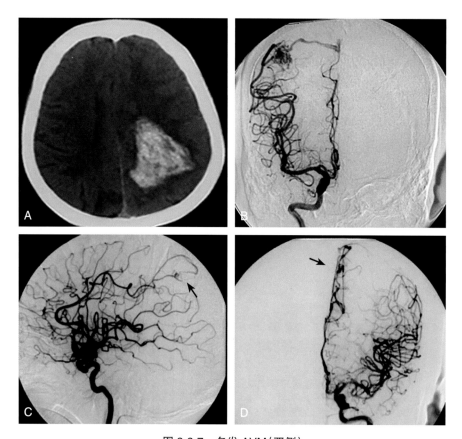

图 2-2-7   多发 AVM（双侧）

女性,65 岁,头颅 CT 示左顶叶血肿(A),DSA 示:右顶叶 AVM(B),左顶叶微型 AVM
(C,D),可见有畸形团和引流静脉,结合 CT 考虑为左顶叶微小 AVM 出血。

3. 颅内 AVM 的大小   在血管造影图上测量 AVM 的大小,不包括供血动脉和引流静脉,只分别测量畸形团的三个轴位向的长度(图 2-2-9)。按照 Spetzler-Martin 分级系统和其他文献资料,AVM 的最大径同临床表现和治疗风险相关。有较多的文献报道,不同临床表现组的 AVM 大小存在差异,往往认为畸形小的出血风险高。这是由于位于深部的畸形的出血比率高而位于浅表的畸形表现为癫痫症状的比率高,同时深部的畸形体积小,而浅表的畸形体积大,所以在统计上会出现的偏差,其实在多因素统计分析下,畸形的大小同出血风险并无相关性。

小于 10mm 的畸形称为微型 AVM,常规血管造影时不一定能显示畸形的全部,往往只能显示供血动脉、畸形团和引流静脉中的部分。当常规造影时发现有异常引流静脉提早显影时(动静脉分流的最主要表现),微导管超选择造影对诊断微型 AVM 有帮助。

4. 供血动脉

(1) 供血动脉的来源:不同部位的 AVM 有各自的血供特点,比如额极的 AVM 多来自大脑前动脉 A2 段的分支,而岛叶的 AVM 来自大脑中动脉 M2 段的分支,深部的畸形多有深穿支的供血等。但 AVM 的血供变异多,大的畸形可以由邻近的血管供血,计算不同动脉参与 AVM 供血的比率,对于 AVM 的手术、血管内栓塞和放射外科的意义不

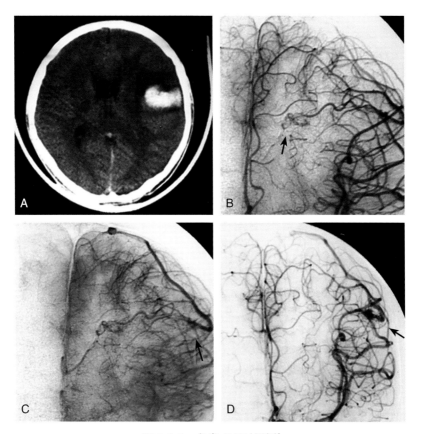

图 2-2-8 多发 AVM（同侧）

男性，14 岁，头颅 CT 示左顶叶血肿（A），术前 DSA（B，C）示：左顶叶深部和浅表各一个 AVM，通过一共同的引流静脉回流，放疗后一年（D），可见深部 AVM 已经消除，浅表微小畸形和引流静脉仍存在。

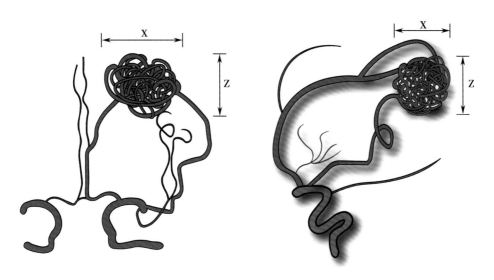

图 2-2-9 畸形团测量模式图

大。知道是否有深穿支供血、供血动脉的数目，对脑 AVM 血管内栓塞更有指导意义。文献上定义以下血管为深穿支血管：AchA、PchA、ICA、MCA、PCA 和 ACA 的穿支动脉，PcomA 发出的丘脑穿支，BA 的穿支和脑干支，以及 SCA、PICA 和 AICA 的脑干支；其余的为皮层动脉。有无深穿支供血同 AVM 的部位相关，有研究发现 53.5% 位于深部的畸形有深穿支供血，而浅表的畸形则只有 21.4% 有深穿支供血。部分位于脑叶浅部位、大的 AVM，可以有脑膜动脉供血，在一组共有 112 例行颈外动脉造影的 AVM 病例中，共发现有 30 例 AVM 有颈外动脉或脑膜血管参于供血，比例为 26.8%。

（2）供血动脉的数目：颅内 AVM 的供血动脉的数目同血管内栓塞治疗的疗效关系密切，供血动脉数目越多，完全栓塞的难度相对增大。计数供血动脉的时候一般仅计算大动脉上的直接供血支，比如：ICA 的直接分支（AChA、PcomA、深穿支等）、M1 段和 A1 段的分支（豆纹动脉、Heubner 回返动脉以及从 M1 段发出的颞极动脉等）、M2 段和 A2 段及其主干延续段上的分支（包括 M3 段、M2 段上的小分支、M2 段的终末段角回动脉和缘上动脉、ACA 前交通以远主干的分支等）、BA 的长、短旋支、PCA 的主干及主干延续段上的分支（丘脑穿支、PchA、颞支、顶枕支等）、PICA、AICA 和 SCA 主干及其延续段上的分支（图 2-2-10）。对于这些分支下的再分支，往往很难计数。一般而言，随着 AVM 的增大，供血动脉数也增加。

（3）周边细小动脉供血：一个畸形团，除了有主要的供血动脉外，在畸形的周边部常有从邻近动脉的细小分支或软膜血管参与供血（图 2-2-11）。这些细小血管在正常情况下，常是处于潜在的供血状态或只供血

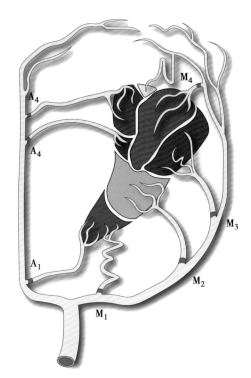

图 2-2-10　AVM 可能供血动脉及团块模式图

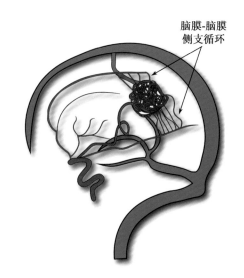

图 2-2-11　AVM 周边软膜血管供血模式图

给畸形团的极少部分，但在主要供血支被阻断后，这些血管会增粗，起代偿作用。在血管内栓塞治疗时，只要能将栓塞支的供血区域畸形团用永久性栓塞剂填充，此区域的细

小供血动脉将不能继续参与供血。或者在主干栓塞前,先闭塞这些周边的细小供血动脉,这样能提供畸形的完全栓塞的机会。这些细小的供血动脉与畸形血管团周边扩张的毛细血管网并不相同。

(4) 皮层侧支吻合供血动脉:在脑的主干血管及皮层血管水平,均存在广泛的动脉间吻合,这些吻合在正常时,常处于潜在开放水平。有高血流的脑 AVM 存在时,可造成 AVM 附近的脑组织的血供不足,在这种情况下,各级水平的吻合血管可以开放,灌注脑组织,同时也通常会逆向供血给 AVM(图 2-2-12)。这些通过软膜吻合逆向血流供血到畸形的供血动脉,往往不能直接超选栓塞,这个就增加了栓塞的难度。同时,在手术切除这类畸形时,由于这些软膜吻合血管的异常扩张,在术中止血较为困难,术后出血的风险增加。

(5) 终末供血和穿支供血:颅内 AVM 的供血动脉主干可以是直接终止于 AVM;也可以是发出侧支参与供血,而其主干继续前行供应正常脑组织。通常认为终末供血的动脉适合栓塞,穿支供血动脉不适合栓塞。但由于微导管技术的进步,现在一般都能超选择到这些侧支,当离开主干 5mm 以上即可以进行栓塞,因而也就转变为终末供血动脉,

所以终末供血和穿支供血可以相互转换。

5. 畸形血管团　畸形血管团为一团扭曲、相互吻合、管径粗细不均的异常血管团,畸形团内血流可以完全相互沟通、部分沟通或完全分隔。正如前文所述,我们引入"单元结构"的概念,包括供血单元和引流单元。单元结构不仅是一个解剖学单位,而且是一个血流动力学单位。按畸形团同周边组织的关系,畸形团分为致密型 AVM 和弥漫型 AVM(图 2-2-13)。致密型 AVM 就是一般的畸形,畸形内不含正常的脑组织或毛细血管床。弥散型 AVM 表现为畸形病灶弥散分布,无明显的畸形团,畸形内可见正常脑组织。弥散型 AVM 往往累及多个脑叶,供血动脉众多、细小,手术切除、血管内治疗和立体定向放疗均困难。还有一类为弥散型 AVM 伴有静脉畸形,为过渡型脑血管畸形(图 2-2-14),栓塞和手术切除都极为困难。

按照 Yasargil 的理论,颅内 AVM 可以分成丛状、丛状伴瘘和单纯的动静脉瘘。丛状 AVM 是畸形在形成过程中异常血管丛持续存在的结果,而当异常血管丛部分或完全破坏时就形成了丛状伴瘘或单纯的动静脉瘘型的 AVM(图 2-2-15,图 2-2-16)。单纯的动静脉瘘在造影上容易辨认,而丛状伴瘘与

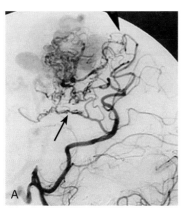
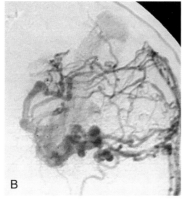
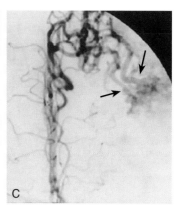

图 2-2-12　AVM 侧支吻合供血

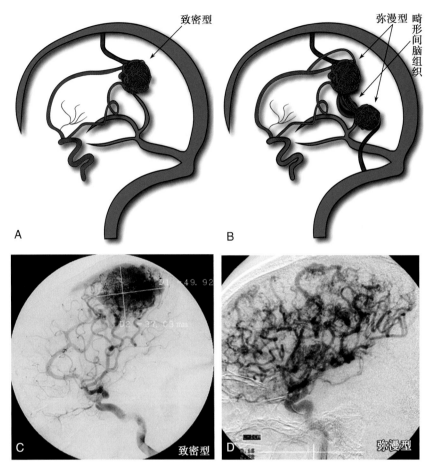

图 2-2-13　致密型和弥漫型畸形血管团

A、C. 畸形血管团为致密型；B、D. 畸形血管团为弥漫型。

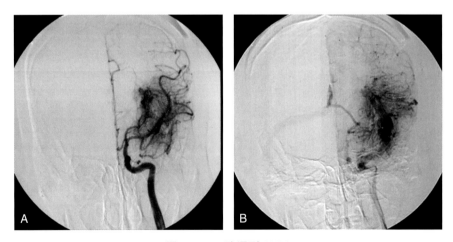

图 2-2-14　弥漫型 AVM

男性，23 岁，脑内出血，DSA 示：弥漫型畸形伴静脉畸形，动脉期见散在的畸形，静脉早期显影，提示为广泛的动静脉分流（AVM 的特征），在静脉期可见扩张的髓静脉（引流畸形和正常脑组织）集中汇入扩张的皮层引流静脉。

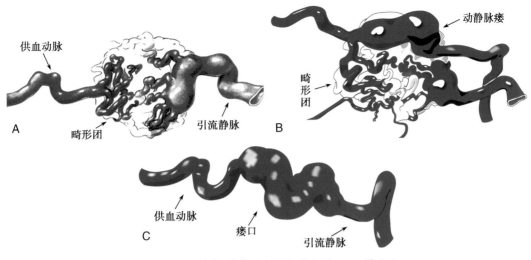

图 2-2-15　丛状、丛伴瘘型及单纯瘘型 AVM 模式图

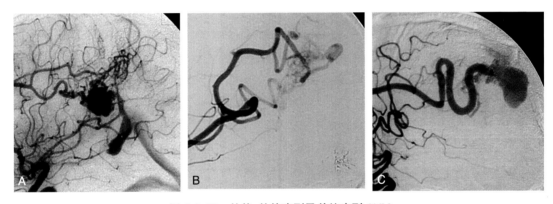

图 2-2-16　丛状、丛伴瘘型及单纯瘘型 AVM

丛状 AVM 的鉴别较困难。在 DSA 中引流静脉在小部分畸形呈现时就有显影或超选择造影微导管可通过畸形团进入引流静脉时，即认为畸形团内伴有直接的动静脉瘘的存在。单纯的动静脉瘘又可以分为简单瘘和复杂瘘，简单瘘为单纯动脉供血、单瘘口，复杂瘘为多动脉供血、多瘘口。对于瘘的栓塞，要求在栓塞的时候能完全闭塞静脉端的起始部，这样才能达到治愈的目的，减少复发。

6. 引流静脉

（1）静脉引流方式：引流静脉分为深、浅两组（图 2-2-17），按照 Spetzler-Martin 分

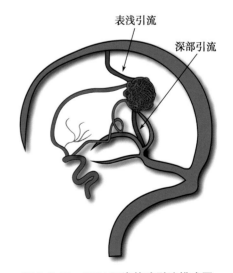

图 2-2-17　AVM 深浅静脉引流模式图

级,深静脉引流系统包括:幕上大脑内静脉、Rosenthal 基底静脉、枕内侧静脉、Galen 静脉,幕下除蚓下静脉和直接回流到横窦的静脉外均认为是深静脉引流。

根据引流静脉的解剖类型可判断畸形团的位置或者颅内 AVM 的临床表型特征。浅表的颅内 AVM 通过皮层静脉引流入邻近的静脉窦。对于表浅的新皮层 AVM 并向皮层下或者脑室延伸,可能同时有表浅皮层和深部脑室下静脉引流。深部大脑 AVM 通常引流入室管膜下静脉系统。脑沟内 AVM 通常有一支扩张的单根引流静脉,主要为脑沟静脉,因为脑沟内 AVM 主要位于两个邻近的脑回之间。这些正常的脑沟静脉收集来自邻近脑回的血液。因此,一个脑沟内 AVM 通常有一条位于脑沟表面的引流静脉以及至少两条来自邻近脑回的终末供血动脉。单纯深静脉引流的颅内出血比例高。

(2)引流静脉数:颅内 AVM 的引流静脉可以单根也可以多根。单根引流静脉起始于 AVM 的中央区或尖部,AVM 血管逐步汇集成一个大静脉,最终引流到静脉窦。多根引流静脉的情况可有两种:一种是一大的引流静脉从 AVM 发出后很快再分支,然后各自向静脉窦回流;另一种方式是存在着 2 根或更多条引流静脉,这些静脉可能引流同一病变的不同畸形单元,或以某种形式与 AVM 的内部结构相连(图 2-2-18,图 2-2-19)。临床上最关注的应该是离开畸形团的引流静脉数。畸形团内的引流方式虽然同样重要,但目前尚无有效的影像学方法进行清晰显示。我们将某一引流静脉主要引流区域称为该引流静脉的引流单元。一个畸形血管团,通常由几个引流单元构成,各引流单元间像供血单元一样,大多存在沟通血管,一个引流单元可以引流一个或多个供血单元的血液回流。

一般而言,引流静脉数同畸形的大小并没有直接相关性,也有研究认为单根静脉引流会增加畸形破裂出血的风险。同时引流静脉数越多,完全栓塞的机会就越小,所以评估畸形的引流静脉数对于制定治疗方案是有帮助的。

(3)引流静脉异常:由于持续的高血流冲击,颅内 AVM 的引流静脉常有狭窄或瘤样扩张(图 2-2-20)。引流静脉狭窄定义为:

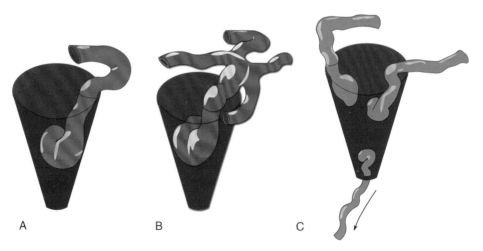

图 2-2-18　AVM 引流静脉模式图

A.离开 AVM 的引流静脉数为 1 根,到达窦的引流静脉数也为 1 根;B.分别为 1 根和 4 根;C.分别为 3 根和 3 根。

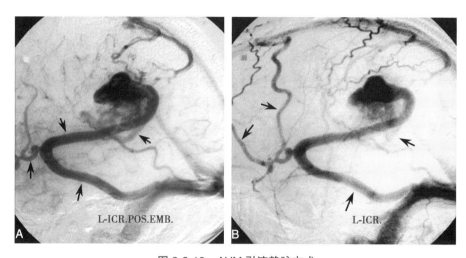

图 2-2-19　AVM 引流静脉方式

离开 AVM 的引流静脉为 2 根,到达静脉窦的引流静脉数为 4 根,从畸形团内引出的细小静脉不计算。

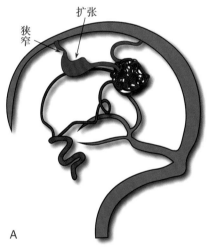

图 2-2-20　AVM 引流静脉狭窄和瘤样扩张

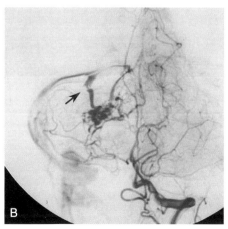

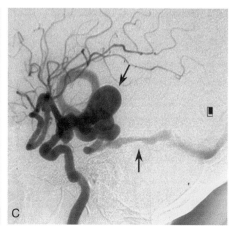

局部引流静脉明显比邻近段狭窄 50% 以上；引流静脉瘤样扩张定义为：局部引流静脉扩张达到邻近段 2 倍以上。

引流静脉的扩张和狭窄可以同时存在，不管是引流静脉的瘤样扩张或引流静脉狭窄都会导致畸形出血风险的增加。

7. 单元结构间的沟通血管　无论是供血单元还是引流单元，大多数单元结构间存在沟通血管。沟通血管可以负责上一个单元结构的静脉引流功能，而作为下一个单元结构的供血来源。单元结构间的沟通血管通常粗细不均，数量不一。在血管内介入治疗时，沟通血管使得栓塞剂可以通过一个畸形单元进入另一个单元，达到一次注胶栓塞多个单元的治疗效果。

8. 颅内 AVM 伴发颅内动脉瘤　文献报告颅内 AVM 有 10%~20% 伴发有颅内动脉瘤，按动脉瘤同畸形团的关系，可分为：畸形团内动脉瘤、血流不相关动脉瘤和血流相关动脉瘤。血流不相关动脉瘤是同颅内 AVM 的高血流动力学不相关的动脉瘤；血流相关动脉瘤是指发生于各级供血动脉上的动脉瘤（图 2-2-21，图 2-2-22）。

9. 畸形团周围扩张的毛细血管　详见

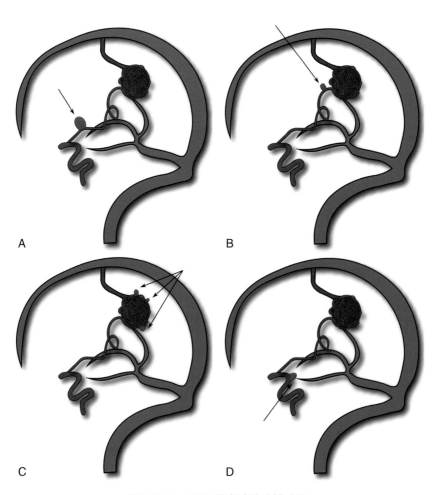

图 2-2-21　AVM 伴发动脉瘤模式图

颅内 AVM 伴发的各类颅内动脉瘤（A、B 供血动脉远侧、近侧动脉瘤；C 畸形团内动脉瘤；D. 血流相关 willis 环动脉瘤；E. 血流非相关动脉瘤）。

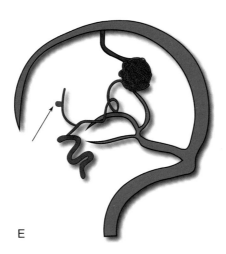

E

图 2-2-21（续）

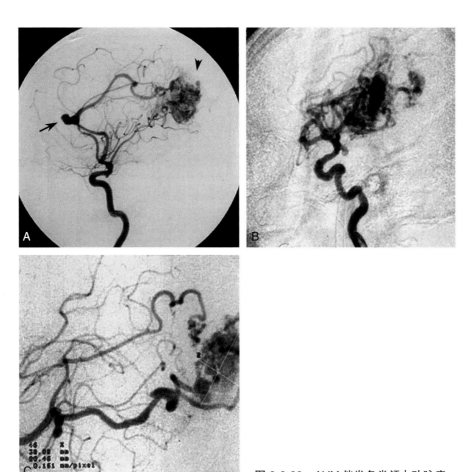

图 2-2-22 AVM 伴发各类颅内动脉瘤

第一节所述。供血动脉、引流静脉和畸形血管团是构成脑 AVM 的 3 个基本要素。目前，国内外关于颅内 AVM 的临床与基础研究多集中于这 3 个基本结构。陈光忠等发现畸形血管团周围存在异常扩张、且微观结构受损的毛细血管网，并通过体视学及病理形态学手段进行了形态结构学研究。这些异常扩张的毛细血管网可能是 AVM 潜在的构成部分，在影像学上治愈后复发、术后恶性水肿以及出血等病理过程中可能具有重要的作用。值得我们在临床中给予更多的关注。

10. 过渡型血管畸形　颅内 AVM 可伴发其他脑血管畸形如海绵状血管畸形（cavernous sinus，CM）（图 2-2-23）、发育性静脉异常（developmental venous anomaly，DVA）等，称为过渡型血管畸形或混合型血管畸形，文献上有散在的个例报道，无全面的发生率报道，颅内 AVM+DVA 的类型最多（图 2-2-24），

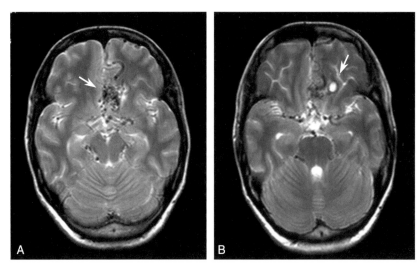

图 2-2-23　AVM 合并海绵状血管瘤
AVM+CM：A 图见直回 AVM（箭），B 图见邻近 CM（箭）。

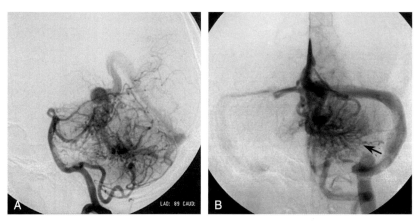

图 2-2-24　AVM 合并静脉畸形
AVM+DVA：动脉期见引流静脉提早显影，静脉期见典型的"海蛇头征"（箭）。

AVM+DVA 的病例多表现为颅内出血。AVM+DVA 本质上大量细小的动静脉分流（AVM 成分）引流入扩张的髓静脉（DVA 成分），髓静脉再汇集到扩张的引流静脉。在造影静脉期上有聚集的扩张髓静脉汇集于扩大的收集静脉系统，是典型的 DVA 的表现；但在动脉期就有静脉提早显影，提示有动静脉分流的存在，是 AVM 的特征表现，故同时有这两种造影表现时称为过渡型血管畸形（AVM+DVA）。

11. 颅内 AVM 的血管构筑和血管内栓塞的关系　不同于硬脑膜动静脉瘘的栓塞只要闭塞静脉端就可以达到治愈的效果而且很少发生出血的风险，为完全栓塞颅内 AVM，栓塞时需要同时闭塞畸形团和引流静脉的起始部。

仔细分析颅内 AVM 的单元结构和引流静脉的模式，有利于制定合理的栓塞计划，提高栓塞的完全闭塞率和减少手术风险。

（1）瘘型 AVM（图 2-2-2A）：瘘型 AVM 往往由多支细小血管，通过丛状吻合，直接瘘入粗大的引流静脉，此类畸形通过静脉入路往往比较容易达到治愈性栓塞，对于幕上难以通过上矢状窦到达皮层静脉引流的功能区瘘型 AVM，也可以通过显微外科手术直接暴露引流静脉，术中直接穿刺行外科手术辅助的静脉入路治愈性栓塞。如果动脉入路能够接近或到达瘘口，当然也是很好的选择。Onyx 无疑是最佳栓塞剂选择。需要注意的是 Onyx 在引流静脉起始部的弥散需要充分，要闭塞足够长的一段引流静脉，以防复发。

（2）一对一型 AVM（图 2-2-2B）：此类病例是理想化的结构最典型、最简单的一种构筑类型。严格意义上的单一供血单元对应单一引流单元的 AVM 较为少见，主要是指单一主供血单元对应单一主引流单元的 AVM 类型。该型 AVM 较为容易达到治愈性栓塞。无论选择何种栓塞材料，栓塞剂需在畸形团内进行充分弥散，并闭塞引流静脉起始部，而不是单纯闭塞供血动脉端。

（3）一对多型（图 2-2-2C）：此类病例主要有一个主供血单元，但是由多个引流单元引流。这种类型的 AVM 通常可经动脉入路进行治愈性栓塞治疗，但由于动脉途径有限，以及存在多个静脉引流出口，栓塞不彻底时，容易复发。因此一次栓塞治疗时，应让栓塞剂在畸形团内充分弥散以及同时栓塞引流静脉起始部是达到治愈和减少复发的重要条件。必要时可以采取高压锅技术或利用可解脱微导管注胶进行治愈性栓塞。

（4）多对一型（图 2-2-2D）：此类病例主要有多个供血单元，单一引流单元引流。经静脉入路利用 Onyx 胶进行栓塞是一种可行的方法，但需要进行高度选择。经动脉入路栓塞仍是常规方法，大多供血单元间存在沟通血管，沟通血管的存在使得动脉入路栓塞时，Onyx 胶可以通过一条供血血管的注胶达到多个供血单元的栓塞，如无法达到完全栓塞时，可以采取分次栓塞，间隔 4~6 周后再栓塞其他部分畸形血管团，待最后一支次栓塞时闭塞剩余的畸形团和引流静脉起始部以达到治愈、减少复发的目的。

（5）多对多型（图 2-2-2E）：此类病例有多个供血单元，也具有多个引流单元。并不是所有该型 AVM 都是高分级病变，即使是微小的 AVM 病灶也可能是多对多型单元结构。因此，对于该类型病例，在进行治疗时应具体情况具体分析。一般而言，Spetzler-Martin 高分级 AVM 通常为多对多型，此种类型 AVM 可以分次栓塞，先通过一支供血动脉栓塞畸形团的一部分,同时可以栓塞相应部分的引流静脉,对于高分级病变可采取分次栓塞的方法。虽然,此种类型多见于 Spetzler-Martin 高分级 AVM,但在一些小型、甚至是微小 AVM 中也可以见到。

当然,具体的畸形比这些模式图要复杂的多,但是术前仔细分析 DSA 及各种影像图像,结合 3D 以及超选择造影的结果,基本上可以了解畸形的供血动脉、畸形单元结构、引流静脉方式,从而判断完全栓塞的可行性,制定栓塞计划。

尽管存在上述众多 AVM 血管构筑因素,在进行不同治疗方式选择时,不同治疗方式所关注的构筑因素是不同的。如单元结构的特点在血管内介入治疗中具有重要的指导价值,而在显微外科手术中则显得不那么重要,而病变部位和供血动脉的来源成为重要因素。又如在立体定向放射外科治疗中,供血动脉来源的重要性也不如显微外科手术中那么重要等。基于显微外科手术、血管内介入治疗以及立体定向放射外科治疗的血管构筑因素及治疗策略影响因素(也可称为"血管构筑学因素 +")相对主次分类见表 2-2-1~ 表 2-2-3 。

表 2-2-1　基于显微外科手术所关注的血管构筑因素 +

主要因素	次要因素
部位	供血动脉特点
大小	引流静脉特点
引流静脉类型	主要症状
出血量	年龄
供血动脉来源	出血史
	畸形团周围扩张微小血管

表 2-2-2　基于血管内介入治疗所关注的血管构筑因素 +

主要因素	次要因素
供血动脉类型与数量	发病年龄
引流静脉类型与数量	出血史
畸形团类型	大小
动静脉瘘	部位
动脉瘤	主要症状
供血单元	邻近脑区侧支循环
引流单元	畸形团周围扩张微小血管
沟通血管	

表 2-2-3　基于立体定向放射外科治疗所关注的血管构筑因素 +

主要因素	次要因素
体积	出血史
年龄	引流静脉类型
位置	供血动脉类型
栓塞史	主要症状
引流静脉数量	
动脉瘤	
动静脉瘘	

三、颅内 AVM 血管构筑学研究方法及进展

以往临床上对颅内 AVM 的形态学认识主要来自影像学和尸检的资料,认为颅内 AVM 是局部脑血管的异常发育,是一团迂曲、相互缠绕、不同管径的异常血管组成的畸形血管巢,病变核心的畸形血管巢内无正常的脑组织,畸形血管间无毛细血管,血管巢内存在着高流量的动静脉分流,也可伴有供血动脉和引流静脉之间直接的动静脉

瘘。上述关于颅内 AVM 形态结构学的描述对于临床工作中指导治疗的价值仍有一定的局限性,有些现象仍难以获得满意的解释。如影像学显示的手术完全切除后 AVM 的复发、术后广泛的水肿以及术中止血的困难等。因此,不能局限于目前的对其一种笼统的、模糊的描述。目前临床上通过常规的 CT/CTA、MRI/MRA 和 DSA 等检查常难以清晰显示畸形团内部的结构。近年来,如何获取 AVM 血管构筑更多、更清晰的形态学信息已成为研究的热点。这对进一步加强认识其空间构筑、血管的演变以及微观形态学的变化对于更好地指导临床治疗、综合评估治疗风险及预后具有重要的现实意义和临床价值。

颅内 AVM 血管构筑因素主要包括:单元结构、沟通血管、供血动脉、畸形血管团、出血危险因素及引流静脉等。如何清晰、准确、全面了解 AVM 畸形团内单元结构等信息对 AVM 治疗策略制定具有重要决定作用。如畸形团内具体单元结构类型、是否存在沟通血管及供血动脉和引流静脉的方式与特点、是否合并动脉瘤及动静脉瘘等。对选择具体干预方式以及确定每种治疗方式的具体治疗策略均具有重要参考价值。

1. AVM 大体解剖与标本铸型　AVM 大体解剖是了解 AVM 形态结构学最为直接的证据,但由于手术和尸体标本难以固定成形,往往不利于空间构筑学的观察。AVM 标本铸型为将手术切除的、已行部分栓塞或未予栓塞的标本经塑化剂灌注等处理所获得,能够较好地保存畸形血管团真实形态,可十分直观地进行血管构筑学研究。铸型标本可显示 $100\mu m$、甚至更小直径的血管,并可清晰显示畸形团内空间结构。虽然铸型标本为术后获取,但通过对标本铸型的研究可以提供很多对治疗有帮助的共性信息。如无论

是 Glubran 胶还是 Onyx 在畸形团内的弥散并非均匀铸型而是部分填充及填充密度也不均匀,这可以解释应用 Onyx 进行栓塞时,看似已完全栓塞的畸形团仍有足够的空间容纳更多的 Onyx 注射。铸型标本还提示:尤其是大型 AVM 畸形团通常有多个单元结构构成,两个单元结构之间存在细小的血管沟通。提示术者在进行血管内介入治疗,尤其是应用 Onyx 进行栓塞时,应控制好推注的压力,否则有引起细小沟通血管出血的风险。单元结构、供血单元及引流单元的概念对显微外科手术而言,对大型或巨大型畸形血管团,分块切除并非不可能,关键是分清每个供血单元的供血动脉及其引流静脉,术中亚甲蓝注射有助于鉴别;对于静脉入路栓塞而言,能够进行多静脉入路或分次静脉入路栓塞 AVM,多引流静脉单元构成是其解剖学关键。

2. 3D-DSA 及超选择造影　目前,越来越多的学者认识到 3D-DSA 在帮助了解 AVM 血管构筑中的作用。关键是清晰、真实 3D-DSA 图像的获取是 3D-DSA 发挥其真正参考价值的前提,针对具体的 DSA 机型号,调整注射剂量与速度、时间等参数往往是必要的。二维 DSA 图像难以清晰显示重叠的血管及畸形团,即使多角度二维成像也难以清晰显示畸形团内空间结构及位置关系。清晰的 3D-DSA 成像可以动态观察 AVM 供血动脉、畸形团引流静脉的位置关系及结构特征、是否合并动脉瘤及动静脉瘘等。必要时可用微导管经每条供血动脉行超选择造影,了解每个供血单元独立的空间构筑及引流静脉情况。并结合 3D-DSA 成像了解畸形团更多的血管构筑信息,为 AVM 治疗策略制定提供准确的依据。对青少年自发脑叶出血患者,常规 DSA 未发现病变而 MRI 又提示血管畸形者,微导管超选择造影时常是

必要的,如能发现病灶,并可以进行血管内介入治疗,通常可以获得较好的治疗效果。亦可以通过显微外科手术的方式,在清除血肿的同时,方便定位并切除畸形病灶。

3. 图像融合技术　图像融合技术为应用 CT、MRI 三维扫描与其血管成像或 DSA 成像进行融合,达到同时显示脑实质、神经纤维束及脑血管的技术。图像融合技术有多种方法,目的是显示脑血管、脑实质以及神经纤维束等与病变的关系,并尽可能显示 AVM 自动脉期、畸形血管团至静脉期完整的病变结构,这与 DSA 只能显示某一帧的

图像不同,所提供的血管构筑学信息不仅全面,而且准确显示其各要素间的位置关系及与脑功能区的毗邻关系。为显微外科手术或血管内介入治疗提供准确功能定位,以减少并发症发生。

4. 4D 影像学技术　4D 影像学技术是一项影像成像的新技术,将脑血管中对比剂到达时间映射到色标上,并在 3D 重建上增加了这种时间信息(色彩信息),实现了脑血管结构的空间结构及血流动力学的可视化显示。目前已有 4D-DSA 及 4D-CTA 技术开始应用于临床(图 2-2-25)。主要应用于对

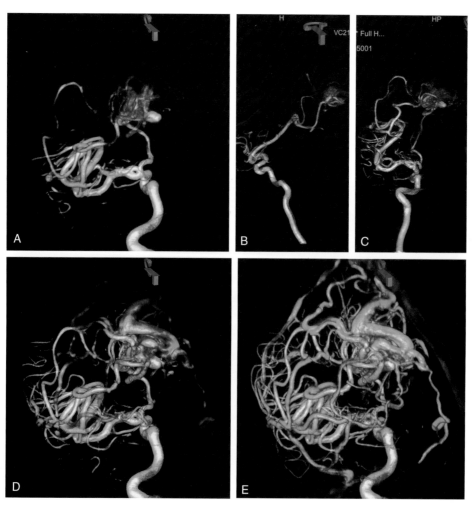

图 2-2-25　4D-CTA 及 DSA 显示左侧乙状窦区 DAVF

AVM 等空间构筑学的动态、立体解剖结构研究以及对其血流动力学进行研究。为临床诊疗、科学研究和教学提供了一种新的无创成像手段。

5. 3D 打印技术 3D 打印技术又称快速成型技术，或"逐层叠加技术"。对 AVM 3D 打印模型而言，可通过薄层 CT 增强扫描或 3D-DSA 旋转成像获取原始 DICOM 数据，然后应用 MIMICS 软件进行 3D 图像重建。根据重建的目的和要求可以重建出含颅骨或无颅骨的靶血管或病灶，可以包括供血动脉、畸形血管团及引流静脉等。3D 打印技术最大的优势在于可以在术前获得患者 1∶1 实体 AVM 模型，其逼真程度较高，可以根据实体模型充分了解 AVM 各供血动脉、畸形团及引流静脉间的关系和各自走行、构筑特点等，选择最佳的治疗方法。并可以模拟显微外科手术入路及手术切除病变的过程，明确手术中最大的风险为哪一步，以便术前制定手术预案，降低手术风险。对血管内介入治疗而言，可以帮助选择栓塞路径血管，明确微导管通过的难易程度，到位的最佳程度，及引流静脉条数和畸形团的位置关系，帮助判断栓塞剂在畸形团内的弥散，何时终止栓塞更安全等。因此，利用 3D 打印模型进行术中实时指导是其另一大优势所在（详见第八章第 3 节）。

综上所述，影响 AVM 治疗策略制定的因素很多，血管构筑是其中最为重要的一环，如今多种方法可以帮助了解颅内 AVM 的空间构筑学，最大程度在治疗前获取 AVM 大小、部位、供血动脉条数及位置、畸形血管团的类型、出血危险因素、引流静脉数量、位置、形态特征等信息，结合患者年龄、病史等信息，确定 AVM 最佳的个性化治疗方案变得越来越容易实现。

（陈光忠 方兵 董孟琪）

参考文献

［1］凌峰,李铁林.介入神经放射影像学［M］.北京:人民卫生出版社,1999:241-260.

［2］凌锋,李铁林,刘树山.介入神经放射学［M］.北京:人民卫生出版社,1991:100-121.

［3］M.G. 亚萨吉尔.显微神经外科学ⅢA［M］.凌锋,译.北京:中国科学技术出版社,2002.

［4］M MEIJS,S A H PEGGE,K MURAYAMA,et al.Color-Mapping of 4D-CTA for the Detection of Cranial Arteriovenous Shunts［J］.American Journal of Neuroradiology,2019,40（9）:1498-1504.

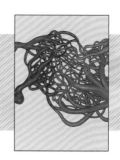

第三章

颅内动静脉畸形的自然史与流行病学

一、发病率和死亡率

颅内 AVM 是由于动、静脉之间缺乏正常的毛细血管床,直接形成血管瘘而导致的颅内异常畸形血管团(图 3-0-1)。Richard WH 等依据大量尸检资料统计显示,颅内 AVM 患病率约为 1.4%~4.3%;在仅有的一次人群调查中,性别和年龄校正发病率是 1.11/100 000 人。颅内 AVM 在一般人群中的发生率约为 0.2%~0.8%,亚洲人的发病率可能稍高。随着影像学技术的发展,未破裂的颅内 AVM 检出率逐年升高,而破裂的颅内 AVM 发病率一直维持稳定。颅内 AVM

初次出现症状的高发年龄在 20~40 岁之间,大多数在 50 岁以前出现症状。男性患者多于女性,男女比例大约(1.5~2):1。大多数颅内 AVM 位于幕上,少数位于小脑、脑干和脑室内,后颅窝 AVM 主要发生在小脑。

目前关于颅内 AVM 自然史的研究认为:未破裂 AVM 的年出血率为 2.2%,破裂 AVM 的年出血率为 4.5%,首次出血的死亡率约为 6%~29%。Brown 等报道首次出血患者 30 天内死亡率为 29%,长期病残率达 23%。既往文献报道,颅内 AVM 患者首次出血的预后取决于出血的类型和部位,与 AVM 畸形团大小无关。此外,后颅窝出血

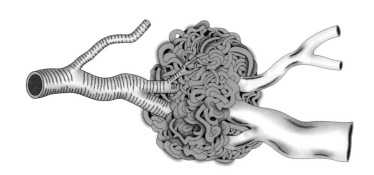

图 3-0-1 颅内 AVM 模式图

死亡率较高。有研究认为,后颅窝出血死亡率高达 66.7%,既往有出血史患者的远期死亡率高于未破裂出血患者。

二、临床转归

颅内 AVM 随着时间推移可能增大、保持不变、缩小、完全消失或血栓形成。Minikawa 等研究发现颅内 AVM 增大的患者第一次血管造影时年龄较小(0~11 岁),随访中,4 例患者中有 3 例发生再出血。能自行消失的颅内 AVM 相对较小,供血动脉少,自行消失的发生可快可慢,大约见于 2%~3% 的颅内 AVM 患者,原因包括低灌注、动脉粥样硬化、栓子或血管切除后供血血管闭塞,或出血导致占位效应或血管痉挛。血栓形成被认为是有保护作用的,已形成血栓的颅内 AVM 很少出血,但癫痫发作的风险依然存在。颅内 AVM 出血后血管造影阴性的情况下,得出血栓形成的结论仍应谨慎,急性出血后畸形血管的收缩可能是血管痉挛而不是血栓形成后的继发改变,还有学者报道血栓形成后再通的病例。

赵继宗等统计,如果颅内 AVM 不予治疗,可向以下几个方向发展:①畸形团自行消失或缩小:因自发血栓形成使 AVM 逐渐缩小,最终脑血管造影显示完全消失,但这类转归者极少,仅占 1%~3%;Kropf 教授等统计截至 2001 年底文献报道的经脑血管造影证实 AVM 自行消失的病例,总数不超过 50 例,多位于顶叶、由大脑中动脉供血的 AVM;②畸形血管团保持相对稳定:即在一段时间内不增大亦不缩小,临床上无特殊表现,但可以在若干年后,因破裂出血致残或死亡;③AVM 破裂后不再显影:多为小型或微小型畸形血管团,出血引起局部脑组织破坏或坏死,同时 AVM 本身亦被破坏,或颅内血肿压迫减少了

畸形血管团内的血流,导致血栓形成,于是在一次出血后不再发生出血,脑血管造影亦不再显影;④畸形血管团增大并反复破裂出血:这是 AVM 自然史中常见的一种演变情况,总死亡率为 18% 左右,病残率为 30% 左右。

通过系统回顾文献发现颅内 AVM 自然史尚不完全清晰,有关成人颅内 AVM 的临床病程资料很少,其原因在于多数文献研究的方法存在缺陷,无症状颅内 AVM 的准确发病率尚不清楚;而且,无症状颅内 AVM 和未破裂颅内 AVM 的自然史也可能不尽相同。现有的研究数据大多局限于孤立的单中心病例报道,近期 ARUBA 研究(未破裂颅内 AVM 随机研究)被提前终止,该研究是由美国国立神经疾病和卒中研究所资助,将 AVM 患者随机分配接受内科治疗或干预治疗(包括手术、栓塞或 γ 刀等);中期随访 33 个月时,干预组患者事件发生率(包括死亡和症状性卒中)是内科治疗组患者的三倍,破裂出血的颅内 AVM 似乎比未曾破裂者有更高的再出血风险。

1. 出血 出血是颅内 AVM 最常见的首发症状,是患者致残、致死的主要原因。出血形式主要为脑内出血、脑室出血、硬膜下出血或蛛网膜下腔出血,常见于 40 岁以下年轻患者,25 岁以下自发脑出血约 60%~80% 源于颅内 AVM。颅内 AVM 年破裂出血率为 2%~4%,而已破裂颅内 AVM 出血后第一年的出血率为 6%~18%;Fults 和 Kelly 等通过研究一组相对较大样本量患者,首次提出以出血为首发症状的颅内 AVM 第一年后再出血风险显著升高(17.9%),但 5 年后此风险下降至 3%,10 年之后下降至 2%。在更早的一项研究中,Graf 等通过对 191 例患者的回顾性研究也发现了类似的结果,他们还特别注意到出血风险在 1 年之后下降至接近基线的水

平。1990 年,Ondra 等研究了芬兰颅内 AVM 患者的医疗档案(该国的医疗档案相对稳定,并且患者的同质性较好),在对 160 名患者进行平均 23.7 年的随访后,研究者发现既往有破裂病史和无破裂病史患者之间的临床病程没有任何显著差异,包括死亡率、后续出血率和致残率。他们还发现不管临床表现如何,后续破裂的年发生率为 4.0%。Hernesniemi 等对同一芬兰队列研究患者进行了重新评估,并对新患者进行了平均 13.5 年的随访,在采用一系列复杂的统计学模型分析后,发现年出血发生率为 2.4%,诊断后前 5 年内出血发生率最高为 4.7%,后续 5 年则下降为 1.6%,该发生率显著低于 Ondra 等报道的发生率,可能是由于 Hernesniemi 等人仅随访至患者发生第一次出血事件为止,而 Ondra 等则持续对患者进行随访,包括患者发生多次出血事件。此外,Ondra 等发现不同表现的颅内 AVM 破裂发生率无差异,而 Hernesniemi 等则发现既往有破裂的颅内 AVM 前 5 年年出血发生率为 6.2%;而无破裂颅内 AVM 年出血发生率仅为 2.3%。多个回顾性研究证实,在以出血为首发症状的患者中,后续出血发生率显著增加,为 1.7%~17.8%。随时间变化的纵向研究显示在诊断后第一年内出血发生率最高,2~5 年降低,5 年后最低。

以出血后神经功能缺失为依据,得出的致残率统计差异明显,最高达 80%,出血相关死亡率为 10%~30%。大约 9% 的蛛网膜下腔出血是由颅内 AVM 引起。常于体力活动或情绪波动后突然出现剧烈头痛、呕吐、意识丧失、颈项强直和 Kernig 征阳性。儿童颅内 AVM 趋向于生长增大,出血率也增高。死亡率与出血部位有关,后颅窝出血残死率较高。根据颅内 AVM 特点进行分类后,不同类别病灶的出血率也不相同,有些情况下

会明显增加。累及脑室、基底节或其他深部结构的脑出血相关残死率增加。如果畸形团及周围存在血流相关动脉瘤,出血概率明显增加,静脉引流模式也是影响出血的因素之一。如此众多因素交织在一起,共同形成影响脑出血的危险因素,在选择治疗方案时综合评估各种因素非常重要。

Richard WH 报道,颅内 AVM 破裂之前,出血发生率非常低,一旦破裂,每年出血率将会升高 5 倍。破裂出血的危险因素包括:年龄增大、种族、深部静脉引流、畸形位置较深、既往出血史等,而病灶大小、幕下病变、合并未破裂动脉瘤等,均能增加未治疗患者的出血风险。女性在怀孕及围生期颅内 AVM 破裂出血的概率是否增加存在一定的争议。23%~44% 的患者可发生再出血,并且首次出血后的第二年再出血风险较高。由于从出现首发症状到出血的平均时间长达 7~12 年,很少有研究评估再出血的风险。Graf 等对 134 例发生破裂出血的颅内 AVM 患者平均随访 2 年,随访期内 24% 的患者发生了再出血,第一年再出血率为 6%,以后为每年 2%,该项研究发现虽然病灶大小能预测首次出血,但不能预测以后的出血。另有研究纳入 315 例患者,其中 196 例表现为首次出血,在数年的 591 次随访中,44% 的患者发生了再出血,再出血风险为 7.45%/年。根据多变量分析的 3 个指标把 AVM 分成四组来预测出血风险,低风险组以往无出血史、有 1 根以上引流静脉、病变紧密;中等低风险组以往无出血史、有 1 根引流静脉、病变疏松;中等高风险组以往有出血史、有 1 根以上引流静脉、病变紧密;高风险组以往有出血史、有 1 根引流静脉、病变疏松。低风险组年出血率是 1.31%,两个中等风险组都是 2.4%,高风险组是 8.99%。Columbia 等

报道既往出血者年再出血风险达 18%，相比之下，既往无出血者年再出血风险仅 2%。死亡率不一定随出血的次数增加而增加，每次出血的死亡率估计是 12%~15%。在一个小样本研究中，17 例患者中 4 例发生再出血，死亡率达 50%。

2. 癫痫　有关颅内 AVM 患者癫痫发生的风险以及癫痫患者保守治疗效果的研究暂不完善。Crawford 等对 245 例有其他症状但无癫痫发作的患者平均随访 7 年，96 例患者经手术治疗，发生癫痫的风险较高。20 年内癫痫发生的风险在手术组是 57%，保守治疗组是 19%（<1% 每年），而发展成癫痫的患者 3/4 是在治疗后 2 年内发生的。经手术治疗的患者中，如果在诊断时较年轻、AVM 位于额叶或顶叶，更有可能发生癫痫。在保守治疗组，发生出血时较年轻和位于颞叶的患者更有可能发生癫痫。非出血性局灶神经功能障碍的患者和既往无症状的患者均未发生癫痫。经手术治疗的患者癫痫发生率较高的具体原因还不清楚，这可能是选择有偏差的结果，因为被选择做手术患者大部分有出血表现且病灶较表浅。Piepgras 等随访观察了 280 例患者 7.5 年，56% 表现为出血，25% 表现为癫痫发作，19% 表现为其他症状，25% 表现为既有癫痫发作、又有出血。颅内 AVM 的手术治疗主要是为了减少出血的危险性，并非特别为了治疗癫痫。在存活的术前无癫痫史的 136 例患者中，94% 无癫痫，只有 6% 术后发生了癫痫。在术前有癫痫的患者中，83% 术后无癫痫发作（50% 应用抗癫痫药），17% 发生间歇性癫痫，大部分患者症状有所改善。该研究结果与以往研究的不同可能与诊断和治疗技术的提高有关。保守治疗患者大多数能够通过药物疗法很好地控制癫痫，Murphy 等研究发现仅

16% 的保守治疗者因癫痫而丧失工作能力。同时 Perret 和 Nishioka 等发现 39 例仅用药物治疗的患者中只有 4 例因癫痫丧失工作能力。

3. 头痛　即使在没有出血的情况下头痛也是 AVM 患者的常见症状。未出血 AVM 患者大约有 15% 表现为头痛，主要位于头的一侧（病变同侧或对侧）或枕部，性质类似于偏头痛。同时 AVM 患者偏头痛的发病率并不比一般人群的高，这使得在进行治疗前进行鉴别诊断比较困难。目前已有报道对表现为头痛的 AVM 患者进行血管内栓塞术，并取得成功。头痛的病因可能与长期的硬脑膜动脉受累和 AVM 引起的血供聚集有关系，同时枕部的 AVM 患者更易出现头痛。

4. 神经功能障碍　不超过 10% 的患者有非出血或癫痫引起的短暂、永久或渐进的局部神经功能障碍，神经功能障碍的进展是反复少量出血、AVM 占位效应、脑积水、局部缺血或盗血的结果。有报道称 AVM 中的成年人有 66% 表现为学习障碍，提示在其他临床症状出现之前可能已有功能性脑损伤。

进行性神经功能障碍的危险因素包括 AVM 大小和分流特点。大的 AVM 更有可能因盗血导致神经症状。Spetzler 等推测大的 AVM 引起周围皮层供血动脉压力下降，灌注压降低，从而导致相对缺血。TCD 已证实进行性神经功能障碍的患者很可能有高流量的快速分流，同时，Mast 等认为盗血可能是一个罕见现象，他们认为 AVM 大小或流速与神经功能障碍没有明显关系，尽管 PET 研究已显示 AVM 周围的脑血流降低，但氧解离分数保持正常，提示周围脑实质对血流的减少发生了代偿。

随着颅内盗血、AVM 增大和多次出血，病情会日益加重，智力逐渐衰退，甚至出现

痴呆。Close 等曾报道 1 例非手术治疗的 AVM 病例,经脑血管造影随访 22 年,症状逐渐加重,最后出现痴呆,但脑血管造影示右侧大脑半球的巨大 AVM 没有任何变化。

三、特殊类型的颅内 AVM

1. 隐匿性颅内血管畸形　1954 年 Russell 首先使用隐匿性血管畸形来描述在血管造影不能显示而在组织学上可见的小血管畸形。隐匿性脑血管畸形包括海绵状血管瘤、毛细血管扩张症、静脉性血管畸形和血栓闭塞的 AVM。Russell 等对 461 例自发性颅内出血尸检时发现 21 例(4.5%)是由隐匿性脑血管畸形所致。

隐匿性血管畸形好发于青年人,可发生于脑的任何部位,以脑出血为首发症状,未出血前常规血管造影很难显示。故青年人突发自发性颅内血肿,应想到这种病变的可能。

2. 儿童颅内 AVM　有大型综合研究发现颅内 AVM 患者中青少年(小于 20 岁)占 15%~33%,青少年颅内出血最常见的原因是 AVM。D'Aliberti 等研究提示青少年颅内 AVM 多见于男性,一般较小、位置表浅。尽管 68% 的儿童患者可发生出血,但只有 6% 的患者有深部静脉引流。

青少年颅内 AVM 最常见的发病症状为出血(50%~79%),其次是充血性心力衰竭(18%)、癫痫发作(8%~25%)。充血性心力衰竭的症状主要是由于 AVM 导致的左向右高流量分流以及新生儿脑积水所致,出血和癫痫发作更常见于 2 岁以上儿童。少见的表现有精神萎靡或继发于盗血现象的进行性神经症状。

儿童颅内 AVM 的手术并发症及死亡率较高。临床研究报道儿童 AVM 出血后死亡率达 6.5%~35%。一些研究显示出血部位和出血量对死亡率有预示作用,17 例儿童小

脑 AVM 患者中 6 例(35%)死亡;9 例脑干 AVM 患者死亡率是 67%。一些研究认为儿童患者死亡率高可能与儿童后颅窝 AVM 的发病率高有关,此外,儿童 AVM 的累计发病率和死亡率较高可能与其潜在的出血风险期延长有关。已报告儿童 AVM 再出血风险为 22%~29%,且死亡率明显增加。

尽管儿童 AVM 死亡率高,但儿童比成人更容易恢复。D'Aliberti 等报道,根据 Clasgow 预后评分,89% 的儿童恢复良好,而成人只有 79% 恢复良好。同时,也有报道称在对 AVM 出血儿童平均随访达 8.5 年后 81% 患儿恢复满意,72% 的偏瘫患儿完全恢复或仅残留轻微症状,但发生心功能衰竭的新生儿预后较差。Melville 等报道的 7 例新生儿中,6 例在出生后 17 天或在治疗期间死亡。尽管有的死亡由外科治疗并发症引起,但预后也与治疗后残存分流有关。

3. 颅内 AVM 与妊娠　女性在妊娠、分娩和产褥期脑血管意外发生率并不低,妊娠期脑出血是导致孕妇死亡的第三大主要原因,据报道脑出血孕妇死亡率高达 40%~50%。妊娠期脑出血大部分由子痫引起,但也可由 AVM 或动脉瘤破裂、静脉血栓形成所致。估计妊娠期 AVM 或动脉瘤所致脑出血发病率介于 0.01%~0.05% 之间。

妊娠是否增加脑出血风险仍存在争论,Robinson 等报道妊娠期妇女蛛网膜下腔出血的病因中 AVM 占 36%,而在非妊娠期蛛网膜下腔出血中为 11%。患有 AVM 孕妇在妊娠期蛛网膜下腔出血的发生率高达 80%,在非妊娠期为 10%,同次妊娠中出血复发率为 27%。AVM 孕妇出血后胎儿死亡率高达 26%,剖宫产率达 20%。

多项研究评估了妊娠期 AVM 出血的危险因素,多发生于妊娠 15~20 周。Dias 及

Sekhar 等总结了 154 例妊娠期 AVM 或动脉瘤出血患者,发现 77% 的出血由于动脉瘤破裂,23% 由于 AVM 出血,AVM 出血患者要比动脉瘤出血患者更年轻,但在这项研究中,产次或孕龄方面未发现差异。这项研究和其他研究还发现:随着孕龄增加,出血风险增大,可能是由血流动力学、凝血状态和激素综合作用的结果。

妊娠期 AVM 再出血并不少见,还增加了死亡率。患者很少在分娩时发生首次出血,但易发生再出血,再次妊娠时再出血的风险将增加。陈光忠等研究认为妊娠不增加颅内 AVM 首次出血风险,但会增加 AVM 患者在妊娠期间再次破裂出血的风险。

4. 多发性与混合性血管畸形　尽管颅内 AVM 主要表现为单发,多发性 AVM 也有少量报告,其发病率低于 1%。然而,Willinsky 等报道的 203 例患者中,多发性 AVM 达 9%。临床偶尔在主要 AVM 栓塞时,通过血流动力学改变才发现其他的 AVM。多发性 AVM 可能无明显病因或与遗传性毛细血管扩张症、Wyburn-Mason 综合征或软组织血管畸形有关。也有学者报道颅内和脊髓同时出现 AVM 的病例,颅内 AVM 也可并发其他的血管畸形。

混合性血管畸形是指血管造影或其他影像上具有一个以上类型的血管畸形。有研究纳入 280 例血管畸形患者,14 例是混合性畸形,尽管数量较少,但它的存在可能推测出不同类型血管畸形的演化或发病机制。有学者报道 AVM 与 CM、静脉血管瘤和动脉瘤相关。Nussbaum 等报道 1 例颅内 AVM 引流入一个发育性异常静脉,原来的 AVM 闭塞后,新的 AVM 又引流入同样的异常静脉,提示引流静脉在 AVM 发病机制中的重要性。

总之,医疗决策中对于颅内 AVM 出血风险的准确评估需要引起特别重视,应考虑畸形的相关特征。以出血为首发症状的患者,后续出血的风险最高,尽管该风险随着时间延长而有所下降。多因素模型已经证实深部静脉引流,以及位于脑深部和幕下病灶也是出血风险增加的危险因素,并且两者起协同作用。与小体积病灶相比,较大体积病灶更可能预测后续出血的风险。引流静脉的特征性改变需要更多的研究去进一步阐述其在颅内 AVM 自然病史中的作用。

(汪求精　赵庆平　陈圣攀)

参考文献

[1] 凌锋,李铁林.介入神经放射影像学[M].北京:人民卫生出版社,1998.

[2] 刘承基.脑血管外科学[M].南京:江苏科学技术出版社,2000.

[3] H.RichardWinn.尤曼斯神经外科学.第2卷.脑血管病与癫痫[M].王任直,译.北京:人民卫生出版社,2009.

[4] 赵继宗.血管神经外科学[M].北京:人民卫生出版社,2013.

[5] ABECASSIS IJ,XU DS,BATJER HH,et al. Natural history of brain arreriovenous malformations:a systematic review[J]. Neurosurgical Focus, 2014,37(3):E7.

[6] AJIBOYE N,CHALOUHI N,STARKE RM,et al. Cerebral arteriovenous malformations:evaluation and management[J]. The Scientific World Journal,2014(2014):649036.

[7] GROSS BA,DU R. Natural history of cerebral arteriovenous malformations:a meta- analysis [J]. J Neurosurgery,2013,118(2):437-443.

[8] SANDU AM,CIUBOTARU VG,TATARANU LG,et al. Clinical aspects,management and outcome of brain arteriovenous malformations-results with microsurgery first policy[J]. Romanian Neurosurgery,2014,1(4):369-383.

第四章

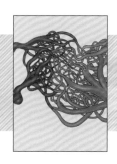

颅内动静脉畸形分级

第一节　常用分级方法

颅内 AVM 分级目前常用的是 Spetzler RF 和 Martin NA 于 1986 年创立的 Spetzler-Martin 分级,其主要指标为 AVM 所在区域是否毗邻重要功能区、引流静脉的模式以及 AVM 畸形血管团最大径,以此为基础制定出一个 5 级方案(表 4-1-1)。

目前,该分级被广泛用于预测颅内 AVM 手术切除或介入栓塞治疗风险与预后,分级越高,治疗风险越大,预后越差。Spetzler-Martin 分级较为简单、实用,但随着临床研究的深入,该分级被发现仍不能很好预测颅内 AVM 患者临床转归,因此,近年来出现多种改进或全新的分级系统。其中,Ponce F.A 进一步整合,将 Spetzler-Martin 分级合并为 A、B、C 三型,即 Spetzler-Ponce 分级系统。

Spetzler-Ponce A 型包含 Spetzler-Martin Ⅰ~Ⅱ级;

Spetzler-Ponce B 型即是原来的 Spetzler-Martin Ⅲ级;

表 4-1-1　Spetzler-Martin 分级

分级方法	评分
AVM 的直径(S)	
<3cm	1
3~6cm	2
>6cm	3
毗邻脑组织(E)	
非功能区	0
功能区 *	1
静脉引流方式(V)	
仅浅静脉引流	0
深静脉引流	1

功能区 *:感觉区、运动区、语言区、视觉区、下丘脑、丘脑、脑干、内囊、小脑脚、小脑核部。

特殊:当 AVM 所在位置,手术切除会造成无法避免的神经功能丧失甚至死亡时,评 Spetzler-Martin Ⅵ级或定义为手术禁忌。

Spetzler-Ponce C 型包含 Spetzler-Martin Ⅳ~Ⅴ级。

较为公认的治疗原则是:Spetzler-Martin Ⅰ~Ⅱ级(Spetzler-Ponce A 型)可行手术切除

治疗,Spetzler-MartinⅢ级(Spetzler-Ponce B 型)慎重选择后可行多种治疗方式或联合治疗方案,Spetzler-Martin Ⅳ~Ⅴ级(Spetzler-Ponce C 型)因治疗风险大倾向于保守治疗。

目前临床较为关注 Spetzler-Martin Ⅲ级,该级别又分 4 种亚型(S1V1E1、S2V0E1、S2V1E0、S3V0E0)(图 4-1-1)。

2003 年 Lawton MT 对 Spetzler-Martin Ⅲ级进行了深入分析,将其分为四个亚型,即Ⅲ-、Ⅲ、Ⅲ+ 和Ⅲ*(表 4-1-2)。

这种分级细化可更好预测 Spetzler-Martin Ⅲ级术后并发症与预后,也易于选择适宜的治疗方案,比如:Ⅲ- 级建议行手术切除,Ⅲ+ 和Ⅲ* 级应慎重选择手术切除。

表 4-1-2　Spetzler-Martin 分级系统Ⅲ级 4 个亚型对照表

分级	分型
Ⅲ-	S1V1E1
Ⅲ	S2V1E0
Ⅲ+	S2V0E1
Ⅲ*	S3V0E0

2010 年 Lawton MT 在 Spetzler-Martin 分级基础上增加了 3 个评分指标(年龄、出血史、畸形团致密程度),提出了 Lawton-Young 补充分级系统(表 4-1-3)。

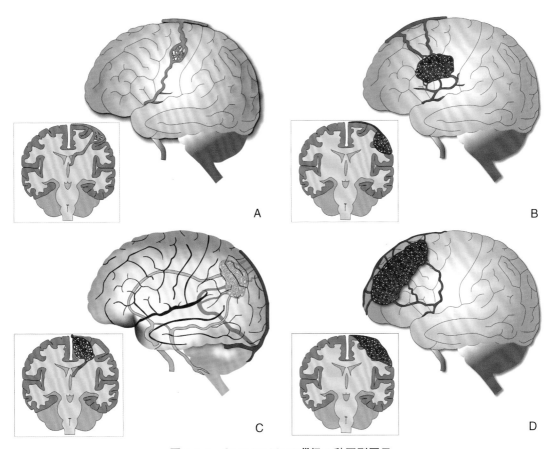

A

B

C

D

图 4-1-1　Spetzler-MartinⅢ级 4 种亚型图示

表 4-1-3　Lawton-Young 补充分级系统

分级方法	评分
患者年龄（A）	
<20	1
20~40	2
>40	3
出血史（B）	
有破裂出血	0
未破裂出血	1
畸形团致密（C）	
畸形团致密	0
畸形团弥散	1

补充分级（总分值 5 分）与 Spetzler-Martin 分级共同组成 Spetzler-Martin 的补充分级系统（Sup-Spetzler-Martin），该分级范围在 1~10 分，1~3 分为低风险，4~6 分为中风险，7~10 分为高风险，其预测精准度优于 Spetzler-Martin 分级，但仍需进一步验证。

相对于表浅部位 AVM，深部和功能区 AVM 具有更高致死、致残率，因此，治疗策略的选择尤为重要。

2017 年，Robert Th 提出了一种评价深部 AVM 的分级系统，他们总结了 1995~2013 年收治的 1 268 例颅内 AVM，其中 134 例为幕上深部或中脑 AVM 并行血管内治疗，根据其位置特点做了以下分型：

A 型：前端型，畸形团主体位于内囊前肢或者丘脑前部。

L 型：外侧型，畸形团位于内囊外侧。

M 型：中间型，局限于内囊膝部和内囊后肢内侧的丘脑和脑室内畸形团。

P 型：后侧型，畸形团位于丘脑枕部和膝状体。

Mi 型：中脑型，将位于中脑的 AVM 作为一个独特类型。

该研究发现，血管内栓塞治疗对于直径小于 3cm、L 型畸形团、Spetzler-Martin Ⅲ级以下、致密病灶、无前循环和后循环同时供血、单一静脉引流的病例治愈率高。在此基础上，他们提出了适用于脑深部 AVM 血管内治疗的分级评估系统 Rothschid-Montreal 分级系统（表 4-1-4）。

表 4-1-4　Rothschid-Montreal 分级系统

评价标准	定义	评分
Spetzler-Martin 分级	Ⅰ级和Ⅱ级	0
	Ⅲ级	1
	Ⅳ级	2
	Ⅴ级	3
畸形团位置	A 型：前端型	0
	L 型：外侧型	0
	M 型：中间型	1
	P 型：后侧型	2
	Mi 型：中脑畸形团	3
畸形团类型	致密	0
	分散	1
前后循环同时供血	无	0
	有	2
单一静脉引流	无	0
	有	1

该评分系统从 0~10 分，提示了评分高低与栓塞程度的关系，但无法说明评分与并发症发生率的关系，且评分在 3 与 4 分、9 与 10 分患者栓塞率无明显差异。

颞叶 AVM 因其解剖多样性和手术策略的不同，曾有临床医生对其做过相应的分型。比如：Yasargil 曾将 70 例颞叶 AVM 分为颞极型、背外侧型、基底节外侧型、基底节中部型、瘘型、巨大型6种。但因其缺乏直观性，并且各亚型之间的界限难以区分，所以，该分型未得到广泛认可。Gabarrós Canals A 则将颞叶 AVM 分型改良后分为5种亚型，分别为：颞叶外侧型、颞叶基底型、颞叶中部型、颞叶侧裂型、脑室型（图 4-1-2，均引自 Gabarrós Canals A）。

该分类方法便于颞叶 AVM 的手术治疗，有其独到之处，但仍然依托于 Spetzler-

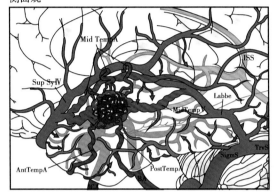
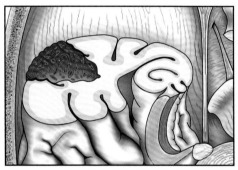

图 4-1-2A 颞叶外侧型图示

颞叶外侧型，此种类型的 AVM 通过表浅的侧裂静脉向前引流，通过 Labbe 静脉向后引流。此类型的 AVM 最容易暴露。

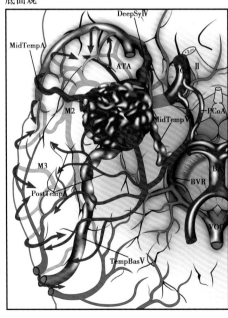
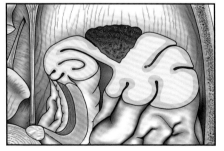

图 4-1-2B 颞叶基底型图示

颞叶基底型，此种类型的 AVM 通过深部的侧裂静脉向前引流，通过颞深静脉向后引流。需要颞下入路开颅显露。

底面观

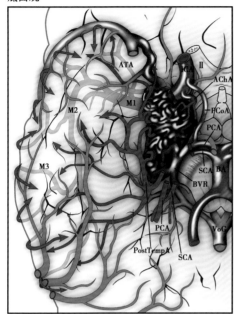

顶面观

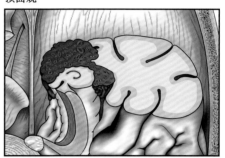

图 4-1-2C　颞叶中部型图示

颞叶中部型,此种类型的 AVM 多引流到 Rosenthal 静脉和 Galen 静脉。

前面观

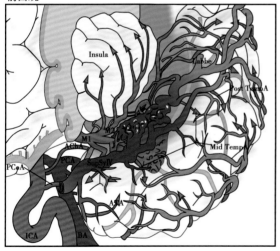

顶面观

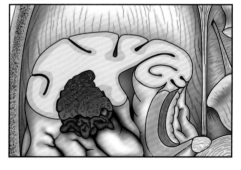

图 4-1-2D　颞叶外侧裂型图示

颞叶侧裂型,此种类型的 AVM 引流到表浅的和深部的侧裂静脉,以及大脑皮层静脉和颞叶的静脉。

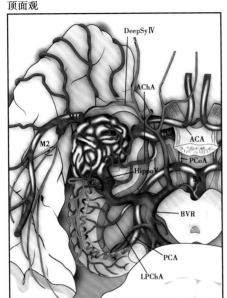

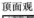

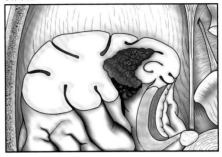

图 4-1-2E 脑室型图示

脑室型,侧脑室颞角型的 AVM 引流到海马静脉和 Rosenthal 静脉。

Martin 分级系统。

另外,小脑 AVM 也属于较特殊的一种类型,由于其靠近脑干及重要血管,具有深部静脉引流倾向,增加了手术的难度和风险。该类 AVM 约占全部颅内 AVM 的 10%~15%,是最常见的幕下 AVM(约占 70%)。相对于幕上 AVM,幕下 AVM 有更高的年破裂出血风险以及更高的致死、致残率。因此,术前准确的风险分层,对于治疗策略的选择至关重要。Nisson PL 评估了 Spetzler-Martin、Spetzler-Ponce(SP)和 Lawton-Young(LY)分级系统对于小脑 AVM 的可靠性,提出一种新的分级系统预测小脑 AVM 治疗相关风险,其具体设计如下:

治疗前神经功能受损(+2 分)

急诊手术(+1 分)

年龄 >60 岁(+1 分)

深部静脉引流(+1 分)。

总分 0~1 分为 Ⅰ 级,2~3 分为 Ⅱ 级,4~5

分为 Ⅲ 级。

该分级系统纳入了年龄、急诊手术、术前神经功能等因素,旨在更加准确预测小脑 AVM 患者的临床预后。有一定临床参考意义。

基于血管内介入治疗的分级有很多:1995 年报道的 Viñuela-Guglielmi 分级系统是第一个侧重于 AVM 血管内介入治疗的分级系统,其纳入评分因素包括:供血动脉的数量、畸形团直径(< 2cm,2~4cm,>4cm)、是否软膜或穿支动脉供血,比如:单支非穿支动脉供血的小畸形团为低分级 AVM、直径超过 4cm 的 3 支以上供血并至少有 1 支穿支动脉供血的病灶为高分级 AVM,血管内介入治疗风险随该分级级别升高而增加。

2000 年 Sheikh B 提出 IC-AVM 分级系统,并以该分级系统预测血管内介入治疗 AVM 的致死率、致残率,其影响因素有 4 项:

供血动脉数量(4 支及以下:1 分、4 支以上或累及深部穿支动脉或脉络膜动脉:2 分)、供血动脉来源(幕上自 Willis 环发出的主干动脉的 1~2 级分支供血:0 分、远端供血:1 分,幕下 AVM 视为远端血管供血:1 分)、供血类型(终末型:0 分、路过型:1 分)、静脉流出道是否狭窄(无狭窄:0 分、有狭窄:1 分)。作者认为该分级系统能够更好地评估血管内介入栓塞治疗的难度。

Willinsky R 2001 年根据小型 AVM(直径 <3cm)血管构筑特点进行了分级(Toronto 评分系统),以评估血管内介入栓塞治疗的效果。其纳入指标包括:畸形团大小(单纯动静脉瘘:0 分、<1cm:1 分、1~3cm:2 分)、供血动脉数量(单支:0 分、多支:2 分)、供血动脉类型(皮层动脉供血:0 分、穿支或脉络膜供血:1 分)、引流静脉数量(单支:0 分、多支:1 分)。通过对 81 例患者的观察,作者发现 0~2 分治愈率 86% 且无手术并发症,3~4 分治愈率 34%,5~6 分仅有 4% 治愈,但同时 71.4%(5/7)的并发症发生在 5~6 分。因此,作者认为该评分系统比 Spetzler-Martin 分级更精确地预测治愈率和并发症发生率。

2010 年,Feliciano CE 基于对介入治疗并发症风险和不良结局的评估,提出了 Puerto Rico 分级。该分级重点分析了 AVM 供血动脉数量、是否合并动静脉瘘、是否邻近功能区(表 4-1-5),不同于其他分级的内容是,该分级对瘘口的血流方式进行了分析,但其实用性和有效性仍有待进一步评估。

2015 年 Dumont TM 基于 AVM 解剖学及生理学特性提出了 Buffalo 分级,该分级系统考虑了血管内介入治疗的难度,着重评估供血动脉数量与血管直径,以及畸形团是否位于功能区,用来预测介入栓塞并发症的发生率(表 4-1-6)。

表 4-1-5　Puerto Rico 分级

分级方法	评分
供血动脉数量(N)	
<3	1
3<6	2
≥6	3
合并动静脉瘘	
无	0
有	1
邻近功能区	
否	0
是	1

表 4-1-6　Buffalo 分级

分级方法	评分
供血动脉数量(N)	
1~2	1
3~4	2
≥5	3
供血动脉直径(D)	
大部分 >1mm	0
大部分 ≤1mm	1
畸形团位置(E)	
非功能区	0
功能区	1

Dumont TM 将该分级与 Spetzler-Martin 分级进行了对比,得出同样的结论:分级越高,治疗难度越大。

近年来,Onyx 胶等液体栓塞剂的应用增加了 AVM 治愈性栓塞的可能性,但目前还没有得到广泛认可的针对 AVM 液体栓塞剂介入栓塞治疗风险的分级。

2016年,Lopes DK根据畸形团的供血动脉数量、引流静脉数量、畸形团直径大小以及是否位于功能区,设计了一个分级系统:AVM embocure score(AVMES),用以评估AVM"治愈性栓塞"的可能性(表4-1-7)。

表4-1-7 AVM embocure score(AVMES)

评价标准	定义	评分标准
大小	AVM畸形巢的大小	1(<3cm)
		2(3~6cm)
		3(>6cm)
供血动脉	供血动脉数量	1(1~3支)
		2(4~6支)
		3(>6支)
引流静脉	引流静脉数量	1(1~3支)
		2(4~6支)
		3(>6支)
重要血管结构	从大动脉上发出的、损伤或者闭塞会出现严重神经功能缺失的短小动脉	0(无重要功能)
		1(有重要功能)

AVMES评分越低,可能获得越高的栓塞治愈率,术中并发症发生率越低。AVMES 3分可获得100%栓塞且无手术并发症,4~5分,只有67%的患者获得无并发症的完全栓塞,>5分为高风险栓塞治疗组,只有不到60%的患者可以获得无并发症的部分栓塞,达到无并发症的完全栓塞率仅有10%。

颅内AVM放射治疗也有多种评分系统。1997年,Karlsson B用K指数(K index)来评估AVM放射治疗的效果,其公式为:K指数=最小放射剂量(Gy)×AVM体积(cm³)

该指数提示AVM放疗效果与最小放射剂量和病灶类型呈线性相关。

同年,Schwartz M也提出了闭塞预测指数(obliteration prediction index,OPI)概念。

其公式为:OPI=边缘剂量(Gy)÷AVM直径(cm)

病灶闭塞率 $P=1-Axe^{-BxOPI}$

$A=1.15\pm0.14,B=0.114\pm0.07$

OPI与AVM闭塞概率呈指数关系,在OPI>20~25时趋于稳定。

2000年Flickinger JC提出放射外科术后症状性损伤表达量表(SPIE),该量表被用来预测神经系统的永久并发症,其内容包括2个变量,即:组织总体受照剂量≥12Gy(评估放射造成的影像变化)、AVM位置,而AVM位置被赋予回归系数,分值在0~10分之间,其中额叶的分值最低,为0分,中脑和脑桥的分值最高为10分。

评估放射坏死风险(P)的公式为:

$$P=e^B/(1+e^B)$$

B=常数(−7.871 3)+0.750 6×(SPIE分值)+0.073 4×(V_{12})(V_{12}=受照剂量≥12Gy体积)

Pollock BE和Flickinger JC为评估放射治疗后AVM预后,于2002年设计了一个放射外科AVM分级系统,该分级是对1997年匹兹堡AVM放射外科分级量表的改进,综合考虑了病灶体积、部位、引流静脉数量、年龄、术前栓塞等多种因素。

其原始计算公式:PAR AVM评分=0.13+AVM体积(cm³)+0.03×年龄(岁)+0.64×位置+0.35×引流静脉数量+0.67×既往栓塞病史(0=无,1=有)

病灶位置评分如下:0分,畸形位于额叶或颞叶;1分,畸形位于顶叶、枕叶、脑室内、胼胝体或者小脑;2分,基底节、丘脑或脑干。该分值与患者预后显著相关。

为了方便计算,原文中作者将上述原始

公式简化为：RBAS=0.1×AVM 体积（cm³）+0.02×年龄（岁）+0.3×位置

位置评分同上。

为了进一步简化公式，作者于 2008 年将位置的三级变量简化为二级，即：半球 / 胼胝体 / 小脑 =0；基底节 / 丘脑 / 脑干 =1。同时位置变量的权重发生改变，最终得到改良 RBAS 评分 =0.1×AVM 体积（cm³）+0.02×年龄（岁）+0.5×位置（表 4-1-8）。

表 4-1-8　Pollock-Flickinger 分级

分级方法	系数
畸形的体积（V）	0.1
患者的年龄（A）	0.02
畸形的位置（L）	0.5
大脑半球 / 胼胝体 / 小脑	0
基底节 / 丘脑 / 脑干	1

如果评分大于或等于 2 分，则预后良好率可达到 46%。

2012 年，海德堡医疗集团提出一个 AVM 放射外科术前评分系统，该系统基于两个变量：年龄、AVM 直径（表 4-1-9），每个病灶可得 1~3 分，随着分值增加，病灶闭塞率相应降低 0.447 倍数。

表 4-1-9　Heidelber 评分

分级	依据
I	年龄≤50 岁和畸形团 <3cm
II	年龄 >50 岁或畸形团≥3cm
III	年龄 >50 岁和畸形团≥3cm

但该评分系统未得到进一步临床验证，也未与 RBAS 评分进行相应的对比研究。

2013 年，Starke RM 提出了弗吉尼亚放射外科 AVM 评分（Virginia radiosurgery AVM scale，VARS），该评分是一种对于 AVM 放射外科治疗疗效的评估模型，将 AVM 体积、是否位于功能区、有无出血史和年龄等因素赋予不同分值（表 4-1-10）。

表 4-1-10　Virginia radiosurgery AVM scale

变量	分数
畸形团体积（cm³）	
<2	0
2~4	1
>4	2
畸形团位于功能区	1
出血史	1

2014 年 Hattangadi-Gluth JA 提出了 AVM 质子束放射外科量表（PSRS），其公式为：PSRS AVM 评分 =（0.26）× 畸形团体积（cc）+（0.7）× 位置

位置分值：基底节、丘脑、脑干 1 分，其他位置 0 分。

作者认为对于接受质子束放射外科治疗的病例，该评分系统比改良 RBAS AVM 评分更精确。

由于颅内 AVM 常表现为破裂出血，因此，国内外对于破裂 AVM 亦有相应的分级系统。Silva MA 制定了一个 AVM 破裂出血临床预后评分系统，即破裂 AVM 分级系统（RAGS），该系统主要基于患者意识障碍水平和神经系统表现，即 Hunt-Hess 分级量表，增加了 Spetzler-Martin 分级量表中的 2 个项目（是否深静脉引流、是否位于功能区），补充了如年龄等已知的与 AVM 破裂相关的项目（表 4-1-11）。但该分级系统被认为是 Hunt-Hess 分级在 AVM 治疗中的延伸，主要用来预测破裂 AVM 的预后，但没有精细划分不同治疗方案及治

表 4-1-11　AVM RAGS

评价标准	定义	评分
Hunt-Hess 分级	1~5 级	1~5
年龄	<35	0
	35~70	1
	>70	2
深静脉引流	无	0
	有	1
是否位于功能区	否	0
	是	1

研究 100 例颅内 AVM 病例,根据脑血管造影影像特点,将 AVM 大小、部位、供血动脉、引流静脉 4 项因素各分为 4 个等级进行评分(表 4-1-12)。

如果 4 项因素均为等级 1,评分为 1 111,则此 AVM 评级为 I 级;如果 4 项因素中有等级为 2 者,比如评分为 2 111 或 1 211,则该评分为 I~II 级;如果有 2 个或更多因素评分为 2,比如 2 211 或 2 121,则该评分为 II 级;同理类推,如果 4 项因素中有等级为 3 者,比如 3 111 或 1 231,则该评分为 II~III 级;如果有 2 个或更多因素评分为 3,比如 3 113 或 3 231,则该评分为 III 级。

其评分宗旨为,如果有两项或更多因素都为某一级别则定位该级,如果只有一项因素高于其他三项时,则将该项级别减去半级。

疗时机。

另外,国内学者也曾提出过颅内 AVM 的外科治疗分级,最具代表性的是史玉泉教授 1986 年创立的 AVM 分级方法。他通过

表 4-1-12　史玉泉 AVM 分级方法

因素	I 级	II 级	III 级	IV 级
直径	<2.5cm	2.5~5.0cm	5.0~7.5cm	>7.5cm
功能区和深度	表浅,非功能区	表浅,但在功能区	深部区域,如两半球间、脑大脑深部或小脑、胼胝体、基底节等	深部区域,包括重要结构,如脑干、间脑等
供血动脉	ACA 或 MCA 的单一表浅分支供血	ACA 和/或 MCA 的多表浅分支供血	PCA 分支或 ACA 和/或 MCA 的深部分支供血;VA 分支	3 条血管的主要分支供血或 VA-BA 供血
引流静脉	单一,引流到表浅硬膜窦	多发,均引流至表浅硬膜窦	深部引流,至 Galen 静脉、直窦,可能会有表浅静脉窦引流	深部静脉引流,伴有巨大静脉扩张或动脉瘤样结构

第二节   目前分级方法存在的不足与思考

一、目前分级方法存在的不足

随着时代的发展,治疗手段不断进步,立体定向放射外科和介入栓塞技术越来越受到重视,增加了颅内 AVM 的治疗手段,提高了治疗的安全性。但以往的各种分级系统仍有其局限性,Spetzler-Martin 分级系统应用最广,是临床预测 AVM 治疗预后的最常用方法,其精辟总结了颅内 AVM 的血管构筑特征与治疗结果的密切关系,但仅涉及 AVM 的部位、大小、引流静脉,无法深入评估病灶局部血流动力学关系,而影响患者预后的还有诸多其他因素,如年龄、出血量、是否伴有血肿、脑组织灌注情况等。

在 Spetzler-Martin 分级和 Lawton-Young 分级评分不相符时,Lawton-Young 补充分级或许对改变患者的治疗策略有一定帮助,因此,补充分级对于 AVM 临床治疗具有积极意义。Spetzler-Martin 分级对于立体定向放射外科治疗的预后评估不可靠,同时,Spetzler-Martin 分级对于一些特殊部位 AVM 预后评估亦欠准确,比如位于基底节、丘脑和岛叶等区域的脑深部 AVM,较其他部位 AVM 具有更高的出血率、致残致死率,由于这些位置较深,外科手术术中病灶不容易暴露,并且邻近重要功能区,手术风险和并发症高。另外,约 2.7%~16.7% 的 AVM 患者合并颅内动脉瘤,使其年出血率由 2%~4% 增加到 7%,显然出血性卒中的风险明显增加,而此类 AVM 供血动脉上血流相关性动脉瘤的病理生理机制尚未完全阐明。因此,合并动脉瘤的 AVM 如何评估仍有待研究。最近备受关注的 ARBUA 研究中,大部分 AVM 仍依靠 Spetzler-Martin 分级来进行评估。

颅内 AVM 的静脉引流方式可清晰显示,大小可以测量,然而功能区的判定仍缺乏客观依据。颅内 AVM 的诊断流程中,常规行头颅 MRI 及 DSA 检查,然而定位功能区的金标准却是直接经皮层电刺激(DCS)。

Ille S 通过导航下经颅磁刺激技术(nTMS)精确判断功能区,尤其是皮层语言区及运动区,经过术前评估,发现一些 Spetzler-Martin 分级Ⅲ级被误诊为Ⅱ级,部分Ⅱ级被误诊为Ⅲ级。这提示:虽然 Spetzler-Martin 分级相对实用,但其具体应用细节仍有很大的提升空间。

二、新的分级方法与思考

目前被广泛认可的神经外科分级系统为数较少,Spetzler-Martin 分级即是其中一种。Pollock-Flickinger 分级系统作为另外一种颅内 AVM 治疗的预后评分系统,与 Spetzler-Martin 分级各有优缺点,相互补充。Lawton MT 在 2010 年提出的 Spetzler-Martin 补充分级,即 Lawton-Young 分级,用于术前风险评估和开颅手术患者的选择有其优势。

颅内 AVM 十分复杂,如何量化评估畸形团的供血动脉和引流静脉情况,全面了解和测量整个大脑半球的血流灌注和代偿程度,预测畸形团破裂出血率及并发症发生率,对于手术方式的选择和手术安全至关重要,尤其近期兴起的经静脉途径 AVM 治愈性栓塞仍缺乏相应的分级评分系统。对于 AVM 破裂出血、盗血导致的神经功能障碍、癫痫等症状的风险评估,以及其他的诸如血流相关性动脉瘤、静脉流出道狭窄的风险判断,畸形团血管构筑特点的评估,患者内在基因型变化与疾病治疗和预后的相关性等,仍有很多未知因素有待进一步探索和改进。我们期待在不久的将来，能有一个崭新、全面、简便、实用的颅内 AVM 分级方法，对于 AVM 的治疗决策和预后评估起到更加精准的指导作用。

（黄庆　杨俊）

参考文献

［1］ILLE S，PICHT T，SHIBAN E，et al.The impact of nTMS mapping on treatment of brain AVMs［J］.Acta Neurochir（Wien），2018，160（3）:567-578.

［2］LOPES DK，MOFTAKHAR R，STRAUS D，et al. Arteriovenous malformation embocure score：AVMES［J］. J Neurointerv Surg，2016，8:685-691.

［3］NISSON PL，FARD SA，WALTER CM.A novel proposed grading system for cerebellar arteriovenous malformations［J］.J Neurosurg，2019:1-11.

［4］ROBERT T，BLANC R，SYLVESTRE P，et al. A proposed grading system to evaluate the endovascular curability of deep-seated arteriovenous malformations［J］.J Neurol Sci，2017，15（377）:212-218.

［5］SILVA MA，LAI PMR，DU R，et al.The Ruptured Arteriovenous Malformation Grading Scale（RAGS）:An Extension of the Hunt and Hess Scale to Predict Clinical Outcome for Patients With Ruptured Brain Arteriovenous Malformations［J］. Neurosurgery，2020，87（2）:193-199.

［6］TAYEBI MEYBODI A，LAWTON MT.Modern radiosurgical and endovascular classification schemes for brain arteriovenous malformations［J］. Neurosurg Rev，2020，43（1）:49-58.

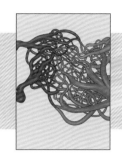

第五章

颅内动静脉畸形的病理生理与临床表现

第一节　病理生理

颅内 AVM 是动静脉之间异常短路形成的畸形血管团,动静脉之间没有毛细血管床,缺乏正常的压力下降梯度,产生了相应的血流动力学和病理生理学变化。

一、供血动脉和引流静脉的血流动力学

正常成人的脑皮层供血动脉压力大约是体循环动脉压力的 85%~90%,而在颅内 AVM 患者中,血流经过的是异常的畸形血管团,血流阻力大大下降,血流量增大,呈高流低阻型改变,因此畸形团供血端的动脉压力较正常值明显下降,有报道供血动脉压力相比体循环平均动脉压下降 50%,远低于正常侧相应位置的动脉压力。AVM 血流变化导致供血动脉血管壁的壁面切应力发生变化,在最大壁面切应力处发生扩张、管壁结构变得薄弱,最终形成动脉瘤。大宗病例观察发现颅内 AVM 相关动脉瘤的发生率是相

同年龄无脑血管疾病患者的 7~10 倍。这些动脉瘤与其他囊性动脉瘤不一样,可能随着 AVM 的消除而自发消失。另外,动脉瘤的发生部位与 AVM 的大小有关,大的 AVM 由于远端跨壁压较小,通常合并供血动脉近端动脉瘤,而小 AVM 则多合并供血动脉远端动脉瘤。

由于缺乏中间阻力血管和毛细血管床,颅内 AVM 引流静脉压力较正常患者显著升高,且流速快,搏动性强。因此,AVM 引流静脉内的血流具有高压力、高峰压、高流速和高剪应力的特征。这样的血流动力学特征导致静脉内皮细胞和内皮下成分的超微结构不断发生改变,造成静脉迂曲扩张和静脉蹼形成。有报道 30% 的 AVM 患者合并静脉端异常,并与 AVM 大小有关。这些静脉端异常还会造成静脉端梗阻,显著增加 AVM 畸形团和供血动脉内压力,导致出血。

另外,由于引流静脉的压力升高,同时造成正常脑组织的静脉回流阻力增加,导致静脉血流淤滞和脑组织水肿,以及颅内压增高。部分患者可因此出现癫痫发作和脑积

水,这在小儿颅内 AVM 患者中更为常见。

二、盗血现象

七十多年前,有学者在对颅内 AVM 患者进行血管造影检查时就发现,AVM 周边的血管显影不佳。而在颅内 AVM 切除后,这些血管的显影得到明显好转。随后,大样本的病例观察发现,颅内 AVM 患者常合并进行性的神经功能缺损、认知功能障碍和脑萎缩。研究者们将这些临床现象与动静脉短路导致的缺氧联系在一起,并将其称为"盗血"现象。

有关 AVM 合并癫痫患者的致痫灶位置以及认知功能障碍与低灌注的相关性研究为盗血现象提供了间接证据。另外,动物模型的神经生理学研究也证实了在动静脉短路的远隔部位确实存在非梗死性的缺血。临床病例中也观察到,癫痫和局灶性神经功能缺损这些症状对应的部位可与 AVM 位于完全不同的神经解剖区域,这表明盗血影响的范围较 AVM 本身要大得多。

盗血现象的可能原因主要有三种:一是由于动静脉短路的存在,周边正常脑组织的低灌注;二是 AVM 搏动性压迫;三是静脉高压。

有关 AVM 供血动脉测压的研究发现,供血动脉压力下降的同时,同侧周边正常脑组织的动脉压力也显著降低。虽然理论上而言,正常脑组织供血动脉压力降低,可能导致灌注压下降,最终导致组织缺血缺氧,但是,供血动脉压力的下降通常伴有引流静脉压力的下降。因此,动脉端压力和灌注压是两个概念,AVM 是否最终伴随周边脑组织灌注压的下降,最终造成组织缺氧,也是个有争议的话题。较多研究者认为,盗血现象更多是动脉压力伴随静脉高压共同造成

的低灌注的结果。颅内 AVM 内血流动力学改变的生物数学模型表明,盗血的程度与 AVM 内部的阻力成反比;治疗后因为脑组织充血引起的并发症最有可能发生在高流量且盗血明显的 AVM 中。

三、脑血管的调节和失调

颅内 AVM 的脑血流调节主要包括自动调节和二氧化碳反应性。

自动调节是指人体动脉血压在一定范围内波动时,脑内微小动脉通过收缩或舒张其括约肌,最终保持脑血流量相对稳定的现象。正常情况下,脑血流自动调节是包括神经源性、代谢性以及肌源性机制在内的复杂调节过程。当灌注压力高于或低于自主调节限度时,血流量的调节会受到影响。长期的血压过高或过低会造成脑血流自动调节受损。作用于 AVM 的多种因素,包括血管损伤、血管内皮信号异常和早期发育过程中微分流的形成,都被认为是自动调节功能受损的潜在机制。有研究认为,自动调节功能的丧失实际上可能是颅内 AVM 发展和增长的原因。AVM 的形成可能是对血流动力学异常的一种代偿性反应,其发展、生长、退化和再出现是为了适应血流动力学的异常,如高流量、动脉低血压、静脉高压和受损或消失的血流调节。

许多研究认为,AVM 血流自主调节功能并没有丧失。有学者通过提高平均动脉压,并没有使低血压区域脑血流增加,提示慢性低血压并不一定伴随自主调节功能的丧失,而是由于自主调节功能曲线发生了左移,低血压区域自主调节功能的血压下限发生了改变。但是,对于颅内 AVM 患者,供血动脉端压力发生改变后,其静脉端压力会发生较大幅度的改变,与正常脑组织不同。因

此,在存在 AVM 的情况下,要真正了解脑血管自动调节不仅要了解动脉压,还需要了解静脉端的压力。所以我们应当谨慎分析通过改变全身血压来了解颅内 AVM 自动调节是否保留的研究。

在正常脑组织中,动脉二氧化碳压力升高或者应用乙酰唑胺可使动脉扩张,增加脑血流量。而在颅内 AVM 周围脑组织中,却呈现两种不同的反应:在乙酰唑胺激发下,部分患者缺血脑组织中下降的脑血流量有所提升,而另一些患者则表现完全相反。这与血管对二氧化碳的反应性和静脉端压力有关。动脉二氧化碳分压升高后,颅内 AVM 供血动脉压力下降,造成正常脑组织小动脉压力下降,周边微循环下降,这些患者将表现为缺血范围的加重;同时,动静脉短路内血流下降可导致引流静脉压力降低,周边微循环阻力减少,此时,即使其动脉已不具备扩张能力,仍可以表现为降低的脑血流量反常性升高。由此可见,微循环动脉压力下降程度和静脉压力下降程度这两个因素的平衡性决定了周边脑组织最终血流改变情况。如果乙酰唑胺激发试验发现这个平衡倾向于出现反常血流升高,患者在 AVM 切除术后则容易发生水肿和出血。

四、出血相关病理生理因素

更高的供血动脉灌注压、更高的引流静脉压力、引流静脉数量少、畸形团内或血流相关性的动脉瘤以及小型的 AVM,被认为是颅内 AVM 破裂出血的高危因素。

研究发现,颅内出血型 AVM 的供血动脉内压力要明显高于非出血型 AVM 的供血动脉内压力,提示高供血动脉压可能是颅内 AVM 发生破裂出血的重要因素。另外,已经发生破裂出血的 AVM 的引流静脉内压力也明显高于未破裂的 AVM 的引流静脉内压力。

小型 AVM 容易出血,且大出血往往是因为高供血动脉压以及供血动脉压/体循环动脉压的比率高,这表明血流阻力在小型 AVM 破裂出血的过程中扮演了重要的角色。高引流静脉压可能是由高动脉供血压和高阻力的静脉引流系统共同造成的,引流静脉高阻力可能是因为其引流静脉狭窄或闭塞,或引流静脉细小以及数量较少。

五、颅内 AVM 术后出血的病理生理机制

少数患者在 AVM 切除术后发生严重的脑充血、脑肿胀以及出血等并发症,病情急剧恶化。排除 AVM 残留造成的出血,目前有两种学说来解释这一现象:正常灌注压突破(normal perfusion pressure breakthrough,NPPB)学说和阻塞性充血(occlusive hyperemia,OH)学说。

NPPB 学说是 Spetzler 等在 1978 年提出的。他们认为,在 AVM 大的动静脉短路存在的情况下,周边正常脑组织的血管为了维持血流会极度扩张。这种由于缺血而导致的慢性扩张最终造成血管自主调节和对于二氧化碳反应性的丧失。随着 AVM 的切除,血流重新分布到周边这些扩张的低阻力血管中,由于原来用于维持正常脑灌注压的自主调节功能丧失,不能通过增加血管阻力来降低新的灌注压来保护毛细血管,就会造成严重的出血和水肿。之后的研究还发现,颅内 AVM 存在导致周边脑组织的慢性缺血诱导了一个广义的新生血管形成过程。新形成的微血管常伴有明显的结构异常,这些结构异常不仅会导致毛细血管前微小动脉的自调节功能受损和毛细血管自身的脆弱,

还会导致血脑屏障（blood brain barrier，BBB）的严重破坏。实验研究表明，与 AVM 邻近的脑慢性缺血区域可能特别容易受到血流反应性高灌注的影响，并且由于 BBB 的破坏，更容易并发间质性脑水肿。

NPPB 学说提出后，得到来自生理学和药理学研究的证实，包括采用过度通气和乙酰唑胺试验等，有研究证实血管反应性缺失的患者在 AVM 切除后发生水肿和出血。采用正交极化光谱成像也发现，在 AVM 切除后，周边脑组织的小血管血流明显增加。但也有研究认为 AVM 切除术后，二氧化碳反应性很快恢复正常；有研究证实，在发生 NPPB 的患者中，血管反应性并没有改变甚至可能有所增加；还有研究发现 AVM 患者中，自主调节功能并没有明显变化。

对颅内 AVM 切除术后脑出血和水肿的另一个重要假说——OH 学说——是 AI-Rodhan 在 1993 年提出的。这一学说包括两方面相互独立又相互关联的机制：一方面来自动脉端，AVM 切除术后，原有供血动脉内血流淤滞，导致向正常脑组织供血的分支血流减慢，使得原有缺血区域进一步加重，导致水肿和出血；另一方面，正常脑组织引流静脉的阻塞导致静脉充血，进一步加重动脉血流淤滞。

OH 学说可以解释 NPPB 学说不能解释的 AVM 患者自动调节和二氧化碳反应性保留的问题，但近来也有较多研究对 OH 学说提出质疑。有研究发现动脉血流的瘀滞仅发生在原有畸形的供血动脉中，而并没有影响供应正常脑组织的小分支；还有研究发现，在这些发生 OH 的患者中，术后周边脑组织氧水平最高。

目前，越来越多的研究者倾向于认为这两种学说是相互联系、相互补充的两种机制，可能在 AVM 术后的血流动力学改变中都存在。

六、小儿颅内 AVM 病理生理

小儿颅内 AVM 病理生理因其相较于成人有明显的特殊性。

1. 出血发生率高　有文献表明，在未经治疗的 AVM 患者中，儿童的临床结局比成年人更差，是因为其发生破裂出血的风险更高（10 年内为 32%）。出血的风险不会随着年龄的增长而降低。颅内 AVM 破裂出血的发生率每年约为 2%~4%，但复发性出血的发生率每年可增加至 60%。

2. 癫痫和脑积水发生率高　据估计，在 30 岁前，高达 50% 的 AVM 患者都会有一次或多次的癫痫发作史。而 25% 的 AVM 患儿的首发症状是癫痫发作。婴儿颅内 AVM 的起病还可表现为因脑积水引起的 ICP 升高症状，除了 Galen 静脉球样扩张造成的阻塞性脑积水，还可能与 AVM 引流静脉高压引起脑脊液吸收能力下降有关。

3. 容易表现为充血性心力衰竭　在一般颅内 AVM 患者中，充血性心力衰竭发生率不到 1%。而在儿童中这一比例可能更高，在新生儿中常常是唯一的症状。其原因是颅内 AVM 为血液快速返回心脏提供了低阻力通道。通常情况下，发生充血性心力衰竭的原因是左心室无法耐受静脉流量的增加。新生儿患者中，除了存在颅内 AVM 内低阻力通道外，肺血管阻力在出生后早期即会逐渐下降，为了维持这两种低压循环的正常灌注压，左心负荷将大大增加，从而导致了严重的心力衰竭。继发于充血性心力衰竭的多器官功能衰竭将使麻醉管理进一步复杂化，大大增加了疾病的治疗难度。一般而言，以充血性心力衰竭起病的颅内 AVM 新生儿患者的预后不佳。

（李强　彭超　许奕）

参考文献

［1］ANGLANI M，CECCHIN D，CESTER G，et al. 18F-Fluorodeoxyglucose Positron Emission Tomography-Magnetic Resonance Monitoring of Brain Metabolic Changes in a Case of Arteriovenous Malformation-Related Steal Phenomenon Symptoms［J］.World Neurosurg. 2019,126：276-279.

［2］BARBOSA DO PRADO L，HAN C，OH SP，et al.Recent Advances in Basic Research for Brain Arteriovenous Malformation［J］.Int J Mol Sci，2019,20（21）.

［3］ELLIS JA，MEJIA MUNNE JC，LAVINE SD，et al.Arteriovenous malformations and headache［J］.J Clin Neurosci,2016,23：38-43.

［4］LV X，JIANG C，WANG J.Pediatric intracranial arteriovenous shunts：Advances in diagnosis and treatment［J］.Eur J Paediatr Neurol,2020.

［5］BARBOSA DO PRADO L，HAN C，OH SP，et al.Recent Advances in Basic Research for Brain Arteriovenous Malformation［J］.Int J Mol Sci，2019,20（21）.

［6］ELLIS JA，MEJIA MUNNE JC，LAVINE SD，et al.Arteriovenous malformations and headache［J］.J Clin Neurosci,2016,23：38-43.

［7］ILLIES T，FORKERT ND，SAERING D，et al.Persistent Hemodynamic Changes in RupturedBrain Arteriovenous Malformations［J］.Stroke,2012,43（11）:2910-2915.

［8］LV X，JIANG C，WANG J.Pediatric intracranial arteriovenous shunts：Advances in diagnosis and treatment［J］.Eur J Paediatr Neurol,2020.

第二节　临床表现

颅内 AVM 常见的临床表现有出血、癫痫、头痛、神经功能障碍及其他不典型的症状。

一、出血

出血是颅内 AVM 最常见的临床表现，多见于青少年，好发年龄在 20~40 岁之间。发病突然，一般在体力活动或情绪激动、紧张时起病。常表现为剧烈头痛，伴恶心呕吐，可有不同程度的意识障碍，重者可昏迷数天至数十天，特别是伴有脑室内出血的患者。颈项强直等脑膜刺激症状常见于蛛网膜下腔出血的 AVM。出血发生在脑内形成较大血肿时可出现颅内压增高、偏瘫、失语、甚至脑疝等严重症状。出血是对患者健康、生存质量和生命的最大危害。有些患者在发生出血前数周或数年内可出现头痛、癫痫或某些局灶体征等表现。

引起出血的原因可能有以下几个方面：在高流量血流冲击下，结构异常的畸形血管壁进一步损伤，局部破裂出血；伴发的动脉瘤破裂出血；AVM 周围脑血管长期处于扩张状态，管壁结构发生改变，当脑灌注压骤然升高时，扩张血管亦有破裂出血的可能；引流静脉狭窄致引流不畅，畸形血管壁压力过大破裂出血。据赵继宗教授报道，50% 以上颅内 AVM 患者的病程中有颅内出血史，其中 82% 表现为脑实质内出血，其余为蛛网膜下腔出血、脑室内出血和硬脑膜下出血等。颅内出血死亡率高达 10%~15%，致残率 30%~50%。一般认为，小型 AVM 的出血率比大型 AVM 相对更高，这可能因为畸形团体积小，其供血动脉内压力下降不明显，畸形血管团内压力较高，而管壁较薄的引流静脉在较高压力的血液冲击下，更容易破裂出血。此外，深部病灶的出血倾向也较大，大脑深部 AVM 的出血率是浅表 AVM 的 1.5 倍左右；脑室或脑室旁的 AVM 出血率更高,原因除深部病灶一般较小、供血动脉内压下降不明显、畸形团内压力较高以外,畸形血管周围缺乏脑组织支撑,均易发生破裂出血。同时,脑深部 AVM 的引流静脉多为深静脉,深静脉发生狭窄的机会多,也是导致静脉内高压而引起静脉或畸形团破裂出血的原因之一。颅内 AVM 年出血率为 2%~4%,以此推算,25 年的出血风险高达 39.7%~64.0%。赵继宗教授报道颅内 AVM 的出血具有反复性,再出血发生率第一年为 18%,以后每年下降 2%。Goldberg J 等学者对 4 524 例未破裂和 3 894 例破裂颅内 AVM 进行了系统综述,结果表明第 1 年出血概率分别为 2.9% 和 7.8%,5 年的累计出血风险分别为 11.3% 和 26.5%,平均年出血风险分别为 2.2% 和 4.3%。

二、癫痫

赵继宗等报道,27%~38% 的患者以癫痫为首发症状。约 70% 癫痫患者表现为大发作或局灶性发作。位于大脑皮质或与颞叶结构关系密切的颅内 AVM 容易出现癫痫症状。癫痫可因颅内出血、盗血或病灶周围胶质增生等所致,除影像学可见血肿可能是诱发癫痫发作的明确病因外,陈光忠等研究表明,颅内 AVM 可像海绵状血管瘤一样,存在反复微出血,这些微量出血导致的含铁血黄素沉积可诱发癫痫发作。另外,由于颅内 AVM 盗血所引起的周围脑组织缺血性改变也可能是癫痫发作的诱因之一;由于畸形团动静脉间缺乏毛细血管网,有较多的动静脉短路,存在盗血现象,畸形团周围正常脑组织可发生局部缺血、脑组织变性,尤其在额、颞、顶叶等部位,易出现异常放电,导致癫痫发作;周围脑组织缺血所导致的胶质增生也可能是诱发癫痫发作的病因之一,单纯

抗癫痫治疗,效果往往不理想。另外,需要注意的是脑盗血所影响的范围往往比畸形血管团要大,产生的症状和体征更广泛。

三、头痛

赵继宗报道 7%~48% 的颅内 AVM 患者有头痛史,发作时类似偏头痛。头痛多数为颅内出血所致,也可单独出现,表现为持续性或反复性头痛,一般为某一部位胀痛,给予对症止痛等治疗后可缓解,但可反复出现。出血所导致的头痛通常较为剧烈且伴有呕吐。

有后循环或脑膜动脉参与供血的颅内 AVM 头痛的发生率较高。除对脑膜的搏动性刺激容易引起头痛外,引起颅内压增高的各种因素均可导致头痛。包括:①局部脑静脉压增高造成静脉回流障碍,脑组织淤血和水肿;②脑静脉高压影响脑脊液的分泌和吸收或 AVM 出血导致蛛网膜下腔闭塞和蛛网膜颗粒堵塞,由此引起交通性脑积水;③脑深部引流静脉的瘤样扩大或脑室内出血堵塞脑脊液循环通路,引起阻塞性脑积水;④脑内出血形成的血肿及其周围组织水肿。

四、神经功能障碍

神经功能障碍可由 AVM 破裂出血形成的血肿压迫所致,也可由盗血、静脉瘤样扩张或畸形团本身压迫等原因所致。颅内出血所导致的神经功能障碍类型根据血肿压迫的位置不同而表现不同。若在额叶,则可出现癫痫大发作、额部头痛、智力和情感改变等;优势半球病变则可发生失语,或出现肢体偏瘫等;颞叶病变则可出现癫痫、幻视、幻嗅等;顶枕叶病变时则可见局部癫痫发作,还可有顶枕叶皮质性感觉障碍等;基底节病变时可出现震颤、不自主运动、运动增

多以及偏瘫、偏身感觉障碍等症状；桥脑及延髓的 AVM 出血时常有恶心及呕吐、以及锥体束征、共济失调、颅神经麻痹以及颈部疼痛等，严重的出血可危及生命等。

约 6% 的颅内 AVM 患者表现为非出血所致的神经功能障碍。小于 1.5% 的患者表现为进行性神经功能损害，常发生于较大的 AVM。盗血导致的脑组织缺血也是导致神经功能障碍的一个原因，也有学者认为引流静脉淤血也可导致脑缺血缺氧，从而诱发神经功能障碍。神经功能障碍最初可类似 TIA 发作，发作次数随病程的进展而增多，以后出现轻偏瘫或偏身感觉障碍并进行性加重。

五、其他

颅内 AVM 还可表现为一些不典型的症状，如精神症状，常因累及额叶、颞叶等所致；颈外及硬脑膜动脉供血、横窦、乙状窦周围的颅内 AVM 可出现颅内杂音、耳鸣等；在婴儿及儿童患者中，因颅内血循环短路，心脏负荷增加，可以心力衰竭等为首发症状，特别是合并明显动静脉瘘者，心衰甚至可能是唯一的临床症状；此外还存在头颅增大、胃肠道痉挛等一系列症状；认知功能障碍可由脑缺血、癫痫及抗痫药物影响造成；向海绵窦引流的 AVM 有可能引起患侧突眼等。

不同部位的颅内 AVM，也分别有各自的特点。

1. 丘脑和基底节区 AVM　多以脑出血发病，且出血常破入侧脑室，伴有偏瘫及偏身感觉障碍。Fleetwood 等报告称，丘脑和基底节区 AVM 中，71.9% 患者以颅内出血为首发表现，年出血发生率为 9.8%，患者首次出血后再发出血的风险高达 88%；37.1% 患者半身轻偏瘫，16.4% 头痛，语言障碍、癫痫发作及视野缺损各占 8.2%，昏迷 5.4%，

13.2% 患者无症状。

2. 胼胝体 AVM　Yasargil 报道该部位的 AVM 占颅内 AVM 的 14.9%。大部分胼胝体 AVM 出血患者具有自发性蛛网膜下腔出血史，该部位出血率高，史玉泉教授报道的为 4.6%，Vinuela 教授报道的出血率为 5%~11.9%。其可能原因是该部位畸形血管团较小、位置深且靠近脑室、周围缺乏脑组织支撑、多为深部静脉单一引流，从而使静脉引流不畅、病灶内压力升高，同时病灶局部的血管构筑缺陷也增加了患者的出血倾向。头痛多数是颅内出血的结果，定位意义不大。胼胝体是皮质性癫痫扩散和同步化的主要通道，此处发生 AVM 则在相当程度上阻断了这一联络通路，故癫痫发病率较低，且容易被药物控制。胼胝体前 1/3 AVM 可造成失语和面肌麻痹，膝部 AVM 可造成上肢失用，中 1/3 AVM 可出现半身失用，压部 AVM 可出现下肢失用和同向偏盲，此外较广泛的胼胝体 AVM 尚可引起痴呆、情感淡漠、记忆力下降等胼胝体综合征，但较少见。

3. 颅后窝 AVM　与幕上 AVM 可以癫痫为常见首发症状不同，颅后窝 AVM 患者很少发生癫痫，出血为最常见首发症状，出血后症状往往比较严重。合并血流相关动脉瘤较常见。脑干 AVM 罕见，仅占全部颅内 AVM 的 1%，出血是脑干 AVM 最常见症状，脑干 AVM 为生命中枢所在，血肿扩展空间极为有限，一旦出血引起神经功能损害较其他部位的 AVM 严重得多，且神经功能损害很难完全恢复。位于脑干软膜下的 AVM 还可造成蛛网膜下腔和脑室内出血。脑干 AVM 还可表现为复视、面神经麻痹、小脑共济失调、感觉异常、偏瘫、发音及吞咽困难等症状。

（丁晓雯　陈光忠　冯文峰）

参考文献

［1］赵继宗.血管神经外科学［M］北京:人民卫生出版社,2013.

［2］GOLDBERG J,RAABE A,BERVINI D. Natural history of brain arteriovenous malformations:systematic review［J］. Neurosurg .2018;62:437-443.

［3］MIEKO,OKA,MIKA,et al. KRAS G12D or G12V Mutation in Human Brain Arteriovenous Malformations.［J］. World neurosurgery,2019.

［4］RUI ZHANG,WAN ZHU,HUA SU. Vascular Integrity in the Pathogenesis of Brain Arteriovenous Malformation［J］. Acta Neurochir Suppl,2016,121:29-35.

［5］WEINSHEIMER S ,BENDJILALI N ,NELSON J,et al. Genome-wide association study of sporadic brain arteriovenous malformations［J］. Journal of neurology,neurosurgery,and psychiatry,2016,87(9):916-923.

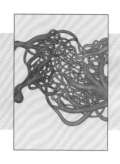

第六章

颅内动静脉畸形的影像诊断学

颅内 AVM 的影像学诊断主要包括计算机断层扫描（computed tomography，CT）、核磁共振（magnetic resonance imaging，MRI）及脑血管造影（digital subtraction angiography，DSA），随着影像学技术的进步与发展，颅内 AVM 的影像学诊断及特征也在不断的革新，与此同时，颅内 AVM 治疗方式的转变也推动着相关影像学检查技术的创新和发展。

第一节　CT 和 CTA

头颅 CT 是神经外科的常规检查也是最方便的影像学检查方式，常常用于颅内 AVM 的筛查。当 CT 图像中出现混杂低密度信号且没有明显占位效应时，常提示颅内 AVM 的存在（图 6-2-1A）。低密度区则可能与神经胶质组织、梗死灶及血肿吸收或周围血管源性水肿等原因相关，而高密度区除了提示存在局部扩张的血管之外，还可能是 AVM 破裂出血、血管内血栓形成或钙化等。急性的血栓形成 CT 有时易误诊为脑实质内出血，出现时需要仔细鉴别；CT 上稍高密度

的条索状高信号影提示可能为供血动脉或引流静脉（深部、皮层、髓质或室管膜等），此种情况常常需要行增强 CT 进一步鉴别。尽管头颅 CT 很难直接反映 AVM 的特征，但是头颅 CT 仍然在颅内 AVM 影像学诊断中发挥着重要作用。当患者出现急性神经功能障碍、剧烈头痛或癫痫发作时，头颅 CT 可以快速准确地提示 AVM 是否发生破裂出血。目前，CT 平扫是诊断超急性期脑出血最敏感的影像学检查，当发生出血时 CT 上可见明显的异常高密度灶。然而，单纯凭借头颅 CT 很难去诊断是否存在颅内 AVM，尤其当 AVM 破裂出血并伴有颅内血肿时，由于血肿的存在，会极大地影响畸形团的诊断与鉴别。此外，未破裂 AVM 在 CT 平扫上有时也可能无法鉴别，必须通过增强 CT 才能够显现出畸形团。增强 CT 可明确显示异常强化的畸形团，当存在血肿时，血肿周围均匀或条索状强化也可确诊为 AVM。CT 还可用于诊断梗阻性/非梗阻性脑积水或周围脑组织萎缩以及显示栓塞材料的分布。

CTA 作为一种非侵袭性血管成像技术，

能够显示颅内 AVM 的大致结构。CTA 可以显示 AVM 的形态、大小与周围组织结构的毗邻关系，部分情况下甚至可以显示其供血动脉和引流静脉。但是，三维 CTA 显示的 AVM 立体图像只是静态的图像，无法反映同一血流周期中不同时相上供血动脉、畸形血管团、引流静脉的状态及其相互空间结构关系。4D-CTA 是在三维 CTA 基础上再加上一个时间维度，它很好地结合了组织的静态图像以及处于动态的血管组织，可以在任一时间节点，任一角度观察测量畸形团的相对位置，进而详细地描述 AVM 的形态结构。目前研究表明，4D-CTA 对主要供血动脉、引流静脉、畸形团大小的判断价值与 DSA 基本一致，甚至更优；此外，通过宽探测器 CT 一次扫描进行 4D-CTA 检查的过程中，还可同时获得全脑灌注成像，提供微循环灌注信息，促进对盗血机制的认识。在 AVM 患者中，其灌注模式的差异，往往代表了其病理生理以及临床表现的不同，不同的结构及病理生理改变决定了不同的灌注模式，4D-CTA 和全脑灌注成像分别提供了颅内 AVM 的形态和功能图像，两者结合能够提高诊断准确率。但是，由于 4D-CTA 无法进行选择性造影，所以在检查过程中，可能导致血管重叠，影响判断正常血管与畸形团的关系，尤其是复杂的 AVM。此外，4D-CTA 的时间分辨率不及 DSA，峰值时间跨度较大，因此小 AVM 容易显影不佳，可能会引起误诊或漏诊。总之，4D-CTA 作为无创的血管造影检查尽管能够在不同时相、多角度、多方位观察病灶，为 AVM 术前诊断及评估提供准确、直观、全面的影像学信息，但目前仍然存在不足之处。因此，4D-CTA 可作为常规无创技术的补充，但尚不能完全代替 DSA。

当头颅 CT 无法判断是否存在 AVM 时，往往需要进一步检查。例如，当患者是以癫痫起病时，无论其病因是血管性或非血管性的疾病，MRI 检查都要比 CT 更加敏感；此外，如果头颅 CT 已经确诊有脑出血，则有必要进一步行血管造影明确出血原因。

第二节　MRI 和 MRA

MRI 是一种可以描述 AVM 结构的非侵袭性检查方式，同时也可以显示是否有急性脑出血。此外，相对于头颅 CT 和 DSA，MRI 更能反映畸形团的实际大小。MRI 可准确描述功能区附近 AVM 的解剖位置，为进一步治疗提供指导，同时，还可以区分亚急性和慢性出血、病灶周围脑组织变化及相关的占位效应。AVM 在 MRI 上典型的影像学特征是一连串条索状低信号（血管流空，图 6-2-1B）。脑实质 AVM 呈典型的圆锥型，基底位于大脑皮层，尖部穿过大脑白质到达脑室的室管膜下区域。AVM 形态学和解剖学特征根据供血动脉和引流静脉不同（弯曲度和管径不同）而形态各异。通常可以通过供血动脉推断畸形团的位置，而迂曲的引流静脉的位置则可显示是浅部引流还是深部引流；此外，MRI 还可以显示静脉扩张，提示畸形团是否有占位效应。大多 AVM 患者行 MRI 检查时，不需要对比剂也可以显示出畸形团的位置及形态，但是，在没有对比剂的情况下，有的微小 AVM 是很难显示的，这种情况下，MRI 仅仅可以发现脑实质、脑沟或基底池中强化的动脉或静脉。所以，增强 MRI 可明显提高低流量的或微小 AVM 的检出率及精确性。此外，采用不同序列的 MRI 检查有利于 AVM 的鉴别诊断。例如，钙化、气体、皮层骨窗及去氧血红蛋白（例如 T2 上血栓血管）或远端血肿等低信号与血管畸形

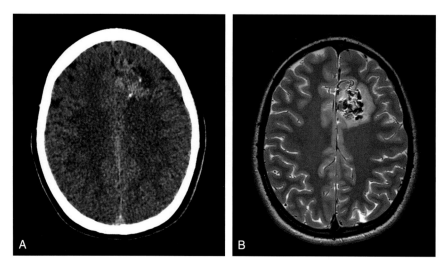

图 6-2-1 头颅 CT 和 MRI 提示左侧额叶 AVM

A.左侧额叶 AVM,头颅 CT 上呈混杂密度占位;B.头颅 MR T2 上条索状低信号(血管流空影)。

中的流空影相似,但梯度回波成像有助于区分。在梯度回波成像中,血流是高信号而不是流空信号,而其他结构则是低信号;盗血引起的病灶周围脑组织胶质增生或梗死在 MRI 上通常表现为 T2 高信号和水抑制成像,但其缺乏敏感性,一些急性以及亚急性的缺血灶得不到区分,而弥散加权成像(DWI)则对于检测急性脑缺血非常敏感,急性脑梗死在 DWI 上表现为高信号,并且在脑梗死后 1~2 周内都表现为高信号,所以其通常被用来检查病灶周围是否存在脑

梗死。

尽管 CT 是检测急性脑出血的最佳检查手段,但是 MRI 更适合用于检测亚急性或慢性脑出血。表 6-2-1 提示颅内血肿不同时间段在 T1 和 T2 上的典型表现。MRI 上血肿信号的差异不仅和血肿的时间点相关,而且与 MRI 的场强和特殊序列的参数有关。MRI 上可识别血肿的副产物,有助于识别 AVM 血栓的位置。慢性脑出血形成的含铁血黄素和铁蛋白在 T2 上呈低信号,低 T2 信号从出血开始要持续数年。梯度回波 MRI

表 6-2-1 颅内血肿不同时间段在 MRI T1 和 T2 上的典型表现

时期	时间	血液[a]	T1-像[b]	T2-像[b]
超急性期	0~12 小时	氧合血红蛋白	等或低信号	高信号
急性期	12 小时~3 天	脱氧血红蛋白	等或低信号	低信号
亚急性期早期	3 天~1 周	高铁血红蛋白(内)[c]	高信号	低信号
亚急性期晚期	1~4 周	高铁血红蛋白(外)[c]	高信号	高信号
慢性期	1 个月~数年	含铁血黄素	低信号	低信号

a 各时期血肿成分代谢

b 相对正常脑实质的信号变化

c 细胞内和细胞外高铁血红蛋白

成像对磁源性低信号最为敏感,因此对脑实质出血非常敏感。此外,由于含金属栓塞剂在 CT 成像中具有伪影影响,MRI 联合 MRA 影像技术在 AVM 放射治疗后的随访中发挥着难以替代的重要作用。

　　MRA 能提供血管的三维结构,较好地显示供血动脉、引流静脉和畸形团的关系。MRA 主要包括时间飞跃法(TOF)和相位对比法(PC)两种技术。TOF MRA 是基于流入增强效应,无需注射造影剂的无创 MRA 技术,该序列实质上是 GRE 中的 T1 序列(FSPGR、FPGR 序列 TE 时间极短,血流可表现为高信号),成像的层面或容积内静止的组织被反复的激发,处于饱和状态而呈现低信号,从而背景被抑制;而流动的血液则没有反复受到 RF 的激发,所以处于不饱和状态,当血流流入成像的层面或容积内时呈现高信号,这与呈现低信号的背景组织形成了鲜明的对比。TOF-MRA 包括 2D-TOF 和 3D-TOF,目前 3D-TOF 因为分辨率更高,因此更加常用。PC MRA 的成像原理为在双极梯度场中,流动质子群积聚的相位变化与其流速相关,流动越快则相位变化越明显,利用获得相位差异来显示血管影像。这一技术与 TOF MRA 相比有一些优势:背景组织抑制好,有助于小血管和慢血流的显示,适用于静脉、血管狭窄和动脉瘤的显示,还可进行血流的定量分析。另外,短 T1 时相的结构(例如脂肪、高铁血红蛋白、神经垂体)在 TOF 上会表现为像血流一样的高信号,因此常常被误诊为 AVM 或动脉瘤,而其在 PC MRA 上则会被剪切掉。两种成像技术都是用来描述血流的,但是 PC MRA 的时间比 TOF MRA 更长,图像处理更复杂,而图像清晰度却不及 TOF MRA,因此 TOF MRA 在颅内外血管成像上运用更广。除了 TOF MRA 和 PC MRA,还

有一种对比增强 MRA(CE-MRA),是利用顺磁性物质缩短血液的 T1 信号从而进行血管成像的技术,属于造影剂增强 MRA。

　　1. 4D-MRA　4D-MRA 是一种没有电离辐射的成像技术,它主要采用对比增强(contrast-enhanced,CE)和非对比增强(non-contrast-enhanced,NCE)两种技术成像,四维展示 AVM 的供血动脉、引流静脉及畸形团。与 CE 技术相比,NCE 4D-MRA 通过动脉自旋标记血液成像,无需使用对比剂,成像不受对比剂首过时间短暂的限制,避免了时间分辨力和空间分辨力相互制约的不足,更易于重复进行,在脑 AVM 诊断中应用前景更广阔。但研究发现,NCE 4D-MRA 对供血动脉、引流静脉的显示不及 3D TOF MRA,但其时间分辨力更高,可观察血流速度、分流程度、动静脉瘘等更多信息。由于 AVM 术后需要反复行 DSA 检查观察残留畸形团是否残留以及其血流状态,由于 4D-MRA 无创且价格相对较低,因此可作为一种替代的复查方式。NCE 4D-MRA 成像主要依赖于未反转血液质子的流入,所以血液流速较慢的区域所需的触发时间较长,且成像效果易受影响。因此,由于治疗后的 AVM 流经畸形团血流的减少,在其随访过程中多采用 CE 4D-MRA。总而言之,与 DSA 相比,4D-MRA 无创、无辐射、能够描述畸形团的血流模式,但是其时间分辨力不够,对引流静脉的检出率不高。较 4D-CTA 而言,4D-MRA 对判断血肿分期更有帮助,但成像时间较长;CE 4D-MRA 则对残余畸形团的诊断价值较高,是脑 AVM 治疗后随访的首选检查方法。

　　2. fMRI　目前,针对大脑功能成像的 MRI 检查主要包括功能磁共振(functional magnetic resonance imaging,fMRI)以及弥散张量成像(diffusion tension imaging,DTI)。

fMRI 是选用不同的刺激任务模式来定位不同的功能皮层,定位的大脑皮层包括运动皮层、视觉皮层、运动性语言中枢(Broca'S 区)以及感觉性语言中枢(Wemicke'S 区)。DTI 则是目前唯一的一种无创示踪白质纤维束的特殊磁共振检查技术,通过白质纤维束示踪技术重建出完整的传导束,包括锥体束、弓状束和视辐射等。在获得满意的 fMRI 以及 DTI 影像后,可以通过相关的术前计划软件针对图像进行融合处理,并在神经导航手术中对功能区进行精确定位、标记,在 AVM 术前评估中,可以起到良好的指导作用。

3. 动脉自旋标记(arterial spin labeling, ASL)　ASL 是一种新的磁共振灌注成像技术,通过标记血分流产生的强烈信号进行成像。由于其成像原理的特殊性,ASL 对颅内 AVM 供血动脉识别的准确度高达 94%;ASL 还可以通过计算各标记血管的供血分数,从而判定主要的供血动脉(供血分数 >15.17%),为 AVM 术前手术方案的制定提供重要信息。另外,在行 4D-MRA 的检查过程中同时进行 ASL 成像,可以提高 4D-MRA 的诊断准确度,为 AVM 的诊治提供一种更准确并且无创的检查方式。此外,基于 ASL 的成像原理,亦可用于评估动静脉瘘治疗前后的血流动力学变化,反映栓塞的治疗效果。

4. 磁敏感加权成像(susceptibility weighted imaging,SWI)　MRA 可显示 AVM 的部位、大小、供血动脉来源及引流静脉去向等,但对于部分体积较小或合并血栓形成的 AVM 常不能显示其引流静脉。SWI 则是一种反映组织磁化特性的新对比增强技术,采用高分辨率、薄层、三维梯度回波序列进行扫描,对静脉、微出血以及铁沉积等顺磁性物质的诊断具有独特的效果。小静脉或毛细血管中脱氧血红蛋白是顺磁性物质,在 SWI 上呈明显低信号,与周围背景组织形成鲜明对比,使 SWI 成为一种无需造影剂的 MRI 静脉成像技术。并且 SWI 为高分辨率扫描,结合相位图能发现常规 MRI 无法显示的血管结构。另外,SWI 对低流速静脉及微出血的显示具有独特的优势,不受血流速度和方向的影响,能清晰地显示细小的静脉和更微小的静脉病灶。AVM 通常伴有多发小出血灶,SWI 能清晰地显示 AVM 的微出血及引流静脉,绝大部分引流静脉表现为高信号,仅少数表现为混合信号。但是,SWI 对供血动脉的显示较差,有时难以显示病灶的实际大小,对 AVM 的综合诊断价值有限,通常不作为颅内 AVM 的首选推荐检查。但是基于 SWI 的特有优势,其可用于无创性评价引流静脉结构,有时也可用于辅助术后参与畸形团的随访,综合评估患者的治疗效果及病灶情况。

完整的评估颅内 AVM 需要明确描述供血动脉、畸形团、引流静脉、相关动脉瘤、血流灌注的变化以及引流静脉的结构等。然而,目前的 MRI 技术仍很难满足这些要求,因此往往需要进一步行全脑 DSA 检查以明确 AVM 的结构特征。

第三节　DSA

尽管头颅 CT 和 MRI 在 AVM 的影像诊断中发挥重要作用,但 DSA 可使 AVM 分流即刻可视化,包括明确动静脉时间和早显的引流静脉。此外,DSA 还可以明确评估供血动脉、中间的畸形团和所有引流静脉的结构,因此,DSA 仍然是诊断 AVM 的"金标准"。AVM 的临床分级对于制定治疗方案、评估手术风险及难度以及预测术后效果起着至关重要的作用(详见第四章)。AVM 急性破裂期,可能由于血肿的压迫或血栓栓塞,DSA出现部分显示,甚至是假阴性。因此,急性脑出血的患者,一旦考虑为AVM破裂所致,即使在出血急性期内的DSA显示阴性,未见明显畸形团,也要在血肿吸收或清除后再进行复查,避免出现漏诊。AVM患者的DSA一般只需行双侧颈内动脉和椎动脉造影即可,包括标准正位以及斜位。但是,根据AVM位置的不同,有时还需要额外行双侧颈外动脉造影。标准的DSA需要清晰显示AVM的供血动脉、引流静脉以及中间的畸形团。此外,为了更清晰地显示AVM的相关特征,在治疗前,通常还需要进行靶血管超选择造影,以更精确地观察AVM和相关血管的结构特征。

2D-DSA可以从二维层面上观察到血管的动态血流信息,但是无法获得血管的三维立体形态。3D功能的问世很好地帮助临床医师对病变的结构进行立体的、直观的定位和判断。对于颅内AVM病变,3D虽然可以看到整个畸形团充盈后的结构,但无法显示畸形团内部的血流走向,也缺乏动态的流动信息。2013年,美国威斯康辛大学和德国西门子公司合作研发了一种新型的四维DSA技术,4D DSA技术是一种可以重建具有时间分辨率的三维血管容积的新技术,其原始数据的采集可以在平板血管造影系统上实现。4D DSA能够重建在血管充盈过程中任何时间点上的三维血管结构,并且只需要一次三维旋转采集即可实现。对于AVM的诊断和治疗,4D DSA成像技术更是价值明显。4D DSA技术在3D的基础上增加了时间轴,可以形象地观察到畸形团内部血流的走向以及结构。时间信息的加入,能够动态地显示出血流从动脉期到静脉期的整个充盈过程,可以用任意角度的任意时相来观察立体影像,更加清楚地观察血管结构。尤其有利

于观察AVM,让术者更好地了解AVM的多支供血动脉、畸形团内部的复杂结构,以及发现隐藏于畸形团内部的动脉瘤,避免与其他血管重叠从而可以更早地观察引流静脉早期,对于AVM的诊断和治疗有着重要的意义。2016年至今,已有多篇文献发表证实相比传统的3D DSA技术,4D DSA具备更好的AVM病变结构显示效果(图6-3-1、图6-3-2),4D技术的VRTs和MPRs能够帮助更好地选择分流区域的观察角度,对畸形团显示也更加出色,对于术前规划也有着非常重要的意义。同时,4D重建的时间分辨率和空间分辨率也显著高于目前的MRA和CTA技术。

尽管DSA是诊断颅内AVM的金标准,但隐匿性AVM在DSA中往往不能显影。隐匿性AVM虽然结构上存在异常的动静脉沟通,但由于畸形团较小、血流相对较低、血肿压迫或已经完全血栓形成,因此DSA上无法显影。头颅CT和MRI是诊断隐匿性AVM的重要检查方式。如果隐匿性AVM足够大并且没有被邻近的血肿遮挡,在CT上通常呈稍高密度病灶,常常伴有钙化。在MRI上,T1和T2上常呈典型的混杂低和高信号的爆米花样影,这些混杂信号主要是不同时期血肿的代谢产物。在T2加权像上是一种连续的环形低信号,主要由于含铁血黄素和铁蛋白导致。由于这些血肿成分,GRE图像会显示标记的敏感部件,因此往往成像要大于实际病灶。同时需要注意MRI上爆米花样影有可能是海绵状血管瘤。与典型的AVM不同,隐匿性AVM通常并没有占位效应或周围血管性水肿,病灶在CT和MRI上通常是强化的,但是一般是混杂弥散的密度或信号,需要与大供血动脉和引流静脉注意鉴别。

颅内AVM的诊断主要依据DSA,DSA能够显示供血动脉,畸形团和引流静脉。然

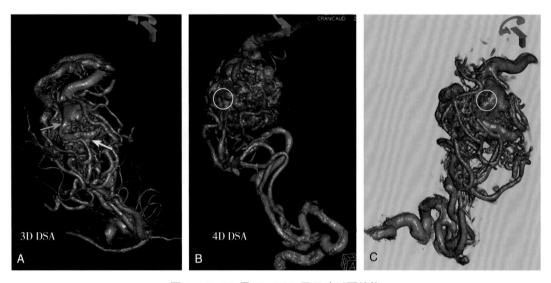

图 6-3-1   3D 及 4D DSA 显示畸形团结构
A. 3D DSA 清晰显示一个瘘管(蓝色箭头),但是由于畸形团血管重叠第二个瘘管无法清晰显示(黄色箭头);
B、C. 4D DSA 图像展示了在两个不同的早期时间点,从不同的角度清晰地显示了静脉壶样扩张的引流静脉。

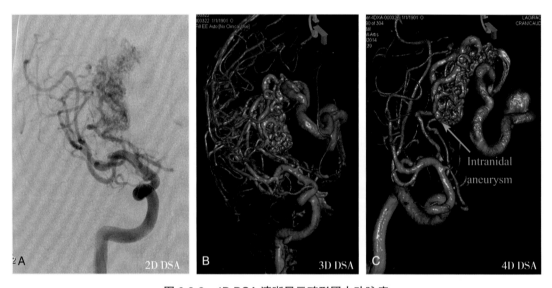

图 6-3-2   4D DSA 清晰显示畸形团内动脉瘤
A. 2D DSA;B. 3D DSA;C. 4D DSA。由于图像重叠,从 3D 图像中很难观察到动脉瘤,但是 4D DSA 图像中可以清晰地看到动脉瘤的影像。

而,对于复杂的病变,单纯的 2D 或者 3D DSA 难以全方位、立体地显示病变信息,通过常规的造影方法难以显示畸形团所有的供血动脉等信息。3D 影像融合技术是血管造影设备中一种最新的影像技术,通过这一

技术可将不同 3D 造影的图像进行融合,从而更全面地获得复杂 AVM 的结构信息。影像融合技术还可以将 3D 或 2D DSA 和 MRI, CT 图像进行融合和显示,更清楚地显示 AVM 和周围脑组织和结构的位置关系,便于

进行外科手术的路径规划(图6-3-3、图6-3-4)。

国际上最新的探索和最前沿的应用,更是开创性地将影像融合技术和4D DSA技术有机地结合在了一起。4D技术还可以和融合技术结合,通过选取4D DSA中特定时间点的3D图像,和磁共振图像进行融合,对于AVM的术前规划,术中的工作流程都有帮助(图6-3-5、图6-3-6、图6-3-7)。

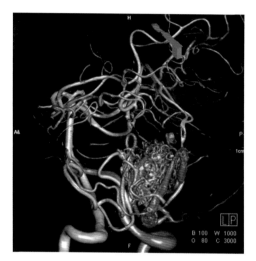

图6-3-3　3D DSA图像融合
融合不同的3D DSA图像更直观地显示AVM的结构和供血动脉

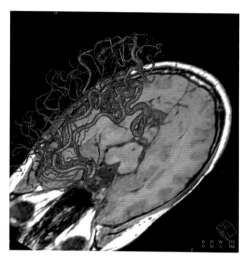

图6-3-4　3D DSA与MR图像融合
将3D DSA图像和MR图像进行融合明确AVM周围脑组织的结构

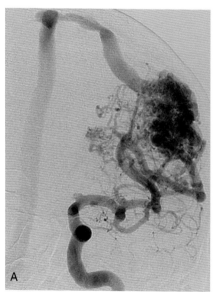
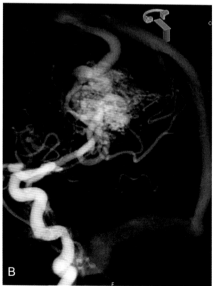

图6-3-5　3D DSA与MR图像融合
男性患者(45岁)前交通动脉瘤致蛛网膜下腔出血。DSA(A)及带有时间分辨率的3D DSA MPR透明重建模式(B)显示左顶叶存在额外侧AVM,静脉引流入扩张的皮质静脉。融合图像(C、D)准确显示了周围的脑组织结构,供血动脉和引流静脉。

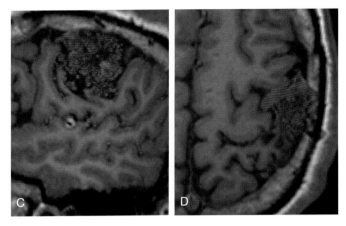

图 6-3-5(续)

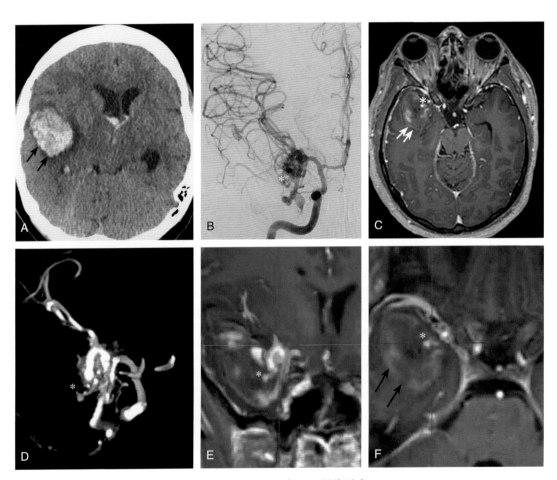

图 6-3-6 3D DSA 与 MR 图像融合

女性患者(27岁,妊娠)左侧急性轻偏瘫。CT平扫(A)显示颅内血肿在右脑颞叶区域。2D DSA(B)和带有时间分辨率的 3D DSA 图像(D)显示右颞叶存在一 AVM,并有动脉瘤(星号),疑为出血原因。增强 T_1W MPRAGE 序列证实了 AVM(箭头)和颅内出血的关系(C)。融合图像清晰地显示了畸形团以及动脉瘤(星号)和血肿的关系(E、F),融合图像还可被用作外科手术的路径规划。

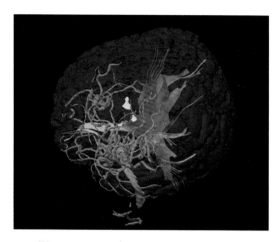

图 6-3-7　DSA 与 MR DTI 导航图像融合
磁共振 DTI 导航图像与 DSA 图像融合定位畸形团的位置，避免切除畸形团时损伤传导束。

　　CT、MRI 和 DSA 在脑 AVM 影像诊断中相互补充。急性期通常首选头颅 CT 检查，而完整的评估 AVM 需要进一步行 MRI 和 DSA 检查。将来，多模态的影像学检查将有助于诊断颅内 AVM 和指导治疗方案。

（顾宇翔　杨恒）

参考文献

[1] LESCHER S，GEHRISCH S，KLEIN S，et al. Time-resolved 3D rotational angiography：display of detailed neurovascular anatomy in patients with intracranial vascular malformations［J］. J Neurointerv Surg，2017，9（9）：887-894.

[2] MOKIN M，AGAZZI S，DAWSON L，et al. Neuroimaging of Cavernous Malformations［J］. Curr Pain Headache Rep，2017，21（12）：47.

[3] SANDOVAL-GARCIA C，ROYALTY K，YANG P，et al. 4D DSA a new technique for arteriovenous malformation evaluation：a feasibility study［J］. J Neurointerv Surg，2016，8（3）：300-304.

[4] SINGH R，GUPTA V，AHUJA C，et al. Role of time-resolved-CTA in intracranial arteriovenous malformation evaluation at 128-slice CT in comparison with digital subtraction angiography［J］. Neuroradiol J，2018，31（3）：235-243.

[5] SRINIVASAN VM，CHINTALAPANI G，DUCKWORTH EA，et al. Application of 4-Dimensional Digital Subtraction Angiography for Dural Arteriovenous Fistulas［J］. World Neurosurg，2016，96：24-30.

[6] TRITT S，OMMER B，GEHRISCH S，et al. Optimization of the Surgical Approach in AVMs Using MRI and 4D DSA Fusion Technique：A technical note［J］. Clin Neuroradiol，2017，27（4）：443-450.

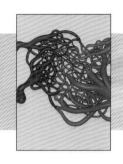

第七章

颅内动静脉畸形的治疗

第一节　概论

一、治疗简史

随着对颅内 AVM 的初始认识加深,外科医生首先开始探索暴露并切除颅内 AVM。早在 1889 年 Giordano 首先对颅内 AVM 进行了外科显露,并对脑表面的病理血管进行了结扎处理,但没有对实质内的畸形团进行切除,是第一位进行颅内 AVM 外科处理的医生。直到 1932 年 Olivecrona 才首次外科开颅切除一例颅内 AVM,并在随后的 1938 年再次成功切除一例。但受限于各种因素,此后的颅内 AVM 治疗只有零星报道。期间,外科医生在逐步探讨颅内 AVM 的外科治疗。在 1957 年的第一届欧洲神经外科年会上,就颅内 AVM 的外科治疗进行了专门讨论,对只有彻底切除畸形团才能有效治疗颅内 AVM 达成一致意见。直到 20 世纪 70 年代,随着显微外科学的发展,以及神经影像、神经麻醉、神经电生理、手术辅助设备等的

发展,包括颅内 AVM 等中枢神经系统疾病的外科治疗,无论从数量还是质量上都得到了极大的发展。为此,现在很多医院均配置了由术中 CT、MR、DSA、神经电生理监测、神经导航等各种设备的复合手术室。

颅内 AVM 的介入治疗开始于 20 世纪 60 年代。在初期,主要是通过放置在颈内动脉的导管注射微球等,该方法主要是靠动脉血流将微球冲入到病变部位,起到减少病变体积的作用。但由于基本完全靠血流动力学的冲击力和血管解剖特点,而缺乏有目的的选择性,所以疗效差,并发症多;后来在 70 年代,Serbinenko 发明了可脱球囊技术,开始通过人工制作的微导管将微球囊输送到病变部位,并解脱在局部,起到栓塞的作用。随后的 1975 年,Kerber 制成了带孔的球囊微导管,利用水葫芦冲击法将微导管带入畸形团内,然后用碘油稀释丁酯类(正丁酯或异丁酯)液体栓塞材料 IBCA 等,通过注射闭塞畸形血管团。在 1990 年以后,出现了目前仍在使用的、由法国 Balt 公司生产的 Magic 系列微导管。但由于丁酯类胶的

易粘特性,以及微导管超选的局限性,AVM的栓塞治愈率不足10%。在这段时期,很多医生对栓塞材料也进行了不断探索,诸如无水乙醇、线段、游离弹簧圈等,但均未获得满意结果。

随着科技的发展和对脑血管畸形研究的深入,自21世纪初开始,AVM的栓塞治疗得到长足的发展。栓塞使用的液体栓塞材料出现了全新的、黏性比较低的Onyx。对过去最常使用的丁酯类胶也进行了改进,出现了黏性降低很多的复合物——Glubran2。在微导管方面,发展了多种适用于不同栓塞材料、不同病变的微导管。为了减少栓塞结束后拔除微导管而引起的出血等严重并发症,研发了头端段可以解脱的微导管,如Sonic、Appollo等。过去的Magic微导管系列也做得更细,同时还研发了配套使用的0.007″微导丝,使得该类过去只能靠血流导向的微导管,成为能够靠微导丝导引的微导管,大大增加了其超选供血动脉的能力,再配以黏合性明显降低的液体栓塞材料,使得介入栓塞在AVM治疗中的作用得到很大提高,治愈率也得到明显改善。同时随着经动脉端栓塞效果的加强,以及柔软微导管和弹簧圈的发展,在栓塞的策略上也做了很多探索。在栓塞多支动脉供血的颅内AVM时,同时使用多根微导管对不同供血动脉进行超选,然后根据不同情况使用已超选到位的不同微导管进行经动脉的栓塞;还有在微导管到位以后,在邻近其头端的近端使用弹簧圈或胶做一个塞子,闭塞该血管,然后通过微导管注胶栓塞,即"增压栓塞技术";也有使用球囊微导管进行超选供血动脉,栓塞前充盈球囊,然后进行注胶栓塞,类似前一种技术。除了探索经动脉途径进行栓塞以外,还探索将微导管经静脉途径超选进入AVM

引流静脉,使用弹簧圈和Onyx经静脉途径进行栓塞,同时在动脉端用球囊将供血动脉临时阻断,并在栓塞后几天之内进行严格的控制性降压,减少栓塞后出血的概率。该方法治愈了部分过去不可能进行栓塞治愈的颅内AVM,这些栓塞策略上的不停探索,明显地提高了颅内AVM血管内栓塞的疗效。

立体定向放射是颅内AVM治疗的重要方法。立体定向放射治疗是利用当代先进的立体定向技术和计算机系统,对颅内病变组织或靶点使用多方向、多角度精确地进行窄束放射线照射,引起病变或靶点发生放射生物学反应,从而达到治疗的目的。1968年,瑞典Karolinska研究院在神经外科医生Leksell的指导下,研制成功世界上第一台γ刀设备,随后不同国家的科研人员又研发了X刀、质子刀等。目前临床上采用的立体定向放射治疗主要有γ刀、X刀、质子刀、回旋加速器、射波刀等。对于AVM的应用,早在20世纪70年代即已开始,目前这些放射治疗设备对脑AVM的治疗作用早已被广泛认可。

二、介入材料的发展

介入放射学的发展与介入材料的发展密切相关。相较于其他学科,神经介入治疗的进步与材料学的进展更加密切。介入材料的发展主要包括两部分:一是微导管和微导丝等的发展,二是栓塞材料的发展。

微导管和微导丝的发展非常迅速,在颅内AVM栓塞的初期,只能使用普通导管注射微球进行栓塞。在20世纪70年代,Serbinenko发明了可脱球囊微导管,将微球囊送到位并解脱。随后的1975年,Kerber制成了带孔的球囊微导管,利用水葫芦冲击法将微导管带入畸形团内。在1990年以后,出现了目前仍在使用的、由法国 Balt 公司生产的 Magic 系列微导管。进入 21 世纪以后，又发展了多种适用于不同栓塞材料、不同病变的微导管，如 Marathon（美敦力公司）、Sceptor 球囊微导管（美国 Microvention 公司）等。为了减少栓塞结束后拔除微导管而引起的出血等严重并发症，研发了头端段可以解脱的微导管，如 Sonic、Appollo 等。

栓塞物在 AVM 的介入治疗中是最重要的应用材料之一，栓塞材料分为固体栓塞剂和液体栓塞剂。在早期使用肌肉条、颗粒（PVA 等）、线段、游离弹簧圈、无水酒精、化学合成剂（正丁酯和异丁酯）等，随后又出现了意大利生产的合成混合材料 Glubran 及改进的 Glubran2，明显延长了其聚合时间和注胶栓塞时间，提高了栓塞效果，并从一定程度上增加了拔管的安全性。21 世纪初投放市场的新型液体栓塞剂 Onyx，则在临床上使得 AVM 的栓塞治疗得到了改善。Onyx 的低黏管性，使得用其进行栓塞时，可以比较从容地进行注胶，并能在畸形团内比较充分地进行弥散。

三、个体化综合治疗概述

虽然在 1854 年 Luschka 就对颅内 AVM 进行了描述，并在过去的一个半世纪对其进行了多方面的研究，但目前对颅内 AVM 的自然病史、临床特点、长期预后等仍缺乏比较全面的了解，对部分颅内 AVM 的治疗仍缺乏安全、有效的手段，使得相当部分颅内 AVM 的治疗至今仍是个非常复杂的问题，尤其是对没有出血的 AVM，是否采取外科、介入、立体定向放射等治疗手段进行干预均存在很大争议。有研究和文献显示，对于未破裂出血的颅内 AVM，临床干预的结果远远赶不上随访或药物治疗的结果。但很多

医生认为类似上述研究存在太多的设计缺陷，病例随访时间太短等，研究结果并不能反映实际情况。颅内 AVM 的自然病史可能比大家认为的严重得多，根据芬兰赫尔辛基大学附属医院 Juha 教授的一组长期随访资料（平均随访时间 16 年）显示，AVM 的年出血率为 2.6%，并且其长期随访的结果基本都是以出血为终点。Michelsen、Samson 和 Batjer 等人均对 AVM 的自然病史做过深入研究。他们均认为对于 45~50 岁以前发现的颅内 AVM 均应积极做彻底治疗，因为对于每个患有 AVM 但未经治疗的患者，每年的致残和致死率约为 5%，颅内 AVM 的患者在一生中基本都会面临脑出血的风险。但对于有一定风险或风险比较大的患者，应密切随访，尽可能延长患者的正常生活时间，并确定其最合适的治疗时机。在第一次发生脑出血后或评估出血风险比较大的时候，应及时治疗，并尽可能采取一切必要手段治愈 AVM，即使会带来一定的残疾发生概率。

目前，颅内 AVM 的治疗呈现明显的个体化。不同年龄、起病方式、一般状况、病变大小、受累部位、供血方式、引流状况、有无动脉瘤、动静脉瘘、静脉瘤样扩张等，都对 AVM 的治疗策略制定产生重要的影响。治疗方法包括介入栓塞治疗、手术治疗、立体定向放射治疗、复合治疗，即利用上述各种治疗方法的特点综合治疗。

1. 介入栓塞治疗　介入栓塞治疗目的主要包括治愈性栓塞、靶向性栓塞、辅助性栓塞等。为达到治愈性栓塞的目的，提高栓塞治愈率，除了常规的方式之外，还发展了各种技术，如在供血动脉端阻断，然后再加压注射 Onyx 的压力注射栓塞法；多根微导管超选多支供血动脉，同时注射 Onyx 进行

栓塞的方法;对于单支静脉引流的 AVM,尤其是深部的 AVM 经静脉途径进行栓塞的方法等。靶向性栓塞的目的是姑息性治疗,把引起临床症状和体征的原因如动脉瘤、动静脉瘘等用介入的方法祛除即可,而对其余畸形团采取随访观察。辅助性栓塞则是为开颅手术切除或立体定向放射治疗创造有利条件。

2. 手术治疗 开颅手术是治愈颅内 AVM 的主要方法之一,尤其是随着现代科技的发展,把各种机器设备综合于一体,成立复合手术间,既能进行介入栓塞治疗,又能开颅外科手术,同时还能对手术的即刻结果进行评估,增加手术的安全性和完全切除率。

3. 立体定向放射治疗 对于 AVM 的立体定向放射治疗,现在一般采取伽马刀或射波刀进行,对于功能区、脑干等部位的 AVM,常作为重要的治疗手段。放射治疗主要可以根据 MR 扫描、MRA、CTA、DSA 等影像学资料提供的信息进行治疗计划设计。有文献报道,对于放疗疗效的观察,常在放疗后的 3 年作为这次治疗的最终结果。如果 3 年后复查见 AVM 没有完全消失,则可以再次行放射治疗。再次放射治疗后大概 60% 的患者仍然可以治愈,与初始治疗的患者疗效近似。

4. 复合治疗 复合治疗是 AVM 的重要治疗策略,尤其是对于 Spetzler-Martin 分级为Ⅲ级及以上的患者。但各种治疗方式如何复合,谁前谁后,如何达到最好的结果,都尚无定论。如关于介入栓塞和立体定向放射治疗的患者疗效,不同医生得出的结论迥异。畸形团的大小、部位、放射剂量等因素均对治疗结果产生重要影响,所以在不同的中心、经不同的医疗团队治疗,得出的结果常常有很大差别。

后颅窝的颅内 AVM 占所有 AVM 的 7%~15%,具有更高的致残率和致死率。其治疗手段可以采取外科手术切除、介入栓塞治疗和立体定向放射治疗,与其他部位的颅内 AVM 治疗方法相同。对于小脑半球的 AVM,以及软膜表面的 AVM,显微外科切除常常作为首选的治疗方法。但对于脑干的 AVM,介入栓塞和放射治疗是治疗的主要手段。

对于女性 AVM 患者,怀孕是导致出血的危险因素。如果女性 AVM 患者发生了脑出血,有文献显示进行 DSA 检查或立体定向放射治疗均不产生影响,因为这些检查和治疗的放射剂量均没有超出安全范围。

(张鹏)

参考文献

[1] 凌峰. 介入神经放射学 [M]. 北京:人民卫生出版社,1990.

[2] 刘承基. 脑血管外科学 [M]. 南京:江苏科学技术出版社,2000.

[3] RYU B,ISHIKAWA T,KAWAMATA T. Multimodal Treatment Strategy for Spetzler-Martin Grade III Arteriovenous Malformations of the Brain [J]. Neurol Med Chir(Tokyo),2017,57(2):73-81.

[4] SACKEY F,PINSKER N R,BAAKO B N. Highlights on Cerebral Arteriovenous Malformation Treatment Using Combined Embolization and Stereotactic Radiosurgery:Why Outcomes are Controversial? [J]. Cureus,2017,9(5):e1266.

[5] SCHNELL S,WU C,ANSARI S A. Four-dimensional MRI flow examinations in cerebral and extracerebral vessels-ready for clinical routine? [J]. Curr Opin Neurol,2016,29(4):419-428.

[6] TURNER R C,LUCKE-WOLD B P,JOSIAH D, et al. Stereotactic radiosurgery planning based on

time-resolved CTA for arteriovenous malformation: a case report and review of the literature [J]. Acta Neurochir(Wien),2016,158(8):1555-1562.

第二节   显微外科手术治疗

脑血管畸形的外科手术治疗,最早可以追溯到 1889 年,Giordano 和 Pean 分别报道了脑表面异常血管病变的手术治疗。由于当时缺乏脑血管造影,我们只能通过报道描述的术中血管异常来判断病变的类型。1927 年脑血管造影技术问世,此后随着技术的改良,AVM 的认识和理解也逐步深入。很多神经外科医生开始探讨 AVM 切除的适应证选择、手术技术以及手术结果。20 世纪 70 年代,被誉为“显微神经外科之父”的 Yasargil 教授,引入了手术显微镜、显微手术器械以及显微外科操作技术和理念,意味着 AVM 外科手术切除步入新的时代。

一、显微外科手术治疗的价值及适应证

1. 显微外科手术治疗的目的和价值   AVM 显微手术切除的根本目的在于治愈病变、避免畸形团出血造成的神经功能障碍以及控制难治性癫痫。对于 Spetzler-Martin 分级中低级别 AVM 而言,显微外科手术切除是效果较理想的治疗方式,可以有效切除畸形团并极大降低复发的概率;显微外科手术治疗高级别 AVM 因创伤较大且存在损伤神经功能区的可能,限制了显微外科手术治疗高级别 AVM 的疗效,但联合其他治疗手段依然有希望达到令人满意的治疗效果。

2. 显微外科手术治疗的适应证   尽管

AVM 在病理上属于良性病变,但出血后严重的后果似乎提示 AVM 都应该被治疗。因此是否需要治疗,需要对患者进行全面的评估。只有当治疗的风险小于其自然发展的风险时,AVM 才应该积极接受治疗。为评估显微外科手术治疗的风险,研究者们先后提出了几个分级系统,其中指导显微外科手术治疗最常用的是 Spetzler RF 和 Martin NA 于 1986 年创立的 Spetzler-Martin 分级(见表 4-1-1)。I 级和Ⅱ级 AVM,只要患者没有手术禁忌均应接受显微外科手术治疗。Ⅲ级 AVM 接受显微外科手术治疗的风险相对增加,需全面评估患者的年龄、病变特点及全身状态,做出对患者最有利的选择。Ⅳ级和 V 级 AVM 单纯接受手术治疗的风险较高,配合介入、伽马刀治疗减少手术风险后也可由经验丰富的神经外科医师实施显微外科手术治疗。Ⅵ级 AVM 由于病变弥漫或累及重要结构接受显微外科手术治疗后往往造成严重的后果。

3. 显微外科手术治疗的禁忌证   Ⅵ级 AVM;凝血功能异常;心肺功能低下等麻醉禁忌证。

二、术前评估

对确诊 AVM 的患者进行手术治疗,需要考虑患者的年龄、全身系统状态、患者神经功能障碍的程度、病变自然史的评估以及显微手术治疗风险的评估。

1. 一般状态评估

(1)年龄:60 岁以下的患者预期生存期长,在疾病进展过程中破裂的风险相对较高,应积极进行手术治疗;60 岁以上的患者,预期生存期相对较短,随诊中破裂的风险也相对较低,可长期临床观察。

(2)神经功能:无明显神经系统功能障

碍(非急性期出血)的患者,如出血风险较小,可长期临床观察。对急性期出血患者,如出血量较小,可先保守治疗,待病情稳定后再行手术治疗;如出血量较大,不必强求清除血肿的同时将畸形团一并切除,可先清除血肿,待患者康复后再二期切除畸形团。

(3)其他:无明显全身麻醉禁忌;无明显凝血功能异常;无合并其他手术禁忌的系统性疾病。

2. 影像学评估

(1)头颅 CT 和 MR:头颅 CT 是怀疑 AVM 破裂出血患者快速诊断的重要影像学检查。对于既往经过血管内栓塞的病变,头颅 CT 能够提供栓塞区域和畸形团的位置关系。头颅 MR 可以准确清晰地提供畸形团的形态及位置信息。对于 AVM 破裂出血的非危重症患者,头颅 MR 是头颅 CT 检查后的重要补充,能够帮助术者定位血肿和畸形团的位置关系。除非畸形团破裂导致颅内巨大血肿危及生命,AVM 的常规 MR 术前检查对于显微手术是必要的。畸形团周边脑组织的结构改变,例如微出血、脑实质水肿等,也可以在头颅 MR 检查中发现。术前行功能 MR 检查,特别是纤维传导束的 DTI 成像,例如皮质脊髓束(图 7-2-1)、视放射(图 7-2-2)等,有助于明确病灶和重要功能传导纤维的位置关系,提前对手术过程可能造成的功能传导束损伤做出判断。

(2)CTA 和 MRA:CTA 和 MRA 较 DSA 检查,更有助于 AVM 的快速诊断,特别是对于急性破裂出血的病灶,借助轴位 CTA 和 MRA 的原始扫描图像,能够准确辨认畸形团与血肿的位置关系。良好的 CTA 或 MRA 的 3D 容积成像技术,能够相对清晰地显示畸形团的具体情况,但也容易受到急性期血肿影响,不利于病变细节的观察。

(3)DSA:DSA 对于 AVM 显微手术是关键性检查,可以清晰显示畸形团的供血动脉、畸形团范围、引流静脉等详细信息。对于血管畸形的外科切除有重要的指导及评估作用。

3. AVM 血管铸型的评估

(1)供血动脉的评估

1)供血动脉数量:与多支动脉供血相比较,单支动脉供血的病灶切除过程中,术中对供血动脉临时阻断控制更加容易。

2)供血动脉来源:畸形团与硬膜或小脑幕接触的部位可能有脑膜来源的细小供

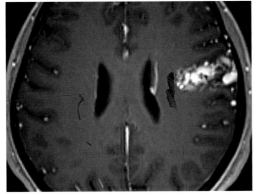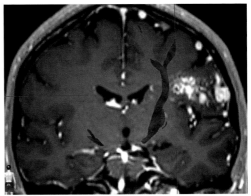

图 7-2-1　左额 AVM 术前 DTI 成像

显示畸形团尖端贴近皮质脊髓束

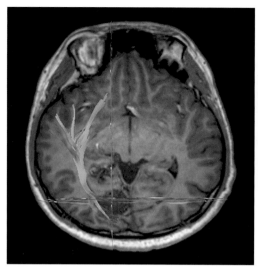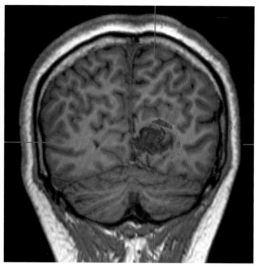

图 7-2-2　右额 AVM 术前 DTI 成像
显示视放射纤维束包绕畸形团

血,掀开硬膜时以及牵拉脑叶时需要避免撕断,需要逐一电凝离断。控制来自深部的穿支或髓质动脉供血,是显微手术切除畸形团的最大困难。切除畸形团过程中,对于特定的手术入路,不同来源的供血动脉有深浅的区分,术中控制来自深部的供血也是手术难点。

3) 畸形团供血类型:对于终末型供血的畸形团,暴露并临时阻断供血动脉,能够有效控制畸形团及引流静脉的张力。对于过路型供血的畸形团,过长时间临时阻断发出过路供血的动脉主干,容易导致患者术后出现远隔部位的缺血性脑梗死。某些高流量过路型供血的病变,畸形团远端过路动脉内血流呈逆向灌注,此种类型的病变术中临时阻断控制需要在畸形团近端及远端同时进行。

(2) 畸形血管团的评估:成熟型或团块型的畸形团与正常脑组织边界清晰,手术过程中容易辨认,切除及止血相对容易,切除后不易残留。幼稚型或弥散型畸形团与正常脑组织混杂,病灶边界不易辨认,切除及止血相对困难,手术过程中容易残留。

(3) 引流静脉的评估

1) 引流静脉的数量:单支引流静脉的病灶切除过程,要严格遵循先彻底游离病灶,最终切断引流静脉的原则。多支引流静脉的病灶切除,如果术中某些次级引流静脉遮挡病灶显露及手术操作,可考虑试验性临时阻断,如畸形团无张力增加及畸形团渗血严重,可切断影响手术操作的部分引流静脉以便于手术进行。

2) 引流静脉部位:某些高张力扩张迂曲的引流静脉在切除过程中病变的供血动脉控制、畸形团边界的分离造成阻挡,特别是位于侧裂、纵裂、基底池附近的病灶。术前充分阅片,准确判断供血动脉、畸形团与引流静脉的位置关系,有助于手术策略的制定。深部引流静脉的显露及处理增加了手术难度及风险。

4. 分级评估　手术切除一直是 AVM 的首选治疗方法。很多临床外科医师提出了 AVM 的标准化分级系统,用于术前预测手术切除的难度、风险和效果。

(1)Spetzler-Martin 分级系统:在 1986年,Speztler 和 Martin 提出的分级系统,主要参数包括 AVM 的大小、部位和引流静脉(见表 4-1-1)。

1)畸形团大小:基于 DSA 的测量,将畸形团分为小型(<3cm)、中型(3~6cm)、大型(>6cm),分别评为 1、2、3 分。大型的 AVM更容易累及或毗邻功能区,手术容易出现功能组织的损伤。大型的病灶意味着供血动脉数量增多,手术入路和暴露范围需要考虑供血动脉的充分临时阻断。大型的病灶手术切除时间长,进而麻醉时间延长、手术失血可能增加、必要的脑组织牵拉时间延长。

2)畸形团的部位:是根据术前的 CT 或MR 影像判断畸形团是否累及功能区。运动区、感觉区、语言区、视觉区、基底节、下丘脑、丘脑、内囊、脑干、小脑脚和小脑深部核团被认为是功能区。这些区域容易受到手术分离、牵拉、术后出血和水肿的影响,使得患者术后出现不同程度的功能异常。未累及功能区的病灶,评为 0 分;累及上述区域的病灶,评为 1 分。

根据 DSA 结果,病灶的静脉引流可分为浅部和深部引流。经浅部静脉引流的病灶评为 0 分,浅部静脉引流的定义是幕上皮层静脉引流或小脑半球静脉引流向直窦或横窦。经深部静脉引流评为 1 分,深部静脉引流的定义是经过深静脉系统(例如大脑内静脉、基底静脉或小脑前中央静脉)的静脉引流。深部引流静脉通常难以显露、不易控制止血,延长了手术时间,并增加了手术出血、正常组织切除分离的风险。

根据 Spetzler-Martin 评分,AVM 可以分为 I~V 级。其中 I 级和 II 级的病灶,手术切除能够安全有效的根治病变,永久性消除出血风险。2004 年,Morgan 评估了 220 例 I~II级 AVM 直接手术切除的疗效,总体的致残率 1.4%,死亡率 0.5%。180 例畸形团远离功能区的患者中 1 例(0.6%)术后预后不良,40 例畸形团靠近功能区的患者中 2 例(5%)术后预后不良,其中 219 例患者术后脑血管造影复查均显示畸形团完全切除。214 例患者在平均 5.3 年的随访中未观察到再出血。IV~V 级 AVM 手术切除的高风险毋容置疑。Davidson 分析了 529 例患者手术切除的效果,其中各级别手术相关的并发症发生率分别为 I 级 1%(1/98)、II 级 1%(1/96)、III级 14.2%(24/169)、IV 级 35.2%(19/54)15 例、V 级 50%(5/10)。Hamilton 和 Spetzler 报道I~II 级患者手术死亡率和致残率 <1%,III级 <3%,IV 级和 V 级的患者术后早期高达31% 和 52%,但在一段时间随访后下降至22% 和 17%。Heros 的研究显示 I~V 级的AVM 外科手术切除后预后良好的患者分别占各级别病灶的 100%、94.3%、88.6%、61%、28.6%。在随访中,98.7% 的 I~III 级患者状态良好,而 IV 级和 V 级患者的术后晚期死亡率和残疾率分别为 12.2% 和 38.4%。但是,也有部分医生在大型病灶的手术切除中取得了令人惊异的良好结果,Malik 在 1981 年总结了 14 例直径大于 5cm AVM 的手术结果,术后无死亡病例,3 例患者出现神经功能障碍。Sadasivan 在 1996 年分析了 27 例直径超过 5cm AVM 的治疗结果,其中 2 例患者接受放射治疗、13 例患者给予保守观察。13 例接受手术切除的患者中,11 例达到完全切除,术后没有患者出现神经功能障碍。2010 年,赵继宗报道了 50 例利用手术切除结合术中栓塞的方法治疗大型 AVM 的

结果,其中仅有 6 例患者术后出现短暂神经功能障碍。比较病变持续存在的风险和治疗病变的风险是决定 AVM 治疗策略的根本问题,但目前大型 AVM 的自然史仍不清楚,这很大程度阻碍了治疗决策的制定。

文献中报道Ⅲ级 AVM 手术风险差异明显。Spetzler 和 Martin 在 1986 年报道了 25 例Ⅲ级病灶切除,术后 16% 的患者出现轻度和明显的神经功能障碍。Hamilton 和 Spetzler 在 1994 年报道 36 例患者术后发生 2.8% 的永久性残障。Heros 提出的 44 例患者的手术风险为 11.4%,这种差异可能和Ⅲ级 AVM 分为不同亚型有关。Ⅲ级 AVM 可细化分为 S1V1E1、S2V1E0、S2V0E1 和 S3V0E0 等四种亚型。Lawton 对Ⅲ级患者手术治疗的结果分析显示:S1V1E1 有 34 例、S2V1E0 有 14 例、S2V0E1 有 27 例、未发现 S3V0E0 病例;每种类型对应的手术风险,S1V1E1 为 2.9%(1/34)、S2V1E0 为 7.1%(1/14)、S2V0E1 为 14.8%(4/27)。Davidson 在 2010 年的研究中提到不同亚型与手术相关的并发症发生率分别为:S1V1E1 为 9%(3/32)、S2V1E0 为 15%(8/52)、S2V0E1 为 15%(12/70)、S3V0E0 为 38%(3/8)。Lawton 将Ⅲ级的病灶分为 4 个亚型(Ⅲ-、Ⅲ、Ⅲ+ 和 Ⅲ*)(表 7-2-1),不同亚型患者的治疗风险和治疗方案区别显著。其中Ⅲ- 亚型属于手术治疗相对低危险组;Ⅲ级的病灶是位于功能区的中型病变,是否适合手术治疗值得商榷,需要根据患者意愿、患者临床状态和医生的个体经验因人而异;Ⅲ+ 亚型属于手术治疗相对高危险组;临床中Ⅲ* 亚型的病灶极少见到。

(2)Lawton-Young 的补充分级系统(表 7-2-2):2010 年,Lawton 和 Young 对 Spetzler-Martin 分级系统做了进一步的补充,增加了年龄、破裂史、病灶形态等三个参数。高龄患者可能伴有更多的系统性疾病,对手术的耐受性差,正常脑组织损伤的恢复能力差。AVM 出血后,畸形团和正常脑组织的边界更加清晰,同时出血可能导致部分供血动脉闭塞,使得手术切除难度降低。弥散型 AVM 由于与正常脑组织界限不清,增加了畸形团术中出血和正常脑组织损伤的手术风险。将 Spetzler-Martin 分级系统与补充评分系统结合,可以将 AVM 分为 1~10 级,其中 1~3 级是低危组、4~6 级是中危组、7~10 级是高危组。利用这个改良系统对 300 例患者手术结果进行分析,各组术后临床症状加重的发生率分别为:低危组 0%(0/28)、中危组 20%(43/215)、高危组 52.6%(30/57);低 Spetzler-Martin 分级低补充分级组 15%(28/186)、低 Spetzler-Martin 分级高补充分级组 41%(34/836)、高 Spetzler-Martin 分级低补充分级组 29%(6/21)、高 Spetzler-Martin 分级高补充分级组 50%(5/10)。Lawton-Young 的

表 7-2-1 Lawton 的Ⅲ级亚型分类

亚型	大小	静脉引流	部位
Ⅲ-(手术低危)	1	1	1
Ⅲ	2	1	0
Ⅲ+(手术高危)	2	0	1
Ⅲ*	3	0	0

表 7-2-2 Lawton-Young 的补充分级系统

分级参数	Spetzler-Martin 分级评分		补充分级评分	
	定义	评分	定义	评分
病变大小	小型(<3cm)	1		
	中型(3~6cm)	2		
	大型(>6cm)	3		
病变部位	非功能区	0		
	功能区	1		
静脉引流	浅部静脉	0		
	深部静脉	1		
年龄			<20 岁	1
			20~40 岁	2
			>40 岁	3
临床表现			破裂史	0
			未破裂史	1
病灶形态			非弥散型	0
			弥散型	1
分级	总计(I~V级)		总计(I~X级)	

补充分级系统为评估 AVM 手术风险提供了更加准确的参考,但由于该评分系统略显复杂,因此临床上应用难以普及。

三、手术切除的要点

1. 手术器材准备

(1)手术显微镜:手术显微镜为 AVM 切除手术提供清晰放大的操作视野。AVM 对手术显微镜的要求包括:显微镜在各个方向的工作角度摆放不受限制;显微镜要有足够的照明亮度,足够的放大倍数及合适的景深,以适应深部操作;有合适的调节系统,便于术中连贯地进行显微镜的微调。

(2)双极电凝:双极电凝是 AVM 切除手术最重要的工具之一。需要准备不同长度,以适应畸形团分离过程中不同深度的操作,提高手术操作的稳定性。双极电凝头端大小推荐 0.7mm 和 1.0mm 直径,0.7mm 直径的头端适合畸形团边界的分离、穿髓供血动脉的止血和电凝,1.0mm 直径的头端适合较大供血动脉的电凝。双极电凝头端与组织粘连在 AVM 切除手术过程中尽量避免出现。助手向电灼部位滴注生理盐水、选择有滴注功能的双极电凝、选择无粘连涂层的双极电凝有助于防止粘连。双极电凝头端的工作暴露长度在 1cm 以内为宜,绝缘材料距离头端太长,不利于深部的精确电凝操作。

(3)动脉瘤夹或血管畸形夹及加持器:

临时或永久性动脉瘤夹用于粗大供血动脉或引流静脉的临时、永久性阻断。位于畸形团周边或深部的白质内细小薄壁髓质动脉，可以适当应用血管畸形夹临时阻断或止血。

（4）吸引器：术者需要准备不同直径的吸引器，以适应畸形团分离过程中的不同情况，提高手术安全性。吸引器的粗细应根据术中不同操作过程进行选择，直径1.6~2.0mm的吸引器适用于畸形团周边的分离操作；直径3.0~5.0mm的吸引器便于术中出血时保持术野清晰。吸引器最好设计有指控负压调节阀，便于术者随时变换负压吸引强度。术中备用双吸引器十分必要，助手持另外的吸引器可以在术中大出血时帮助快速清理术野并保持术野清晰。

（5）自动牵开器：某些位于脑裂或深部的AVM切除过程中，应用自动牵开器，有助于增加手术操作空间。在畸形团环绕式分离过程中应用自动牵开器，有助于术者更好地观察畸形团深部尖端。和助手手持脑压板牵开比较，自动牵开器能够提供更加稳定持续的固定作用。自动牵开器的设计应当能够满足术者任意方向顺畅牢固的牵拉操作。

（6）自体血液回输装置：自体血液回输装置在AVM切除手术中是十分必要的。当遇到畸形团大出血时，该装置可以将从术野中负压吸出的自体血收集，重新过滤后回输到患者体内，能够有效减少异体输血量，降低输血相关感染性疾病的发生。

2. 患者体位　患者体位的摆放要与手术入路、手术策略相符合，能够更好地显露病变，最大程度保证术中处理畸形团及其出血时有更多的显微镜工作角度。患者颈部应该轻微伸展，头位要高于心脏水平，需要

注意避免颈部向一侧的过度扭转，避免静脉压升高对手术产生影响。体位摆放还要考虑脑组织的自然重力牵拉，术中能够减少机械性牵拉，使得术者可以利用正常脑结构自然分离形成的空间进行手术操作。

3. 开颅操作　AVM患者骨瓣设计不同于微侵袭手术的原则，骨瓣大小要充分考虑畸形团、供血动脉、引流静脉以及畸形团周围正常脑结构的显露。充分的暴露病变及其周围结构，也利于术中更好地处理畸形团出血。骨窗设计最好能便于手术初期脑池或脑裂的开放，通过释放脑脊液，可以为手术显露创造空间，减少不必要的正常组织牵拉。位于中线区域深部的AVM，术前留置腰池引流是术中实现脑松弛的明智选择。颅骨钻孔、骨瓣成型、骨瓣掀开过程中，要避免硬膜穿透或硬膜撕裂导致的硬膜下异常扩张的引流静脉破裂。开颅过程提倡骨窗边缘的多部位钻孔，利用剥离子或铣刀保护套将不同骨孔之间硬膜与颅骨内板剥离，可以规避铣刀造成的硬膜穿透和撕裂。掀开骨瓣前，要用剥离子充分游离硬膜及颅骨内板，避免硬膜过度牵拉而引发的有畸形团引流功能的桥静脉撕裂出血。剪开硬脑膜时，需要特别注意硬膜下扩张的引流静脉，如果静脉破裂出血，应利用止血材料及棉片压迫出血点。电凝止血可能闭塞畸形团的引流静脉，造成畸形团静脉回流不畅，给后续手术操作带来极大困难。掀开硬膜时，需要仔细分离畸形团与硬脑膜之间的粘连，避免畸形团撕裂。如果硬膜与畸形团或引流静脉广泛、紧密粘连，必要时可以围绕其环形剪开硬膜，避免强行分离引发难以控制的出血。来自硬膜进入AVM的细小供血动脉应电凝后切断。掀开硬膜后，先结合术前影像判断暴露范围是否充分，必要时可以扩大骨

窗范围以便于手术操作。

4. 术中畸形团定位　位于凸面浅表的畸形团,术中可以直接观察畸形团及其供血动脉及引流静脉。位于脑沟或脑裂中的畸形团,可以辨认脑组织表面动脉化的引流静脉,并结合术前血管造影上畸形团和引流静脉的位置关系,进而定位病灶。区分动脉化的引流静脉与脑组织正常引流静脉相对容易,畸形团的引流静脉张力高、颜色偏鲜红。深部的畸形团,需要充分开放脑沟、脑裂或脑池后,沿动脉化的引流静脉逆向探查,并结合术前影像判断病灶具体位置。供血动脉内的栓塞剂也有助于畸形团位置的判断。

5. 供血动脉及引流静脉的辨认　术前认真阅读脑血管造影影像是辨识 AVM 供血动脉及引流静脉的基础。要广泛剪开覆盖在引流静脉周围增厚的蛛网膜索带,分离病变区域正常的脑沟和脑裂。在开始沿畸形团周边分离前,利用临时阻断夹,最大程度控制可以提前显露的主要供血动脉分支。某些动脉化的引流静脉很难与供血动脉相区分,可以利用临时阻断夹进行临时阻断进行血管辨识。供血动脉阻断后,可以见到畸形团和引流静脉的张力降低;主引流静脉阻断后,畸形团明显怒张;而次引流静脉阻断后,不会出现畸形团张力的明显改变。某些浅表扩张迂曲的引流静脉可能阻碍对供血动脉的分离和显露,此时更需要耐心精细的操作以免引流静脉在手术初期的损伤出血,切忌因为阻挡手术暴露而随意地切断引流静脉。某些皮层下的畸形团的深部供血的定位和暴露十分困难,可以沿动脉化的引流静脉逆向分离进入脑沟或脑裂中进行辨识。

6. 供血动脉的处理　位于畸形团邻近的粗大动脉可能为畸形团的直接供血动脉或过路动脉。当对某一根动脉有疑惑时,应继续分离,直至明确无分支供应到正常区域才可予以离断。正常过路动脉与发出过路型供血动脉的主干血管需要保留完整,避免术后出现远隔部位的缺血性神经功能障碍。已经确认的靠近畸形团的粗大供血动脉可以用动脉瘤夹夹闭后,在动脉瘤夹的近端和远端分别电凝,最后在靠近畸形团侧切断。过于粗大的供血动脉建议保留动脉瘤夹,防止术后动脉游离断端的灾难性出血。向畸形团供血的中小管径的浅表皮层供血分支比较容易电凝后切断,这些厚壁的血管处理易于白质内髓质动脉的处理。

位于白质内深部的细小供血髓质动脉中膜层结构发育不良,缺乏平滑肌和内弹力层,通常被术者称为“绝望血管”。这些“绝望血管”对双极电凝的皱缩反应差,不易止血,而且其断端非常容易回缩至脑白质内,引发隐匿性的脑内血肿。术中此类血管的最佳处理办法有以下几种:①将这些血管连同其周围薄层的白质组织一同电凝足够长度后切断;②将这些血管周围正常白质组织少量清除后,暴露足够长度,充分电凝后切断;③将这些血管暴露足够长度,带 / 不带血管周围正常的白质组织,以银夹或血管畸形夹夹闭,充分电凝后切断。双极电凝的电灼强度需要减低,电凝时要有盐水冲洗电凝部位,避免夹住血管进行电凝,防止电凝时血管爆裂出血或血管与双极电凝头端粘连引发血管撕裂出血。电凝过程中需轻柔稳定操作,双极电凝尖端内侧面刚好触及血管壁,逐步短促电凝血管 4~8mm 的范围,使其完全皱缩,最后在电凝区域的中点切断。术中一旦发生此类血管出血,可以吸除血管周围少量组织,游离足够长度的血管断端。以AVM夹临时阻断血管后,近端充分电凝;或直接电凝足够长度的血管断端,应避免用止血材料压迫,很容易给术者造成出血停止的假象。

7. 畸形团的分离　在浅表皮层供血切断后,术者要以环绕的方式,沿畸形团周边由浅入深地向畸形团深部尖端进行畸形团与正常脑组织界面的分离。这种分离在浅部尽可能利用正常的脑沟和脑裂,减少对正常脑皮层的损伤。当分离操作离开正常的脑沟、脑裂结构后,在深部围绕分离时,应尽可能紧贴病灶,不能为了创造更多的手术空间而清除过多周围正常的脑组织。当术者视野被横跨的引流静脉阻挡或者解剖结构不清时,需改变操作区域。有血肿的AVM,可以在清除血肿降低脑实质张力后,利用血肿形成的自然边界和操作空间进行畸形团的分离操作。陈旧性出血往往在畸形团某个方向上与正常脑组织形成清晰的界限,利用这种边界分离,可以减少正常脑组织的损伤。术前必要的CTA、MRA或MR图像,有助于判断畸形团与血肿或畸形团与血肿吸收后形成的胶质增生边界的位置关系。向深部的环绕性分离操作需要注意保持层次和深度,在某一方向上的过深操作,更容易失去分离界面。深部分离遇到出血时,要确切止血后再进行下一步分离操作,始终保持畸形团和正常脑组织的分离界面清晰。畸形团在术前MR图像上达到脑室壁,血管造影中可见深部穿支或来自脉络膜系统供血时,对畸形团深部尖端的游离要予以足够重视。分离界面的丢失,可能造成畸形团残留或难以控制的深部畸形血管出血。对畸形团的过度牵拉,可能导致这些深部供血动脉断裂出血,止血极为困难,

如果止血不彻底,血管回缩后可能造成隐匿性的脑室出血,导致术中急性脑膨出。避免在畸形团彻底游离结束前对畸形团电灼,这种操作可能导致畸形团破裂出血。在可能的情况下,应避免切除畸形团周围正常脑组织,坚决反对为了缩短手术时间或为了"确保病灶完全切除"而行扩大切除脑叶或脑极的手术方法。除非手术分离已到达而且术区止血彻底,否则应避免进入脑室。如果在彻底分离之前不慎进入脑室系统,可用带线的湿棉片遮挡在进入脑室的部位,避免血液流入。

8. 引流静脉的保护　在畸形团所有供血动脉未完全阻断前切断畸形团的主引流静脉,会导致畸形团内压力急剧升高,引发畸形团破裂出血。因此术者对主引流静脉的保护,是贯穿整个手术过程的重要操作。当畸形团有多支引流静脉时,如果术中某些引流静脉阻挡手术操作,可考虑用临时阻断夹尝试阻断部分细小引流静脉,如无明显畸形团张力增加及畸形团严重渗血,可切断影响手术操作的部分次要引流静脉以便于手术进行。

9. 畸形团的完整游离　当确认畸形团所有供血动脉都完全切断后,畸形团张力明显降低,引流静脉颜色转为暗红,此时可以切断畸形团的引流静脉,完整取出病灶。有时在畸形团环绕分离结束后,畸形团的引流静脉内依旧能观察到有动脉化血流存在,此时需要在引流静脉周围仔细分离,寻找邻近的隐匿供血动脉分支并切断。粗大的引流静脉靠单纯电凝切断处理并不可靠,需要考虑以动脉瘤夹夹闭断端(或以丝线结扎缝扎断端)。

10. 术中出血的处理　AVM完全切除游离结束前,术中大出血要时刻提防。一旦

发生,首先应用大孔径吸引器或双吸引器清除术野内积血,避免大量血液进入脑室系统导致脑脊液循环受阻而引发术中不可控的脑肿胀。术者同时要根据出血前的操作和对出血部位的观察,分析出血原因。畸形团供血动脉的出血最容易控制,在上文中已经阐述。引流静脉破裂造成的出血,可应用明胶海绵等止血材料和棉片覆盖破口,再以吸引器轻柔压迫棉片,反复生理盐水冲洗棉片至出血停止。切忌电凝引流静脉,可能导致畸形团回流不畅引发灾难性的后果。畸形团主引流静脉闭塞导致的畸形团怒张出血,对于大型 AVM 手术是灾难性的。在控制血压稳定的前提下,利用大孔径吸引器保持术野相对清晰,沿畸形团周边快速分离,尽可能快速阻断所有供血动脉,必要时可以考虑牺牲周围正常组织的扩大性分离。在大部分供血动脉阻断后,怒张的 AVM 张力下降,出血控制变得相对容易。畸形团破裂出血还可能源于分离界面丢失,分离操作进入畸形团所致。此时切忌电凝畸形团出血点,反而容易引发更难以控制的出血。少量出血可以参考引流静脉破裂出血的处理,剧烈出血时,处理方式与引流静脉闭塞引发的畸形团怒张出血一致。在出血得以控制后,先不急于进一步手术操作,请麻醉师先稳定患者的循环状态,及时纠正血气、凝血及生化指标异常。自体血液回输装置和术中外来成分血输注对于术中大出血是必要的。

11. 畸形团切除后的处理与评估　畸形团切除后,需要进行切除界面的彻底止血。此时,要尽可能避免对切除界面的脆弱脑白质反复电灼,这种操作有可能加重出血。推荐以温盐水反复冲洗切除界面,需要有足够的耐心观察有无明显的活动性出血。任何有活动性出血的部位都需要仔细探查,明确是否为白质内供血血管出血或畸形团残余。需要强调,明胶海绵或止血材料覆盖创面的止血方式不能替代对小血管的精确电凝止血。可以利用术中血管造影确认切除结果,畸形团周围过度扩张的血管可以不用进一步切除,以免对正常脑组织产生不必要的损伤。这些扩张的血管可能在随访的血管造影中消失,但在儿童患者中,此类血管可能是术后血管畸形复发的来源。彻底止血后,可以建议麻醉医师将患者动脉压提升至基线水平上 15~20mmHg 维持 15~20 分钟,可同时行颈静脉压迫,仔细观察切除界面有无活动性出血。确认无活动性出血后,可考虑缝合硬膜关颅。

12. 总结　显微手术切除依旧是彻底治疗 AVM 的最有效方法。一个完整的 AVM 手术过程是对术者手术技术和耐心程度的极大考验。一个成熟优秀的 AVM 显微手术医师,要求在术中能够准确认识病灶的血管构筑及解剖,要具备精湛的手术技巧。术者应具有良好的应变能力,应在头脑中不断形成各种突发情况的应对方案。尤其是在病灶大出血时,术者应该保持清醒镇定的头脑、当机立断地做出正确的手术决策、领导整个手术团队顺利掌控局面。

四、颅内 AVM 切除术后处理

1. 术后严密监护　AVM 切除术后,患者是否需要维持镇静状态及机械通气,需要个体化考虑。术后控制性降压,有利于防止术区被电凝切断后的深部供血动脉或髓质动脉术后再出血。一般建议控制血压低于患者基础血压的 10~20mmHg。大型或高流量 AVM 切除术后患者,维持麻醉、镇静状态,以防止拔管刺激和疼痛所造成的血压波动,有利于患者术后血压管理,但不能有效地观察患者神经功能状态的变化。术后立即让患者苏醒、拔除气管插管,便于观察患者意识水平和其他神经系统体征的变化,利于早期发现术后颅内出血。笔者认为 AVM 切除术后即刻行头颅 CT 扫描是必要的,除了发现即刻的术后颅内异常情况之外,保留基础的术后影像信息以备与其他术后复查影像相比较。术后早期要定期复查头颅 CT,有助于发现颅内出血、脑水肿、脑梗死及其他颅内异常变化。AVM 切除手术,麻醉时间相对较长,术后要观察血气指标的变化,及时做出相应处理。术中有大出血的患者,术后要密切监测血常规、凝血功能、血生化及血气指标,必要时行异体成分血输注,并注意液体量出入。位于幕上凸面的 AVM 切除术后,应当常规应用抗癫痫药物。术后是否应用脱水药物,需要根据术中过程及术后 CT 复查的影像综合判断。除了对患者一般状态及切口愈合情况的观察外,严密观察患者的神经系统功能改变,必要时行头颅 CT 或 MR 检查,对于早期发现颅内异常变化非常重要。

2. 术后脑水肿、脑出血的防治　AVM 切除术后脑水肿或脑出血容易引发患者神经功能改变。1978 年,Spetzler 提出的"正常灌注压突破(normal perfusion pressure breakthrough, NPPB)"理论指出,由于 AVM 影响了脑血管自主调节,在切除术后导致出血或水肿发生。AVM 由于大量动静脉短路的存在,局部血流呈现"高流低阻"的异常状态,伴随出现的"唧筒"效应,使得 AVM 周围正常组织长期处于慢性低灌注状态,血管床扩张、丧失自主调节能力;在 AVM 切除后,重新分布的血流进入到失去正常收缩功能的血管床,超过其容量时,出现脑组织水肿和出血。

1993 年,Al-Rodhan 提出 AVM 切除术后"阻塞性高血容量(occlusive hyperemia)"的理论。高流量 AVM 切除后,原供血动脉及周围正常脑实质的供血分支血流淤滞,周围脑组织缺血低灌注状态加重;而畸形团周边正常脑组织的静脉引流受阻,导致静脉充血、血容量增加,进而加重了动脉内血流的滞留;这种异常的生理状态容易导致术后发生脑水肿和脑出血。这些理论虽然仍需要进一步深入研究证实,但为临床提供了重要的参考依据。从 AVM 的血流动力学分析,术后严格的控制性降压有助于减低术后出血的发生率。很多外科医生在 AVM 切除术后,将患者动脉压控制在基础水平以下,但如果动脉压低于脑血管自主调节下限时,可能造成畸形团周围组织的缺血性损害。除此之外,畸形团残余也是术后出血的重要原因,术中脑血管造影能够在术中及时发现切除后残余的畸形血管。

五、术中辅助手段

1. 神经导航系统　对于浅表皮层或皮层下 AVM,导航系统在开颅骨瓣设计中,能够准确定位病灶。神经导航系统是安全处理深部脑实质内 AVM 的有力工具,神经导航系统可以将脑血管造影、CTA、MRA 和 MR 的结构相、功能相融合,在病灶切除过程中,使病灶的某些特定部分的处理变得更加容易和安全。利用术中导航,可以在术中判断分离界面与重要功能区和传导束的距离,降低术后出现神经功能障碍的风险。需要注意的问题是,由于切除过程中脑脊液释放以及脑组织的位移,导航的准确性下降,这不利于术者的准确判断。在导航注册过程中,侧卧位或俯卧位的注册极为困难,这也影响到神经导航系统的适用范围。

2. 术中吲哚菁绿血管造影　目前很多手术显微镜具备术中吲哚菁绿造影的功能，在一定程度上对 AVM 的手术起到辅助作用。术中吲哚菁绿血管造影，对正常组织和畸形团各自的供血动脉、引流静脉的鉴别提供重要的影像参考。术中供血动脉阻断后，能够通过引流静脉显影速度辅助判断畸形团血流控制情况。需要注意，术中吲哚菁绿血管造影显示的范围受到手术显微镜视野的限制，而且任何手术器械、棉片或组织对血管的遮挡，均影响血管显影，不能准确评估深部畸形团是否残余。

3. 术中脑血管造影　虽然术中脑血管造影检查的并发症发生率约 1%~5%，高于传统的脑血管造影检查，但依旧是 AVM 切除手术的重要辅助手段。术中脑血管造影结合临时动脉瘤夹控制下的临时阻断试验，有助于术者区分供血动脉及引流静脉，有助于术者辨认畸形团周边的粗大血管为终末供血或过路供血；术中失去清晰的分离界面时，脑血管造影有助于判断深部畸形团的位置，防止畸形团周围正常脑组织的不必要损伤；畸形团切除后进行脑血管造影，可以即刻评估手术效果，并排除畸形团残余，防止术后残余畸形团出血。

4. 术中超声　术中超声在 AVM 切除中的辅助作用包括：皮层下畸形团和脑内血肿的定位；辨认畸形团和脑内血肿的位置关系；发现术中隐匿性的脑内出血。该技术的缺点包括：对深部病灶的评估有限；对操作者的技术和经验要求高；通过超声图像分析术野内血管畸形，需要术者和操作者积累经验。

5. 术中神经电生理监测　AVM 术中神经电生理监测的手段简单分为定位技术

（mapping technique）和监测技术（monitoring technique）。定位技术主要包括术中皮层或皮层下电刺激。利用术中皮层电刺激能够准确定位运动区，以癫痫为临床表现的 AVM 切除术中，可以利用皮层电极判断致痫灶位置，并确认畸形团切除后致痫灶是否消失。利用术中皮层下电刺激，有助于定位白质内皮质脊髓束，术中避开而保护其完整性。定位技术最大的缺陷在于：皮层电刺激引发术中癫痫的可能性较高；皮层或皮层下电刺激技术只能提供一个时间点的反馈信息，而不能持续监测神经功能通路的完整性。监测技术包括运动诱发电位（motor evoked potentials，MEPs）、体感诱发电位（somatosensory evoked potentials，SSEPs）、脑干听觉诱发电位（brainstem auditory evoked potentials，BAERs）、视觉诱发电位（visual evoked potentials，VEP）等多种监测方式，目前被广泛应用于脑血管外科术中神经功能状态的持续性评估。MEPs 用于皮质 - 脊髓传导通路在皮层下水平的整体评估，可以根据手术部位不同，借助经颅电刺激（transcranial electrical stimulation，TES）和直接皮层电刺激（direct cortical stimulation，DCS）两种手段实现。MEPs 波幅较基线水平下降超过 50%，提示对运动传导通路可能的损伤；MEPs 不可逆性的完全消失，可能提示术后运动功能障碍及术后皮层下区域缺血性影像改变。SSEPs 用于评估由外周向皮层的传导通路，对皮层水平的缺血性损伤更加敏感，对穿支供血区域的功能监测不够充分。参照基线水平，SSEPs 波幅下降超过 50%、潜伏期延长超过 10%、中央传导时间（central conduction time，CCT）超过 1ms，有显著临床意义。BAERs 反映听觉刺激从外周沿通路向皮层上行传导的情况，常用于术中评估脑干功能状态。BAERs 监测的电位由一系列波峰组成，对应传导通路的不同部位，Ⅰ峰（耳蜗神经）、Ⅱ峰（耳蜗神经核）、Ⅲ峰（对侧上橄榄复合体）、Ⅳ峰（外侧丘系）、Ⅴ峰（下丘）、Ⅵ峰（内侧膝状体）、Ⅶ峰（听放射）。脑干不同部位的损害可以出现不同峰的电位改变，低位脑桥的损伤出现Ⅲ峰和Ⅴ峰的电位变化，而中脑水平损害则引发Ⅳ~Ⅴ峰的电位改变。视觉诱发电位监测用来评估视觉传导通路的功能，但监测结果的稳定性和评估有待进一步研究。因此，AVM 切除手术中，需要根据病变的具体部位选择合适有效的监测方式。在 AVM 切除手术中，靠近畸形团的过路动脉可能被错误地临时阻断，持续的神经电生理监测能够及时发现并防止远隔功能区发生的缺血性脑损伤。在白质内分离畸形团，当 MEPs 出现波幅明显下降时，适当暂停手术、减少牵拉操作、精细操作，有助于降低术后患者出现运动障碍的概率。BAERs 有助于判断手术操作对脑干或小脑的干扰，术中电生理监测结果受到多种因素影响。儿童由于运动皮层和运动传导通路发育未成熟，MEPs 的监测与成人略有差异，吸入性麻醉剂可能阻碍神经传导而影响电生理结果的可靠性。肌肉松弛剂引发 MEPs 刺激阈值的升高，进而影响 MEPs 监测结果。

六、颅内 AVM 破裂出血后的手术时机

AVM 破裂出血后的再出血率明显低于颅内动脉瘤。对于尚未危及生命的 AVM 出血，建议等待血肿液化、血肿周围水肿消退后再考虑外科手术切除，此时手术分离的界面更加清晰。对于需要紧急清除血肿减压的患者，如果畸形团小、界限清楚且位置表浅，建议同期手术切除血管畸形；如果畸形团体积较大、位置深、结构复杂，建议行单纯血肿清除，等待患者神经功能稳定恢复。破裂出血的 AVM 进行任何形式的外科手术前，常规的脑血管造影都是必要的，术前对血管畸形构筑的充分理解能够确保手术的安全。在脑血管造影中，某些特定的畸形团构筑非常容易导致再出血，例如单支静脉引流伴或不伴有静脉滞留、存在 AVM 相关动脉瘤样结构。对于此类病灶，及早选择手术切除或血管内栓塞治疗，可能有助于减少急性再出血的发生。在此，介绍两个病例来更好地助于读者理解颅内 AVM 破裂出血手术。

病例 1　男性，51 岁，突发头痛 7 天。既往 10 年前曾因左额脑出血在外院行开颅血肿清除，术中发现异常血管团，术后未行特殊治疗。此次头颅 CT 显示左额脑出血（图 7-2-3），CTA 原始扫描图像见血肿下后方有异常血管（图 7-2-4A、B），3D 容积重建图像提示 AVM（图 7-2-4C）。头颅 MR 提示左额脑出血（图 7-2-5），血肿后下方可见异常血管流空影。头颅 MRA 原始扫描图像见血肿下后方有异常血管（图 7-2-6A~C），3D 容积重建图像提示 AVM 可能（图 7-2-6D）。患者术前脑血管造影检查左侧颈内动脉正侧位提示病变为左侧额叶 AVM（图 7-2-7），右侧大脑中动脉为主要供血，主要经过皮层静脉向上矢状窦引流。患者全麻下行脑内血肿清除及 AVM 切除术。术中见额叶表面少量异常畸形血管及动脉化的引流静脉（图 7-2-8）。利用术中超声探查畸形团和血肿的位置（图 7-2-9A），彩色血流显像探及血肿表面、后方及深部有异常血流信号（图 7-2-9B）。沿超声提示方向，清除血肿，完整切除畸形团（图 7-2-10）。

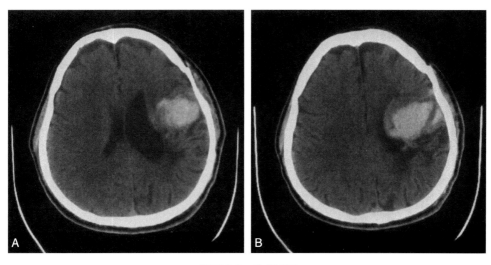

图 7-2-3　头颅 CT

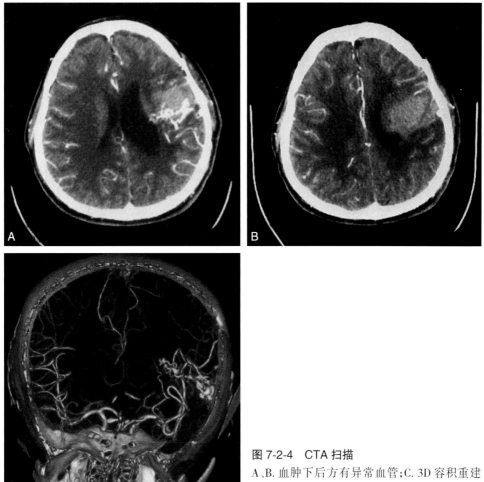

图 7-2-4　CTA 扫描

A、B. 血肿下后方有异常血管;C. 3D 容积重建
图像提示 AVM。

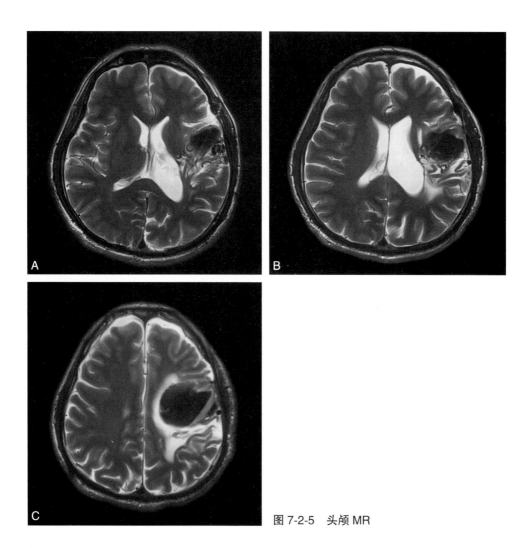

图 7-2-5　头颅 MR

图 7-2-6　头颅 MRA

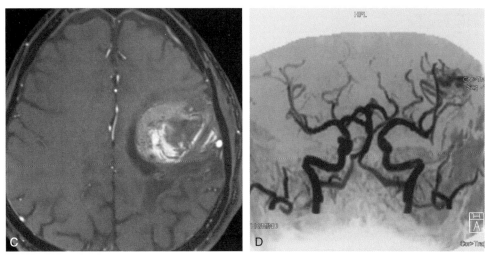

图 7-2-6（续）

A~C. 血肿下后方有异常血管；D. 3D 容积重建图像提示 AVM 可能。

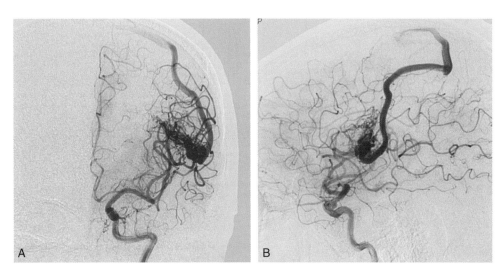

图 7-2-7 脑血管造影

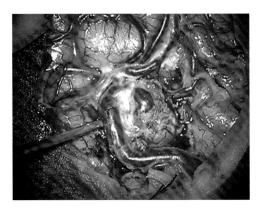

图 7-2-8 术中所见

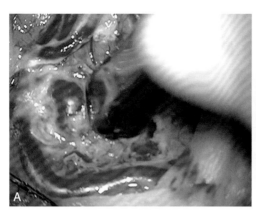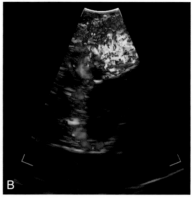

图 7-2-9　术中超声探查

A. 探查畸形团和血肿的位置；B. 彩色血流显像探及血肿表面、后方及深部有异常血流信号。

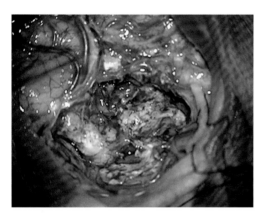

图 7-2-10　切除畸形团

病例 2　男性,42 岁,反复颅内出血 9 年。患者于 2009 年因自发性蛛网膜下腔出血检查发现 AVM,当时行畸形团内动脉瘤样结构弹簧圈栓塞术,术后一直未复查。2017 年,患者突发脑室内出血,脑血管造影检查右侧颈内动脉正侧位(图 7-2-11A～图 7-2-11D)提示:病变为右侧额叶高流量 AVM,右侧大脑中动脉、右侧大脑前动脉及右侧豆纹动脉为主要供血,主要经过侧裂和皮层静脉向上矢状窦引流。畸形团内可见第一次介入治疗留置的弹簧圈。头颅 MR(图 7-2-12)检查提示畸形团位于右侧额叶,深达侧脑室壁。针对畸形团,分期行 2 次部分减流性栓塞。第二次栓塞术后 3 个月,患者突发头痛进而出现意识障碍,头颅 CT(图 7-2-13)提示右额大量脑出血破入脑室。急诊在复合手术室行脑血管造影(图 7-2-14A、图 7-2-14B)提示:右额残余畸形团局限,较栓塞前体积明显缩小、流量降低。造影后立即在全麻下行右侧额颞开颅、脑内血肿清除、AVM 切除。术中剪开硬膜后,侧裂及额叶表面大量迂曲扩张的异常血管,初步判断畸形团分离边界(图 7-2-15A 黑色虚线)。在粗大引流静脉旁剪开增厚的蛛网膜,探查来自大脑中动脉的主供血,以临时动脉瘤夹阻断(图 7-2-15B)。术中行吲哚菁绿荧光造影(图 7-2-15C)提示畸形团血流明显减慢,确认供血动脉阻断位置满意。沿畸形团前界深入,显露畸形团边界(图 7-2-15D 黑箭头)及畸形团供血(图 7-2-15E 黑箭头),向深方探查进入血肿腔(图 7-2-15F 白箭头),清除部分血块。沿畸形团后界深入(图 7-2-15G),探查进入血肿腔(图 7-2-15H),清除部分血肿。临时阻断跨越畸形团上方边界的细小引流静脉(图 7-2-15I),确认无畸形团怒张后,切断该引流静脉。深入分离暴露畸形团边界(图 7-2-15J 黑箭头)及畸形团供血(图 7-2-15K 黑箭头),向深方探查进入血肿腔并显露来自豆纹动脉的供血(图 7-2-15L 白箭头)。畸形团完全游离(图 7-2-15M)后,暴露深部残余血肿(图 7-2-15N)并清除。夹闭粗大引流静脉后切断(图 7-2-15O 黑箭头)并丝线缝扎(图 7-2-15P 黑箭头)。手术区域彻底止血(图 7-2-15Q)。切除后畸形团标本最大径达 7cm(图 7-2-15R)。术中脑血管造影(图 7-2-16A,图 7-2-16B)提示未见畸形团残余显影。术后即刻头颅 CT(图 7-2-17)复查示血肿清除彻底。术后 5 个月复查,患者恢复正常生活(图 7-2-18),MRS 评分 1 分,头颅 MR(图 7-2-19)提示原畸形团位置未见异常血管流空。

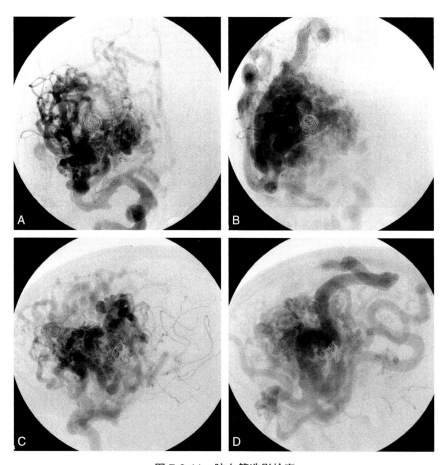

图 7-2-11　脑血管造影检查

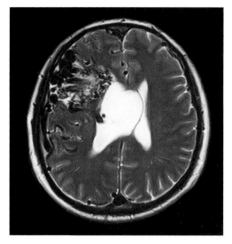

图 7-2-12　头颅 MR 检查

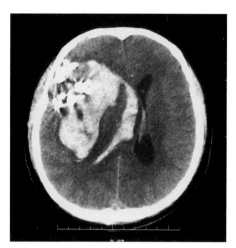

图 7-2-13　头颅 CT

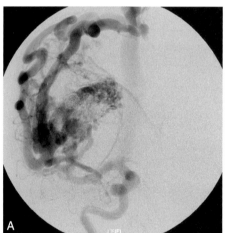

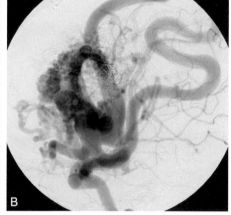

图 7-2-14　急诊在复合手术室行脑血管造影

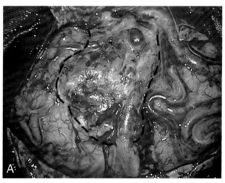

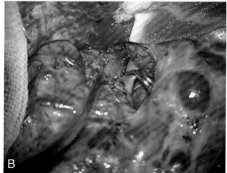

图 7-2-15　手术过程

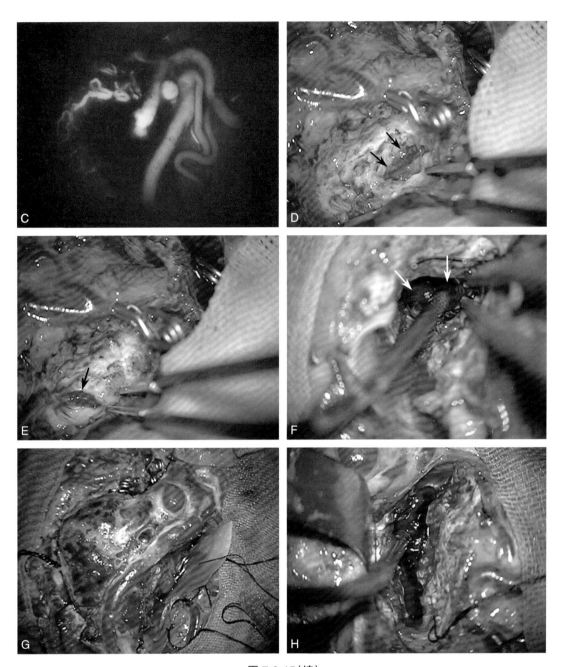

图 7-2-15(续)

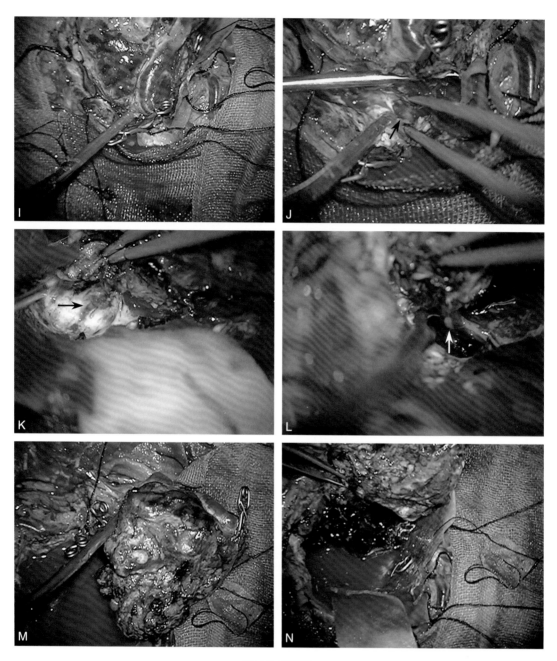

图 7-2-15(续)

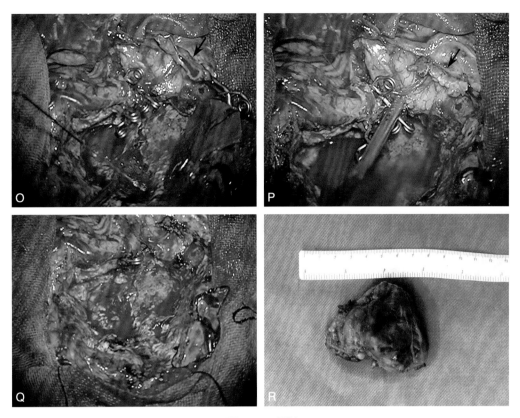

图 7-2-15(续)

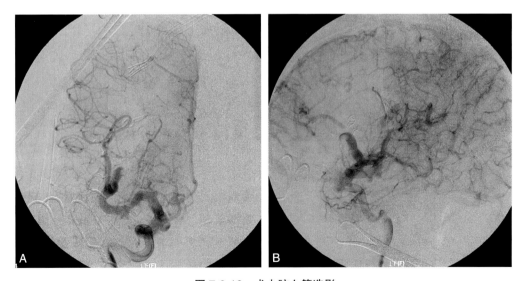

图 7-2-16 术中脑血管造影

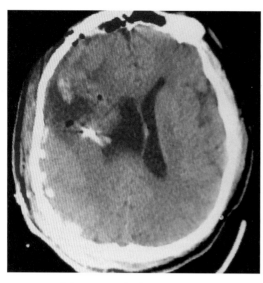

图 7-2-17　术后即刻头颅 CT

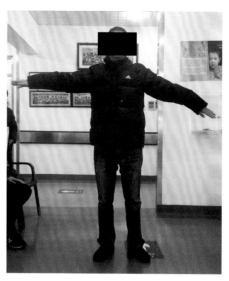

图 7-2-18　术后 5 个月复查 MRS 评分 1 分

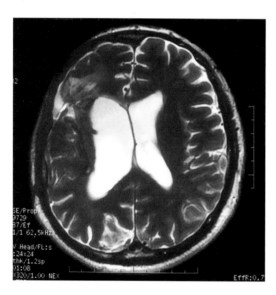

图 7-2-19　术后 5 个月头颅 MR

七、术前血管内栓塞对外科手术的影响

选择合适的 AVM,进行切除术前的血管内栓塞治疗,能够有效地简化手术操作,缩短手术时间,减少术中出血,提高手术安全性改善患者预后。对于大型或巨大型 AVM,术前栓塞能够降低畸形团的血流,改善畸形团周围正常组织的血流状态;能够有效降低畸形团的 Spetzler-Martin 分级,使某些原本无法手术切除的病变转变为手术可以治愈的病变。术前栓塞可以闭塞位于深部、手术难以处理的供血动脉;可以选择性闭塞手术初期难以直接控制的供血动脉;术前可以选择性闭塞位于畸形团内的动脉瘤样结构或高流量的动静脉瘘样结构;术前注

射的栓塞剂可以在切除术中起到标记提示的作用,有助于术中畸形团定位。需要注意的是,在术前栓塞治疗实施前,血管内介入医师要与外科手术医师一起分析栓塞策略。栓塞剂向畸形团内的广泛弥散,使得畸形团硬度增加,不利于术中畸形团的翻转和分离。浅部皮层粗大供血动脉栓塞后,来自白质内深部的髓质动脉可能出现血流增加、血管扩张、数量增多,不利于手术进行。栓塞治疗本身也存在一定的手术风险,要充分比较术前栓塞的风险及收益。

八、术前放射治疗对外科手术切除的影响

某些高级别的大型或巨大型 AVM 患者可能在治疗初期接受过放射治疗。放射治疗能够诱发畸形团内异常血管的内膜增厚、管腔内血栓形成进而达到闭塞畸形团的目的。虽然高级别 AVM 接受放射治疗后闭塞率不足 50%,但临床随访中确实能观察到一定程度上的畸形团体积缩小。接受过放射治疗的病灶结构会出现特别的改变,非常有利于外科手术分离切除。位于深部白质内的髓质动脉分支管壁增厚、数量减少;病灶周围的脑实质组织呈胶质化,正常组织与畸形团之间的界限也变得更加清晰。

(叶明)

参考文献

[1] COPPOLA A,TRAMONTANO V,BASALDELLA F,et al. Intra-operative neurophysiological mapping and monitoring during brain tumour surgery in children:an update [J]. Childs Nerv Syst,2016, 32(10):1849-1859.

[2] DUMONT AS,LANZINO G,SHEEHAN JP. Brain Arteriovenous Malformations and Arteriovenous Fistulas. New York:Thieme,2018.

[3] GUTZWILLER E M,CABRILO I,RADOVANOVIC I,et al. Intraoperative monitoring with visual evoked potentials for brain surgeries [J]. J Neurosurg,2018,130(2):654-660.

[4] KIM K,CHO C,BANG M S,et al. Intraoperative Neurophysiological Monitoring:A Review of Techniques Used for Brain Tumor Surgery in Children [J]. J Korean Neurosurg Soc,2018,61 (3):363-375.

[5] MARUTA Y,FUJII M,IMOTO H,et al. Strategies and Pitfalls of Motor-Evoked Potential Monitoring during Supratentorial Aneurysm Surgery [J]. J Stroke Cerebrovasc Dis,2016,25(2):484-495.

[6] PESCHILLO S,CAPORLINGUA A, CAPORLINGUA F,et al. Historical Landmarks in the Management of Aneurysms and Arteriovenous Malformations of the Central Nervous System [J]. World Neurosurg,2016,88:661-671.

[7] PLANS G,FERNANDEZ-CONEJERO I,RIFA-ROS X,et al. Evaluation of the High-Frequency Monopolar Stimulation Technique for Mapping and Monitoring the Corticospinal Tract in Patients With Supratentorial Gliomas. A Proposal for Intraoperative Management Based on Neurophysiological Data Analysis in a Series of 92 Patients [J]. Neurosurgery,2017,81(4):585-594.

[8] ROTH J,KORN A,SALA F,et al. Intraoperative neurophysiology in pediatric supratentorial surgery:experience with 57 cases [J]. Childs Nerv Syst,2020,36(2):315-324.

[9] THIRUMALA P D,UDESH R,MURALIDHARAN A,et al. Diagnostic Value of Somatosensory-Evoked Potential Monitoring During Cerebral Aneurysm Clipping:A Systematic Review [J]. World Neurosurg,2016,89:672-680.

[10] ZHOU Q,LI M,YI L,et al. Intraoperative neuromonitoring during brain arteriovenous malformation microsurgeries and postoperative dysfunction:A retrospective follow-up study [J]. Medicine(Baltimore),2017,96(39):e8054.

第三节　血管内介入治疗

一、颅内 AVM 血管内介入栓塞治疗的价值与适应证

介入治疗采用血管内途径,直接抵达病灶进行治疗,从理论上说,应该是最为理想的治疗方法,但是颅内 AVM 的治疗效果,受栓塞材料的制约。随着血管内栓塞治疗的微导管材质的进步,栓塞材料的更新,血管内栓塞治疗已经取得了飞跃的发展。本节主要从传统动脉入路的角度对颅内 AVM 的血管内介入治疗就如下方面进行阐述。

1. 介入治疗的目的和价值　①治愈性栓塞:单纯经血管内栓塞,在解剖上完全闭塞畸形血管团(图 7-3-1);②术前栓塞:作为显微外科手术或立体定向放射外科治疗的辅助手段,通过术前栓塞减少供血动脉、缩小畸形团体积、消除血流相关动脉瘤或动静脉瘘等,为显微外科手术或立体定向放射外科治疗创造便利条件;③靶点栓塞:部分病例目前的治疗手段无法从解剖上治愈,或是高龄等因素,可通过精准靶点栓塞动脉瘤、

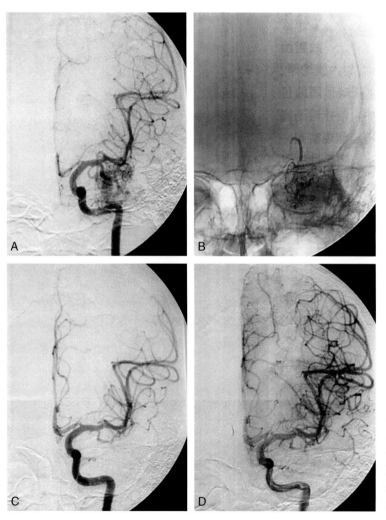

图 7-3-1　治愈性栓塞
A. 左颞叶 AVM 栓塞术前正位;B. 栓塞畸形 Glubran 胶形态;C. 左颞叶 AVM 栓塞术后动脉早期;D. 左颞叶 AVM 栓塞术后动脉晚期。

动静脉瘘等高危因素降低出血的风险,然后进行定期观察;④姑息性栓塞:对于难以治愈而癫痫或头痛等症状明显的患者,可通过单次(或多次)栓塞,控制 AVM 血流、改善盗血来缓解症状;⑤弥补性栓塞:作为显微外科手术或立体定向放射外科治疗后残余病灶的补充治疗手段。

2. 适应证　微导管能够有效到位的颅内 AVM,均可进行栓塞治疗,包括:①症状性、不能手术的颅内 AVM;②深部颅内 AVM、功能区和巨大的颅内 AVM;③伴有动脉瘤、巨大动静脉瘘等。

伴有下列情况,应积极尽早治疗:①出血性 AVM;②造影诊疗过程中,微导丝或微导管刺破血管,需要紧急栓塞;③供血动脉伴有假性动脉瘤或血流相关的动脉瘤,动脉瘤逐渐增大者;④造影显示引流静脉狭窄、淤滞及静脉呈动脉瘤样扩张;⑤畸形团内有明显动脉瘤;⑥合并颅内高流量动静脉瘘,尤其是新生儿或儿童患者,由于心脏负荷明显加重,容易出现心力衰竭。

3. 禁忌证　①全身情况不能耐受麻醉者;②目前介入技术不能达到治疗目的;③患者和家属拒绝介入治疗。

二、血管内栓塞的材料选择及配制

颅内 AVM 的血管内栓塞材料主要包括:5~8F 导引导管、(血流导向)微导管、与微导管配套的微导丝;导管塑形器(如蒸汽壶、电吹风等);液态栓塞剂及其显影材料(超液化碘油、碘苯酯、钽粉等);可脱性球囊及输送系统;可控解脱弹簧圈、解脱系统及游离弹簧圈等。本节主要论述的是液态栓塞剂。

目前常用的液态栓塞材料有:

1. α- 氰基丙烯酸正丁酯(n-butyl cya-noacrylate,NBCA)　黏附性液体栓塞材料中最具代表性的产品,在全世界范围内应用较广泛。液态的 NBCA 单体与血液中亲核基团,在血液中可瞬间聚合,在血管内膜上形成黏的、不可降解的固体,这个过程在盐水中聚合需 15~40 秒,而在 5% 的葡萄糖溶液中却不发生聚合,这给栓塞操作带来了方便。在栓塞前后用 5% 的葡萄糖溶液冲洗微导管,可避免其在微导管内发生聚合,阻塞微导管,同时加入适量钽粉,可进一步增强显影效果而不会影响胶的聚合时间。针对不同的 AVM 病灶,不同浓度的胶可达到相同的栓塞效果,但是胶聚合的时间不同。以 NBCA 胶为代表的氰丙烯酸酯类液体栓塞材料的最大缺点是“粘管”,这一问题是黏附性栓塞材料所特有的。由于其黏附性,注胶时间受到限制,注射后,必须立即撤管,否则将有微导管黏附于畸形团内的危险。这就要求术者具有丰富的注胶经验,掌握好胶的浓度,把握注射速度和注射时间,严格控制返流,及时撤除微导管。

NBCA 胶浓度配制和注射技术:NBCA 胶是一种透 X 线的永久性液体栓塞材料,与血液接触后产生凝固,其凝固时间与 NBCA 胶浓度有关,与葡萄糖溶液和碘油接触不凝固。因此,根据 AVM 的动静脉循环时间,需加适量碘油,达到透视下显影和稀释目的。如 AVM 流速极快者,可纯用 NBCA 加适量钽粉。根据超选择造影所了解的病灶大小、血流速度、阻力、供血动脉粗细、引流静脉情况,用碘化油配制成不同浓度的 NBCA 胶,一般常用浓度为 17%~33%,也可根据血流速度,配成浓度为 50% 或 66%。注射用 1ml 注射器,注射量为超选择血管造影时记录的 AVM 病巢容积。注射前用葡萄糖溶液冲洗工作区域,包括微导管内反复灌注葡萄糖溶液约 3 次以上，冲洗注射器和微导管连接部以及与注射 NBCA 胶有关的所有器具和材料。在 DSA 透视状态下徒手法注入 NBCA 胶，可清晰显示 NBCA 胶在 AVM 病巢内弥散，一经显示 NBCA 胶进入引流静脉或反流入供血动脉，即停止注射，同时快速回撤微导管。理想的注射技术是 NBCA 胶在 AVM 病巢内弥散均匀分布，形成永久性铸型，如为多支供血动脉，则重复上述步骤进行多次栓塞，如为巨大 AVM，可分次栓塞。术后即刻及 15 分钟各做血管造影以评估栓塞情况，术后半年到 1 年行 MRI/MRA 检查，以评价长期效果。

2. GLUBRAN-2 胶（n-butyl-cyanoacrylate-methacryloxysulfolane，NBCA-MS） NBCA-MS 是由意大利 GE 公司生产的一种黏附性液体栓塞材料，又叫 GLUBRAN-2 胶，俗称意大利胶、外科胶。其聚合时间由原来的 15~40 秒延长到 60~90 秒，为充分、均匀弥散栓塞颅内 AVM 提供了宝贵的时间窗，从而避免了以往由于栓塞用胶过早聚合导致的微导管因黏连滞管或拔管出血的风险。其配制和注射技术同 NBCA 胶，为目前现在国内外应用较为广泛的一种黏附性液体栓塞材料，可以说是 NBCA 的升级产品（图 7-3-2）。

3. 新型液态栓塞剂 Onyx Onyx 是乙烯醇共聚物（ethylene vinyl alcohol copolymer，EVOH）溶解于二甲基亚砜（dimethyl sulfoxid，DMSO）形成的简单混合体，其中加入了微粒化钽粉使其在 X 线下可视。当该聚合物与血液或任何水溶液接触时溶剂 DMSO 迅

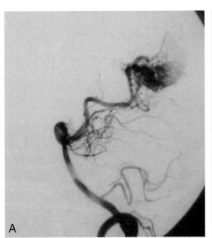
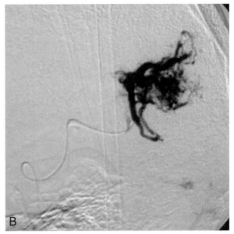
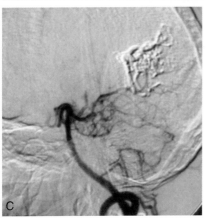

图 7-3-2 右枕叶 AVM 一次成功栓塞
A. 右枕叶 AVM，大脑后动脉分支供血；B. 栓塞术中 GLUBRAN-2 胶弥散；C. 栓塞术后侧位，畸形血管完全闭塞。

速弥散逸出,EVOH 结晶析出,像熔岩一样由外向内逐渐固化,其液态中心仍可继续流动,最终形成一个含有坦粉的海绵状固体。作为颅内 AVM 的栓塞材料,与其他液态栓塞材料相比,Onyx 的特点可总结为:①可控性好,一般不会像稀释的 NBCA 一样随血流快速流动;②Onyx 只有受到推力时才向前弥散;③Onyx 在畸形团内的弥散是在推注力和血流动力的作用下,随压力梯度由高向低的地方弥散。适用于 AVM 或瘘栓塞的 Onyx 有 3 种不同的浓度,根据 EVOH 和 DMSO 的不同配比,Onyx 三种浓度分别为:Onyx-18(6% EVOH+94% DMSO)、Onyx-20(6.5% EVOH+93.5% DMSO)及 Onyx-34(8% EVOH+92% DMSO),目前国内最常用的主要是 Onyx-18。

Onyx 不粘管,缓慢聚合,可以长时间注射,在畸形血管团内充分弥散,不易漂入引流静脉导致静脉过早堵塞,反流也比较容易控制(图 7-3-3,图 7-3-4)。Onyx 中的溶剂 DMSO 或许有一定的潜在血管毒性,通常情况下均可以耐受。长时间注射 Onyx 可使普通微导管变形或损坏,建议使用 DMSO 兼容的微导管。

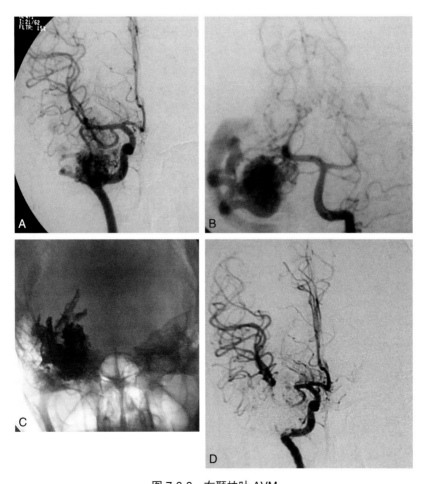

图 7-3-3　右颞枕叶 AVM

A、B. 右颞枕叶 AVM 栓塞术前右侧颈内正位及椎动脉正位片,供血动脉主要来自右侧大脑中、后动脉分支供血;C.栓塞术后 ONYX 胶铸型;

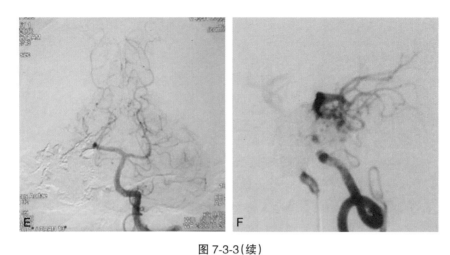

图 7-3-3(续)

D~F. 栓塞术后右侧颈内正位及椎动脉正侧位片显示畸形血管团完全闭塞。

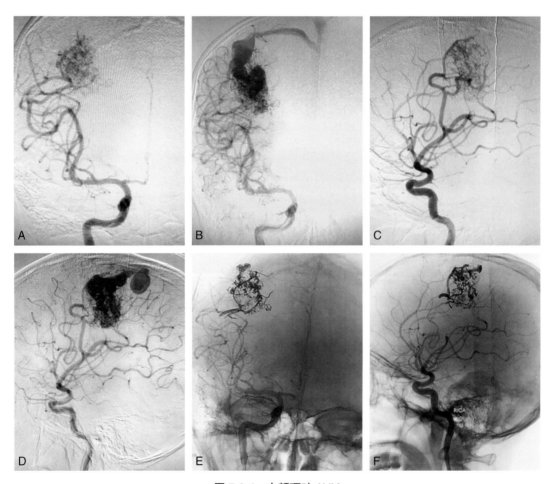

图 7-3-4　右额顶叶 AVM

A~D. 右颈内动脉正侧位造影显示右大脑中动脉两分支供血;E、F. 栓塞后 ONYX 胶铸型。

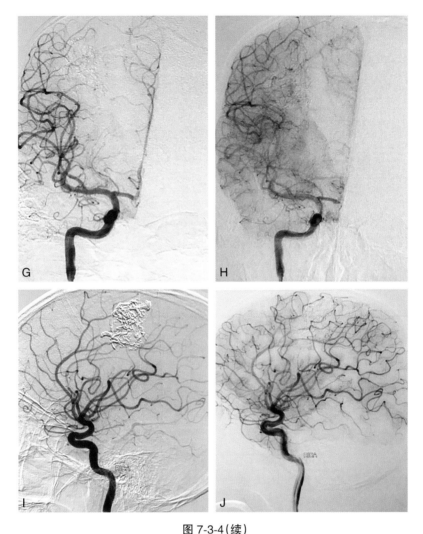

图 7-3-4（续）

G~J. 显示右颈内动脉正侧位造影显示畸形血管团完全消失。

三、微导管技术要点

1. 微导管安全有效到位是栓塞 AVM 的首要条件，想要准确无误选择性地将微导管送入供血动脉至畸形团内，可应用两种技术：①血流导向技术；②微导丝导引技术。

（1）血流导向技术：适用于漂浮微导管到位，利用动脉血流推动柔软的漂浮微导管头端沿路径动脉、经供血动脉到达畸形血管团或目标位置，在微导管前进过程中，可以通过注射造影剂或生理盐水，改变微导管的头端方向，使其进入目标血管。

（2）微导丝导引技术：以配套微导丝导引微导管前行，同时增加微导管的支撑力，引导微导管到达目标位置，在微导丝导引前行过程中，需要轻柔操作，注意防止微导丝刺破路径血管。

总之，根据 AVM 栓塞治疗策略及路径血管情况，可选择与以上两种技术相适应的漂浮微导管或微导丝导引微导管。充分使用路图（road-mapping）是顺利完成上述两种技术的基本方法。微导管到位后，要反复多角度超选择造影，尽量避免栓塞正常血管。

2. GLUBRAN-2 胶和 Onyx 胶栓塞的操作与技术

（1）使用 GLUBRAN-2 胶的操作与技术要点

1）常规全麻，全身肝素化状态下置入6F 导引导管于 C1、C2 平面的颈内动脉或椎动脉，采用微导管技术，置 1.5F 或 1.2F 微导管头于畸形团内目标位置，采用 1ml 注射器徒手法施行多角度超选择性血管造影。

2）仔细分析颅内 AVM 血管结构学及血流动力学特点，包括畸形团部位、大小、血流速度、有无伴随动脉瘤或静脉异常、有无正常血管分支、供血动脉迂曲程度及粗细长度、引流静脉数目等，并严格计算 AVM 的动静脉循环时间和 AVM 病巢容积（依据超选择性血管造影时，自注射始至引流静脉显影止的注射造影剂量）。

3）当微导管到位困难时，可采用调整导管位置及方向、末端重新塑形、导管及微导管加压注射生理盐水、微导管内推注罂粟碱、路图技术、微导丝导引技术等。

4）根据超选造影动静脉循环时间等因素配制合适浓度的 GLUBRAN-2 胶，常用浓度为 17%~33%，流速快及存在瘘时，则用50% 以上的浓胶或辅以少量弹簧圈减慢血流。注胶应在减影条件下实施，缓慢弥散，畸形团铸形满意或有逆流则迅速拔管，避免粘管或误栓。

5）微导管进入畸形团内，利用胶的适当反流阻断供血动脉血流，形成所谓"block"现象，这样既能控制血流，利用注射推力使 GLUBRAN-2 胶在畸形团内均匀弥散，推进铸型，又能防止胶逆流，以免造成正常血管误栓。

6）对于巨大、高血流量、多支供血的颅内 AVM，采取分期栓塞，每次栓塞全部畸形团的 1/4~1/3。

7）术中控制性降低血压 10%~20%，注胶时持续降低血压，具有重要意义：①减少血流冲击力，保证胶弥散速度及范围在术者控制之下；②畸形团完全闭塞前防止胶过多进入引流静脉；③预防术后正常灌注压突破等并发症。

（2）使用 Onyx 的操作步骤与技术要点

1）和 GLUBRAN-2 胶栓塞一样，所有的栓塞方法治疗前都要行超选择性血管造影，仔细分析 AVM 血管结构学及血流动力学特点。

2）栓塞供血动脉的选择：根据血管内介入治疗的个体化策略选择路径血管。通常而言，首先采用各种栓塞材料消除出血或高流量等危险因素；无明显危险结构时，选择主要供血责任动脉进行栓塞。

3）微导管的位置：微导管尽可能在进入但不深入畸形血管团的位置，如果距离畸形团较远，则无法满意栓塞畸形团，且容易栓塞正常动脉分支血管，如果太过深入，则容易导致引流静脉过早被栓塞。

4）选择良好的工作角度：在注胶过程中要求始终能看清微导管头端位置，以及时发现可能的返流，控制返流长度，决定拔出微导管的时机。并能观察胶的弥散，防止重要分支血管被误栓。

5）选择合适的超选择造影图像作为术中栓塞参考：参考图像应包括供血动脉、畸形血管团及该区域主要的引流静脉。

6）对注射速度的要求：在注胶开始"置换 DMSO"的时候，建议缓慢注射，防止DMSO 快速注射引起心率改变，当 ONYX 进入畸形血管团内弥散时,根据所选用的微导管不同、血管直径、血流动力学及胶的弥散情况控制 ONYX 注射的速度,尤其是在小血管内弥散时,推注的速度要更加缓慢。

7)"栓子"及推注技术:注射 Onyx 时要求围绕导管头端产生一个"block",使"血流阻断"以便 Onyx 向前弥散,利用"等待"技巧以造成压力梯度变化,可以帮助提高 Onyx 的穿透性。

8)等待时间与再次注射时压力:一般认为"等待时间"少于 2 分钟,防止过长时间等待导致 Onyx 在微导管内沉淀,引起堵管。

9)微导管回撤:微导管拔出有两种技术,一是快速拔管,利用手腕的快速甩动拔出微导管,较少使用,容易造成小血管撕裂出血;二是缓慢拔管,这是通常采用的拔管方法,释放微导管张力后,回撤微导管并保持持续牵拉的张力,稍作等待后,继续回撤微导管(通常以厘米计),直至微导管被拉出。当张力较大或血管移位非常明显时,不应勉强牵拉拔管,以免造成出血并发症。当撤管的确困难时,可尝试回抽微导管或适当注射少许 DMSO 溶剂,稀释微导管头端 EVOH。

四、合并动脉瘤或动静脉瘘的颅内 AVM 栓塞

1. 颅内 AVM 合并动脉瘤　AVM 合并动脉瘤有以下几种形式(表 7-3-1)。

表 7-3-1　颅内 AVM 合并动脉瘤的 Tew 分级

I	与 AVM 血供无关的动脉瘤
II	近端动脉瘤,来自 Willis 环或者 AVM 的一根供血动脉
III	远端动脉瘤,位于供血动脉中段后
IV	畸形团内动脉瘤

当 AVM 合并动脉瘤,若明确出血原因是合并的动脉瘤破裂出血所致,优先考虑栓塞动脉瘤;若明确出血灶来源于畸形血管团,Tew 分级 III~IV 的,假如先栓塞颅内 AVM,则有可能面临动脉瘤内供血增加而导致动脉瘤破裂的风险,因此主张先栓塞动脉瘤或畸形与动脉瘤同时栓塞治疗(图 7-3-5,图 7-3-6);Tew I~II 级的动脉瘤受畸形血管团血流影响较小,可优先栓塞颅内 AVM;若不能确定出血来自动脉瘤或者畸形血管团,可优先考虑栓塞动脉瘤(图 7-3-7,图 7-3-8)。

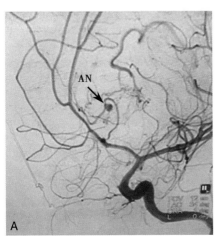
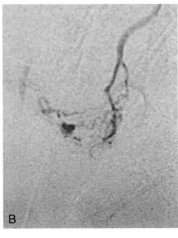

图 7-3-5　额叶深面 AVM 合并畸形团内动脉瘤(Tew IV 级)

A. 术前造影提示额叶深面 AVM 合并畸形团内动脉瘤(箭头所指即动脉瘤);

B. 超选造影提示畸形团及动脉瘤显影;

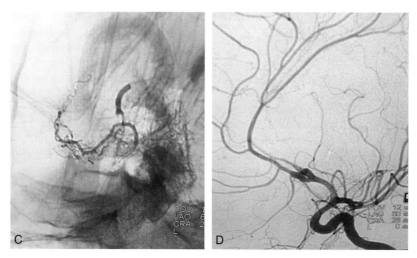

图 7-3-5(续)

C. 栓塞术中胶弥散;D. 栓塞术后畸形血管团和动脉瘤均消失。

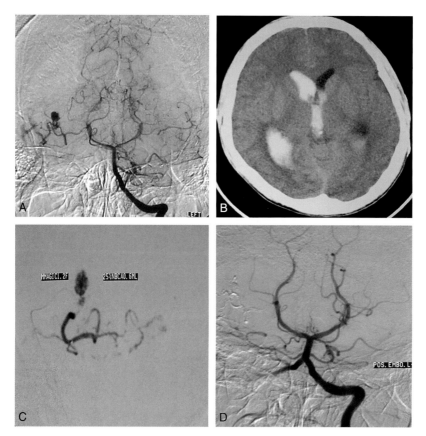

图 7-3-6　右颞叶小 AVM 合并供血动脉远端动脉瘤(Tew Ⅲ级,箭头所指即动脉瘤)

A. 术前造影正侧位片;B. 术前 CT 片提示第三脑室及侧脑室内出血;C. 栓塞术中胶弥散;D. 栓塞术后椎动脉正位片,畸形血管团和动脉瘤均消失。

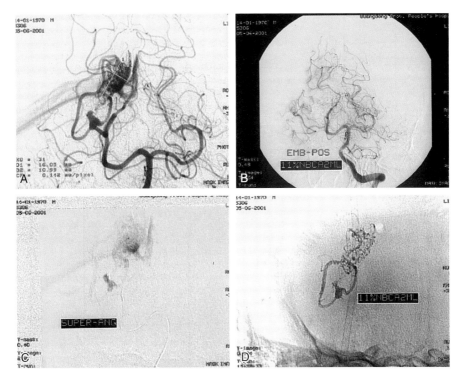

图 7-3-7 右小脑半球 AVM 合并供血动脉近端动脉瘤（Tew Ⅲ级）

A. 右侧颞后 AVM 合并动脉瘤（箭头所指）；B. 术后即刻复查造影提示动脉瘤及畸形血管均消失；C. 微导管在近动脉瘤处超选造影显示动脉瘤及畸形显影；D. 注入意大利胶将动脉瘤及畸形团均填充闭塞。

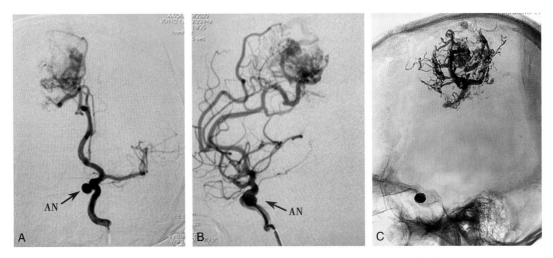

图 7-3-8 左额顶 AVM 合并左颈内动脉床突旁动脉瘤（Tew Ⅱ型）

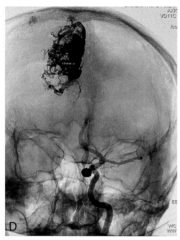
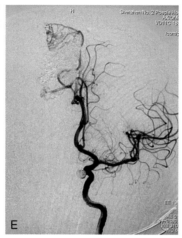
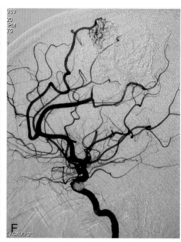

图 7-3-8（续）

A、B. 动脉瘤（小箭头所指为动脉瘤）较小，瘤颈相对较窄；C、D. 单纯弹簧圈栓塞动脉瘤及经供血动脉 Onyx 胶栓塞畸形血管团；E、F. 术后动脉瘤基本致密栓塞，畸形血管团大部分消失。

2. 颅内 AVM 合并动静脉瘘：畸形团内的动静脉瘘口常导致栓塞后继发畸形血管构筑的改变，而且瘘口对血流动力学影响最大，容易导致畸形血管团的出血，因此针对瘘口的栓塞是必要的。栓塞瘘口根据血流速度可选用高浓度的生物胶，也可使用弹簧圈栓塞瘘口，减慢畸形血管团内血流速度，便于进一步使用生物胶或 Onyx 胶栓塞畸形血管（图 7-3-9）。

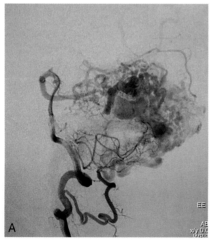
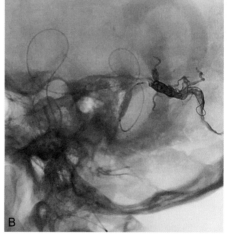

图 7-3-9　枕叶 AVM

A. 椎动脉造影提示枕叶 AVM 合并动静脉瘘；B. 弹簧圈联合 onyx 先栓塞动静脉瘘；

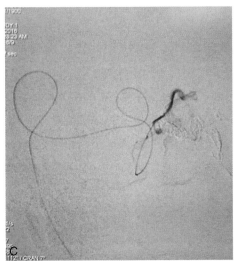 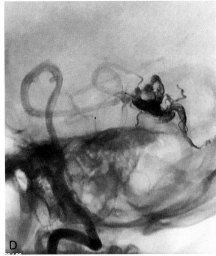

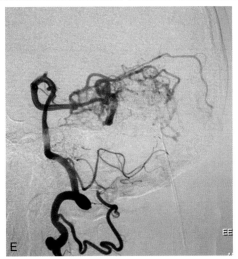

图 7-3-9(续)

C、D. 再超选到 AVM 部分进行栓塞;E. 栓塞后畸形血管大部分消失,残留少部分畸形团。

五、颅内 AVM 的分次栓塞

大型颅内 AVM 需要经过多次栓塞方可逐步缩小病灶或者闭塞病灶,因此治疗策略包括栓塞靶点的决定、部分栓塞先后的划分、路径血管的先后选择、栓塞材料及辅助技术的选择等。完善的整体治疗策略有助达到良好的治疗效果(图 7-3-10,图 7-3-11)。

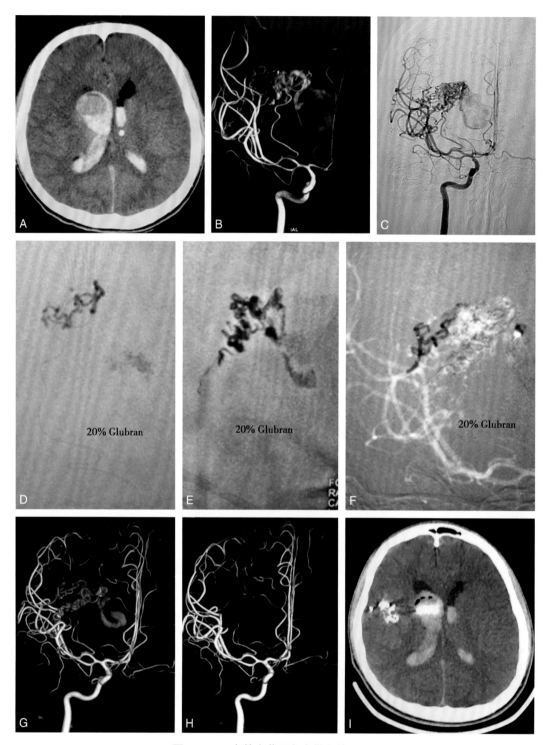

图 7-3-10　右基底节区多支供血的 AVM

A. 头颅 CT 提示 AVM 出血破入脑室,局部出血静脉球瘤;B、C. 右侧颈内动脉造影提示右侧大脑中动脉多个小分支供血,引流静脉局部瘤样改变;D~F. 分支经右侧大脑中动脉畸形团供血动脉超选造影及术中胶弥散情况;G、H. 右颈内动脉栓塞术后造影提示畸形血管团完全消失;I. 栓塞术后第 1 天 CT 提示出血静脉球瘤显影明显缩小。

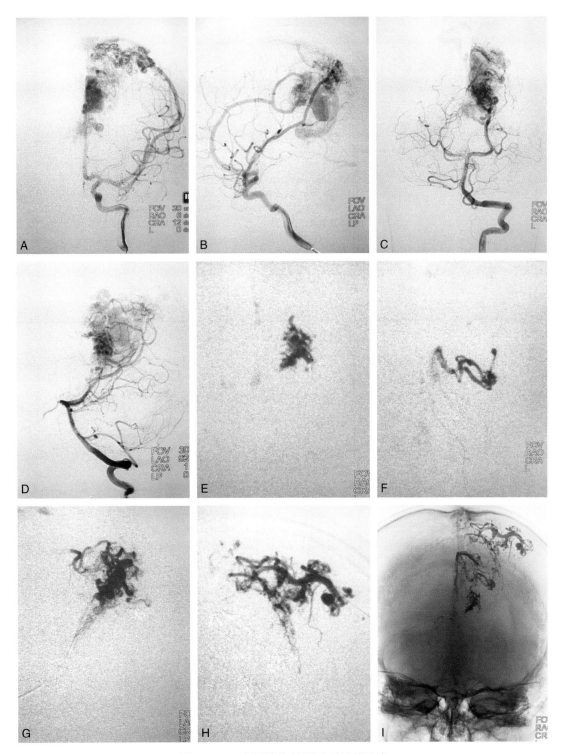

图 7-3-11 左顶枕叶 AVM 合并动静脉瘘

A~D. 左侧颈内动脉及椎动脉造影提示 AVM 合并动静脉瘘,供血动脉来自左侧大脑前动脉分支、左侧大脑中动脉分支、左侧大脑后动脉分支;E~H. 分次超选到各供血分支血管中进行栓塞术中胶弥散;I、J. 栓塞后胶的形态。

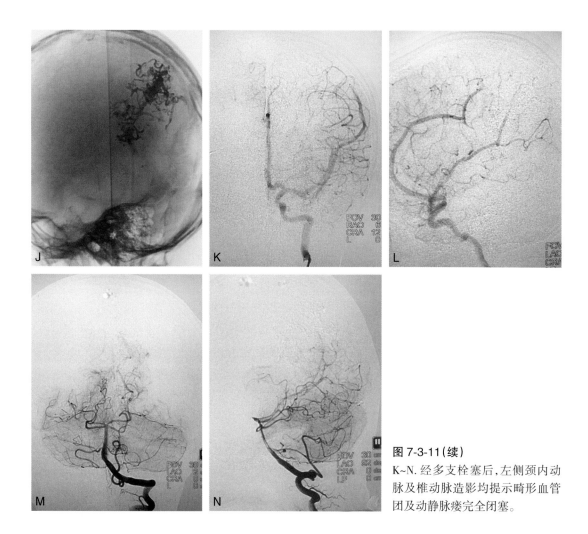

图 7-3-11(续)

K~N. 经多支栓塞后,左侧颈内动脉及椎动脉造影均提示畸形血管团及动静脉瘘完全闭塞。

六、栓塞术中、术后常见并发症及处理

尽管血管内栓塞治疗已经取得了飞跃的发展,栓塞材料、技术和效果日臻完善,但是颅内 AVM 的血管内栓塞治疗仍有一定的风险和并发症。这些并发症可导致暂时性、永久性神经功能缺失甚至死亡。常见的并发症及其预防和处理方法如下:

1. 栓塞术中或术后早期发生颅内出血,是介入治疗最严重的并发症,主要原因如下:

(1)畸形团引流静脉阻塞:栓塞剂进入引流静脉导致残留畸形团引流不畅,导致残留畸形团内压力增高,是颅内 AVM 部分栓塞后引起畸形团破裂出血的最主要原因。

预防及处理:对于术前造影提示有引流静脉狭窄,引流静脉数小于 2 根者,行血管内栓塞治疗注胶时要慎重,若用黏附性液体栓塞材料,则栓塞剂配制浓度应较低,以免高浓度的胶进入静脉后,将狭窄处堵塞,造成回流障碍。若栓塞剂不慎阻塞引流静脉,则术后应给予严格的控制性降压、强力镇静、冬眠治疗、严密监测 72 小时以上。并根据患者病情变化,随时复查 CT,必要时手术切除残余畸形团。发生颅内血肿时,根据病

情必要时开颅清除血肿。

（2）栓塞后畸形团局部血流动力改变，引起畸形团内薄弱部位破裂出血：常为畸形团内合并的动脉瘤未给予处理，动脉瘤破裂出血所致。

预防及处理：约有 10%~20% 的颅内 AVM 合并颅内动脉瘤，AVM 合并的动脉瘤包括血流相关和血流不相关动脉瘤，其处理方法有所差别。对于血流不相关动脉瘤，应该按颅内动脉瘤的一般原则处理，多可采用血管内栓塞治疗。对于血流相关动脉瘤，有报道认为畸形团处理后，同侧 Willis 环上的动脉瘤会自行消失，但也存在消失之前破裂的风险，因此我们建议畸形血管团和相关动脉瘤同时栓塞处理，避免增加术后出血的风险。

（3）正常灌注压突破（NPPB）：颅内 NPPB 是引起栓塞术后脑出血的另一原因。由于高血流颅内 AVM 长期"盗血"现象，引起邻近脑组织长期缺血，相应动脉长期处于代偿性扩张状态。畸形团栓塞后，脑血流重新分布，引起局部脑组织高灌注，导致脑出血。

预防及处理：对于大型颅内 AVM（>6cm）者应分次栓塞，每次栓塞畸形团总体积的 1/4~1/3，两次栓塞间隔 2 周 ~2 个月，术后持续降压 48~72 小时。

（4）栓塞剂粘管：拔管致血管撕裂也是术中出血的原因，多见于黏附性液体栓塞材料 NBCA 或 GLUBRAN-2 拔管不及时。

预防及处理：栓塞时在 DSA 透视或 Road-mapping 监视下，缓慢推注栓塞剂，在迂曲细小的血管支，一旦出现反流时立即停止注射，迅速拔出微导管可避免粘管；在平直较粗的血管中，反流接近 3cm 时应果断拔管。

（5）微导管刺破血管和畸形团，也是引起栓塞术中出血的原因，常见于供血动脉扭曲且距离远，单一漂浮导管不能到位，必须使用微导丝时。

预防及处理：应尽量少用微导丝导引，不得不使用时，微导丝最好不要伸出微导管头端，导丝在微导管弯曲处，不要用力强行通过，当微导管接近畸形团时，及时拔除微导丝，千万不能在畸形团内使用微导丝。

术中发生出血时的应急处理：首先不要惊慌，沉着冷静，有条理地处理。优先中和肝素，减少肝素对凝血功能的抑制；若有明确出血点，可用弹簧圈或胶闭塞出血动脉，术后根据血肿大小和临床情况决定手术清除血肿或保守治疗。

2. 栓塞后发生神经功能障碍是栓塞术后常见的并发症，主要原因为局灶性脑组织缺血所致。

引起神经功能障碍的常见原因有：正常供血动脉的栓塞，操作过程中血栓形成，病变周围血管痉挛，导管缠结等。

预防及处理：栓塞前超选造影确认微导管锚入畸形团内，栓塞时无反流，是避免误栓的最重要步骤。当微导管只能到达动脉末段而不能楔入畸形团时，只有反复查看超选造影图像，确认无正常分支，而且畸形团又位于非功能区时才能栓塞；对于穿支供血动脉，只有微导管楔入畸形团并超过正常分支血管起始处 5mm 以上，注胶时要确保不发生反流；同时插管动作应轻柔，切忌大进大出、粗暴草率；操作时要严格全身肝素化，所有同轴导管间均应有加压持续冲洗装置，这些都是预防出现缺血性并发症的重要措施。同时避免插管时间过长、反复插管及栓塞剂刺激导致脑血管痉挛、脑血栓形成以降低神经功能障碍发生的风险。

根据我们长期的临床经验,局灶性神经功能障碍 50% 以上是可以恢复的。对术后患者要严密观察,一旦发现神经功能障碍,用低分子右旋糖酐、烟酸、地塞米松及细胞活化剂进行治疗,并相对升高血压,提高脑灌注压,尽量增加脑代偿供血,减少神经细胞的坏死。通过处理,很多患者都是可以恢复或改善的。

3. 误栓　包括穿支动脉、引流静脉及静脉窦的栓塞,往往与操作技术有关。因此,栓塞前一定要作超选择造影,确保微导管位于病变供血动脉,清楚距离正常分支的距离;注胶时需警惕栓塞剂通过沟通支进入到正常血管分支。

4. 粘管、断管和导管破裂　粘管原因有:①注射 NBCA 时拔管不及时;②供血动脉痉挛,卡住微导管;③微导管行经动脉过于扭曲成襻,拔除困难;④推注力度太大导致导管破裂。上述情况下用力拔管可使导管远端断开留于颅内(图 7-3-12A),以及导管破裂后注胶飞至全脑的血管中(图 7-3-12B)。操作者和助手密切配合,注射 NBCA 前详细评价微导管行经的血管走行和形态是避免粘管和断管重要措施。断管后如不影响血流可不予特殊处理,如有影响需手术取出。

5. 脑血管痉挛　术中微导管及其栓塞材料对血管壁的机械性刺激,出血后血液分解产物刺激脑血管均能诱发脑血管痉挛。术中动作轻柔,在栓塞过程中间断地经指引管注入罂粟碱或尼莫地平持续微量泵入,术后继续使用 3~5 天,一般可以预防。

血管内治疗是 AVM 治疗的重要组成部分。随着对 AVM 形态结构学的认识加深以及栓塞材料的发展和介入技术的进步,经单次或反复多次栓塞,血管内治疗对 AVM 的治愈率可达到 40% 以上。尤其是近年来静脉入路栓塞 AVM 的理念及技术发展以来,血管内治疗 AVM 的治愈率可达到 60%以上。

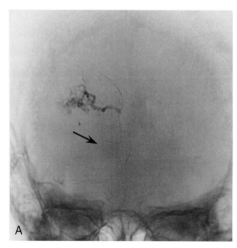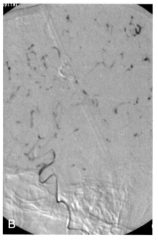

图 7-3-12　导管断裂
A. 箭头所指微导管断裂,滞留在血管;B. 微导管破裂外溢的栓塞剂。

(何旭英　陈光忠)

参考文献

[1] 陈光忠,邓先明,彭超,等. 基于单元结构的颅内动静脉畸形血管内介入栓塞剂的选择[J]. 中国脑血管病杂志,2018,15(7):344-348.

[2] 史玉泉. 实用神经病学[M]. 3版. 上海:上海科学技术出版社,2005:910-934.

[3] XIANMING D,MENGQI D,GUANGZHONG C,et al. Embolizing intracranial arteriovenous malformations with Onyx:experience at a single center with 250 patients [J]. Journal of Interventional Medicine,2018,1(3):164-169.

第四节 立体定向放射外科治疗

一、引言

颅内 AVM 由将血液直接从动脉分流到静脉、无中间毛细血管床的异常畸形血管巢所组成,其中直接连接的异常血管团块,被称为畸形血管巢(nidus),是由复杂、缠结的异常和扩张的血管所组成。从高压的动脉系统直接分流血液进入静脉回流通路,影响静脉血管系统并导致血管壁动脉化、静脉扩张和血管源性水肿。颅内 AVM 的发病率估计为每 10 万人每年有 1.12~1.42 例,男性和女性的发生率之比约为(1.5~2)∶1,可导致颅内出血、癫痫、头痛或神经功能障碍。急性颅内出血是颅内 AVM 最常见的临床表现,AVM 约占 50 岁以下成人出血性脑卒中的 25%。

颅内 AVM 一般被认为是先天性的血管畸形,起源于胚胎血管发育异常。然而,目前有文献认为新生 AVM 的形成与散发性和遗传性综合征相关,而且颅内 AVM 在影像检查上有动态的变化和消退的报道。最常见的症状性 AVM 与遗传性出血性毛细血管扩张症(hereditary hemorrhagic telangiectasia,HHT)有关。现在有越来越多的证据支持颅内 AVM 的形成是通过血管生成异常调节,使 AVM 在出生后形成,而很少有证据支持颅内 AVM 是因在胎儿时期发生的血管紊乱而形成。

近年来,颅内 AVM 在分子生物学研究方面取得了进展,但目前还没有成熟的药物治疗方法,可用的治疗选项包括观察、显微外科手术切除、血管内介入治疗、立体定向放射外科(stereotactic radiosurgery,SRS)治疗或上述选项的结合。任何颅内 AVM 治疗方法的组合,目的旨在闭塞畸形血管巢,从而消除后续出血的风险。

显微手术切除是目前重要的治疗方法,其能够立即闭塞异常血管的聚集处。术后致死、致残率的风险取决于包括大小、位置、静脉引流方式以及可以使用 Spetzler-Martin 评分系统进行 I~V 级评分等因素,理想的适合外科手术的患者(评分 I~II 级)是那些在非重要功能区的小的表面的病变(表 7-4-1)。

对于不适合显微外科手术的颅内 AVM,SRS 是具有价值且侵袭性较低的治疗方法,具有独特的优势。SRS 治疗可针对性放射诱导血管损伤,并逐渐导致 AVM 血管巢闭塞。放射导致血管内皮细胞变性和血管平滑肌增生,从而闭塞或压迫血管腔。也可在三个月内减少包括 VEGF、TGF-β、血管生成素 2、基本成纤维细胞生长因子在内的多个促血管生成因子的循环水平。然而,SRS 治疗需要数年的时间才能产生效果,在此期间可能会发生出血。此外,放射治疗还会影响邻近的大脑组织,导致非特异性放射治疗引起的改变,甚至放射性坏死,从而可能导致永久性神经系统障碍。

1970 年瑞典斯德哥尔摩 Leksell 将伽马

表 7-4-1　目前颅内 AVM 治疗方法的优缺点

治疗	优点	缺点	循证研究
显微外科手术	较低级别病灶的完全血管造影不显影率高（>90%） 即刻效果（对出血性病灶的效果更好） 可用于基因分析的组织学收集	侵袭性（并发症发生率） 取决于手术者	多重，前瞻性和回顾性病例研究
立体定向放射外科治疗	微创 降低较高级别病灶的并发症发生率 对操作者的依赖性低 降低费用	延迟效应 相比显微外科手术，病灶血管造影的完全不显影率较低 需要多次治疗 有相关的放射副反应	多重，前瞻性和回顾性病例研究
栓塞治疗	微创 即刻效果（对出血性病灶的效果更好）	取决于手术者 材料和技术细节上的异质性 相比显微外科手术，病灶的血管造影完全不显影率较低 可能需要多次治疗 费用高	少数，小型前瞻性和回顾性病例研究系列
联合治疗（显微手术＋栓塞治疗）	对于较高级别（Spetzler-Martin>Ⅱ级）病灶，栓塞后可减少手术中出血量 可针对高危特点（如动脉瘤）进行栓塞 相对于单一治疗，更高级别（Spetzler-Martin>Ⅱ级）病灶的病灶血管造影不显影率更高 更即刻的作用	费用 增加并发症发生率 缺乏标准化	少数，小型回顾性病例研究

续表

治疗	优点	缺点	循证研究
联合治疗(显微手术+放射外科治疗)	对于较高级别(Spetzler-Martin>II级)病变,放射外科治疗后缩小畸形血管巢的体积,有利于手术切除 切除手术前对重要功能区(如脑干)的针对性使病灶纤维化 相对于单一治疗,较高级别(Spetzler-Martin>II级)病灶的病灶血管造影不显影率较高	延迟效应 费用高 相关的放射副反应	少数、小型回顾性病例研究
联合治疗(放射外科治疗+栓塞治疗)	对于较高级别(Spetzler-Martin>II级)的病灶,放射外科治疗后减少畸形血管巢体积以促进栓塞 栓塞治疗前针对高危区域(如脑干)的促纤维化 针对高危特征(如动脉瘤)的栓塞	延迟效应 费用 取决于治疗顺序的异质性效应 缺乏标准化 相关的放射副反应	少数、小型回顾性病例研究
联合治疗(放射外科治疗+栓塞治疗+显微手术)	对于高级别(Spetzler-Martin>III级)病灶,栓塞后可减少手术失血量 针对高危特点(如动脉瘤)进行栓塞 相对于单一治疗,更高级别(Spetzler-Martin>II级)病灶的病灶血管造影不显影率更高 更即刻的作用	费用高 延迟效应 取决于治疗顺序的异质性效应	少数、小型回顾性病例研究

刀首次应用于治疗 AVM。随着如 DSA 和 MRI 的发展,大大改善了治疗的靶向性和优化了剂量计划。继 Leksell 伽马刀之后,用于治疗 AVM 的 SRS 设备不断增加,包括在 1983 年首次用于治疗 AVM 的直线加速器(LINAC),近来使用的无框架系统的射波刀(CyberKnife®),以及使用带电重粒子,如氦或氢核的治疗系统。2012 年 Semwal 等发表的一篇回顾性文章中的一项最新比较研究表明伽马刀优于 X 刀(LINAC)。

对不同的 SRS 治疗技术平台进行的评价显示有相似的闭塞率和并发症发生率。辐射照射后可见内皮细胞增殖,血管壁增厚和血管腔闭合,从而导致成功闭塞。1992 年 Steiner 等发表的一项干预性临床研究进行 SRS 的临床结果评估,报告提出 AVM 的完全闭塞率为 79%~95%,这与另外两篇确定 AVM 的 SRS 治疗有关因素的文章结果一致。1998 年 Pollock 等发表的一项多因素分析中发现 AVM 的闭塞率为 80%,2000 年 Chang 等报道的 AVM 闭塞率为 78.9%。每一种 SRS 技术平台都提供了有效的研究结果和较低的并发症发生率,伽马刀已经用于治疗颅内 AVM 近五十年,迄今已在大多数接受 SRS 治疗的颅内 AVM 患者中使用。

显微外科手术可单独治疗或联合 SRS 治疗。1998 年 Pikus 等发表的 72 例患者的前瞻性分析表明,显微外科手术治疗 Spetzler-Martin 分级 I~Ⅲ级的 AVM 患者比 SRS 治疗的效果更好。Lunsford 等也证实了这一点,1991 年他们发表了一份干预性研究报告,介绍显微外科是最有效的治疗 AVM 的方法。1993 年 Steiner 等进行的一项比较性研究,不鼓励过度使用 SRS 治疗。然而,1998 年 Firlik 等的一项技术性病例报告中指出,SRS 应联合显微外科手术切除治疗 V

级的 AVM,而 1996 年 Steinberg 等认为属于禁忌证,他在一项临床研究中指出,SRS 治疗后手术切除会变得更加困难。但他继续建议如果 SRS 是在手术前几年进行的,对于大型 AVM 的治疗有益,因为使用单次 SRS 治疗可能无法治愈。最近的回顾性队列研究中,2017 年 Marciscano 等在发表评估再次 SRS 治疗的长期效果中认为:高级别 AVM 可用多个阶段的分期 SRS 治疗,完全闭塞率可达 38%。

1995 年 Mathis 等回顾性研究发现,对于单独 SRS 治疗体积 >10cm³ 和直径 >2.7cm 的颅内 AVM,由于设备受几何学和剂量限制,闭塞率可从 80% 下降到 28%。栓塞与 SRS 联合治疗 >3cm 的颅内 AVM 治愈率达 50%,且无永久性神经功能障碍。因此,他们认为大型 AVM 在 SRS 治疗前行栓塞治疗,是更好的治疗选择。然而,2007 年 Watanabe 等的一项临床试验研究发现,接受 SRS 与栓塞联合治疗 AVM 患者的闭塞率为 47%,而单纯接受 SRS 治疗患者的闭塞率为 70%。单纯 SRS 治疗效果较好,栓塞会降低闭塞率。这是因为 AVM 栓塞后靶区定位困难,由于所使用的高密度材料引起剂量衰减所导致。

2011 年 Blackburn 等回顾性研究发现,栓塞与 SRS 联合治疗中、大型(直径 >3cm)AVM 的闭塞率高达 81%。2014 年 Xu 等荟萃分析也证实了栓塞会降低闭塞率。接受 SRS 与栓塞联合治疗(1 组)的闭塞率为 41%,而单纯接受 SRS 治疗的患者(2 组)闭塞率为 59%;第 1 组出血发生率为 7.3%,第 2 组的出血发生率为 5.6%;第 1 组的神经功能障碍发生率为 3.3%,而第 2 组的神经功能障碍发生率 3.4%。然而,出血发生率与神经功能障碍发生率在统计学上没有差异。

遗憾的是，上述提到研究大多数都是回顾性的，没有一项研究是按前瞻随机性设计的。

二、与放射外科治疗相关的血流动力学

目前，SRS 已作为单独治疗或联合治疗颅内 AVM 的一种干预手段。对显微外科手术切除受到限制的某些病灶，行 SRS 治疗是有必要的。然而，这种治疗有损伤邻近正常脑实质以及完全闭塞前持续性出血的风险。SRS 治疗患者达到完全闭塞的时间可能在 15~30 个月。尽管有研究认为 SRS 治疗后的前 6 个月，出血风险可能会增加 11%~16%，但 SRS 治疗颅内 AVM 能够达到影像学上的完全治愈。SRS 治疗的最佳病灶总体积一般 <10ml。对于直径 <2.5cm 的病灶，采用 SRS 治疗的总体治愈率一般为 75%~80%，随 AVM 体积的增大而降低。与 <2.5cm 的病灶相比，>2.5cm 的病灶的治愈率会降低 50%。

从血流动力学角度来看，Leksell 伽马刀治疗 AVM 依赖于供血动脉的闭塞，从而使畸形血管巢的体积缩小。建议在 SRS 剂量计划设计中，同时采集 MR 和 DSA 影像，以提高治疗的闭塞率。通过辨识供血动脉，以提高闭塞率，且随着治疗精准度得到提高而相应缩小治疗计划所覆盖的靶区域，从而带来更有力的剂量作用。在最新 46 例患者队列研究中证明上述发现，在某种程度上供血动脉的完全闭塞会引起 AVM 放射影像学治愈。

一般认为，经 SRS 治疗后的 AVM 畸形血管巢的灌注至少在两个层面上会受到损害。Fiehler 等描述区域性的和微血管的灌注损伤均作为 AVM 血流动力学的一部分，他们利用自旋标记 MR 成像，发现 AVM 的灌注相比直接和邻近区域脑部的灌注减少超过 20%，认为灌注减少是由于动脉和小动脉的血流降低。Guo 等注意到在 SRS 治疗后的早期，最初的经畸形血管巢的高血流和畸形血管巢周灌注失调。在其研究的 19 名患者中记录到的畸形血管巢体积缩小，从完全闭塞到部分缩小伴周围放射性水肿。还注意到脑血流和脑血容量之比减低，以及血液动力学方面病灶周围血流平均通过时间下降。值得注意的是，该研究证实了与对侧半球有关的畸形血管巢周围灌注的局部退化。虽然上述研究提供了一些与 SRS 治疗 AVM 有关的血流动力学线索，但并未完全阐明治疗引起 AVM 缩小，但却并未达到治愈，或病灶仍持续存在，甚至出现非出血性后遗症加重等表现的潜在因素。

三、放射外科治疗中患者的选择

正确的筛选患者是伽马刀治疗成功的关键，不仅要考虑到 AVM 的大小和位置，也要考虑到患者的症状、年龄、神经状况，以及其他医学上的合并症等。通常，颅内出血史是决定观察、手术切除或 SRS 治疗的最重要因素。最近有颅内出血和可手术切除的颅内 AVM 患者最好通过外科手术干预处理。有 6 个月以上的颅内出血史的患者，可以考虑接受伽马刀治疗，因为已渡过最常见的再出血时间。在这种情况下，应比较手术切除和 SRS 治疗颅内 AVM 闭塞消除且不发生新的神经功能障碍的概率。有颅内出血病史、AVM 位于脑内深部（基底节、丘脑、脑干）或关键皮层（感觉运动、视觉、语言）位置的患者，通常是 SRS 治疗的最佳适应证。

对于体积较小（<3cm）的颅内 AVM 或深部的、不能手术的病灶，SRS 是一种能替代手术/栓塞的安全有效治疗方法。通过提

供高剂量的适形性照射,SRS 会引起长时间的效应,常常导致异常血管的闭塞。特别是,启动了细胞因子驱动的过程,会导致内皮细胞增殖、血栓形成和 AVM 畸形血管巢的消失,这个反应过程被称为"闭塞性动脉内膜炎",大约需要 1~3 年后才能达到畸形血管巢的完全消除。

迄今为止短期前瞻性研究的结果,对于未破裂的颅内 AVM,保守性治疗与干预性治疗的结果相比,谨慎地倾向于使用药物治疗而不是采取干预手段。ARUBA 研究(对未破裂颅内 AVM 的随机性试验)随机将 233 例先前未破裂和未治疗的 AVM 患者分为两组:单独药物处理组和治疗干预组。主要终点事件被定义为任何原因或症状性脑卒中引起的死亡,合并有出血或梗死的影像学表现。平均随访 33 个月后,治疗干预组有 30.7% 的患者达到主要终点,而药物处理组只有 10.7% 的患者达到主要终点。后一组的死亡或卒中的风险大大降低(HR 0.27)。一项以 204 例苏格兰人为基础的前瞻性研究,分成保守治疗组与干预治疗组,在随访的前 4 年内保守治疗组有较低的神经功能障碍发生率(HR 0.59)。此外,一项长达 12 年的随访研究结果显示,保守治疗组有较低的症状性卒中或死亡事件的发生(HR 0.37)。然而,对于这两项研究的主要批评集中于随访期过短,因为干预措施的风险会在最初的几年里出现。

最近符合 ARUBA 研究纳入标准的回顾性队列研究提示,低级别(Spetzler-Martin Ⅰ~Ⅱ)颅内 AVM 治疗 5 年和 10 年的长期评估结果优于其自然史的结果,从而认为 SRS 治疗适用于低级别、未破裂的病变。

2018 年 Karlsson 等认为,伽马刀治疗颅内 AVM 的前 5 年随访,不良事件发生的风险略高于 ARUBA 研究中保守治疗组。5 年后,随访时间越长,伽马刀治疗后的结果相对越好。伽马刀治疗后前 2 年的死亡率与保守治疗组是一样的,2 年以后,随访时间越长,伽马刀治疗后的死亡率越低。

在对大型颅内 AVM 进行伽马刀治疗后的前 3 年,患者的致死、致残率的风险是显著的,高于保守治疗组患者的致死、致残率,3 年之后,差别缩小。伽马刀治疗后的前 2~3 年,因小型 AVM 接受伽马刀治疗和保守治疗患者的致死、致残率风险是一样的。在 2~3 年以后,随访时间越长,伽马刀治疗后的益处就越大。作者从而否定 ARUBA 研究中提出的对所有未破裂颅内 AVM 进行保守治疗的结果优于干预性治疗的结论。此外,与未破裂颅内 AVM 相比,破裂过的颅内 AVM 的年出血风险很高,甚至可超过未破裂颅内 AVM 的年出血风险的三倍以上。因此,SRS 治疗一般是针对破裂过的颅内 AVM 患者。

四、分期放射外科治疗

除了先前为缩小体积而进行栓塞外,对大型颅内 AVM 的治疗策略包括不在单个疗程或不使用单次剂量实施照射体积分期或剂量分期 SRS 治疗。体积分期 SRS 治疗将 AVM 的畸形血管巢划分为若干较小的靶体积,对各个靶体积单独进行 SRS 治疗,通常每次治疗期间的靶区体积小于 $10~15cm^3$,连续治疗间隔 3~6 个月。剂量分期 SRS 治疗或大分割 SRS 是针对整个畸形血管巢,在数周或连续数天的时间内实施照射。

研究发现体积分期 SRS 治疗具有更高的闭塞率。对于大型颅内 AVM,两种分期 SRS 治疗方法都可选择,但体积分期 SRS 治疗因较高的闭塞率可作为首选。另有研究发现,体积分期 SRS 治疗比剂量分期 SRS 治疗的闭塞率更高(41% *vs* 32%),但也存在较高的治疗后出血率(20% *vs* 11%)、较高的症状性放射性副作用发生率(14% *vs* 12%)以及较高的死亡率(7% *vs* 5%)。Seymour 等发现在体积分期 SRS 治疗中,应限制每个分区的体积≤8cm³,可提高每个阶段的照射剂量,从而提高完全闭塞率。

2012 年 Friedman 等进行的多因素分析表明,Spetzler-Martin 低级别、高剂量和高剂量梯度可提高闭塞成功率。2000 年 Pollock 等建议进行体积分期 SRS 治疗颅内 AVM,优点是减少邻近大脑的照射,但需进一步随访以确定该技术是否具有较高的闭塞率。2017 年 Marciscano 等发现体积分期 SRS 治疗方法能实现颅内 AVM 的成功闭塞,且副反应的发生率也可接受。这与 Iyas 等完成的一项回顾性研究结果相一致,该研究表明体积分期 SRS 治疗大型颅内 AVM 是一个很好选择,能有效地缩小畸形血管巢的体积,畸形血管巢体积中位数缩小达 87%。

一般来说,希望得到闭塞 AVM 的靶细胞(即畸形血管巢的细胞)的 α/β 值偏小,在 2~3Gy 之间,与晚反应正常组织的相似。因为 AVM 的 α/β 值高于周围正常脑组织的 α/β 值,所以分割治疗比单次 SRS 治疗具有优势。然而,随着分割次数增加,AVM 治疗后的闭塞率反而降低。在早期分割放射治疗大型 AVM 的尝试中,采用 2~4Gy、总剂量 50Gy 进行治疗的效果较差,闭塞率仅为 8%,治疗后并发症发生率较高。研究结论是不建议分割放射治疗每次剂量低于 4Gy。因此,目前的大分割 SRS 治疗大型 AVM,每次分割剂量 >4Gy,分 5~6 次。使用推断的 α/β 值 2.2Gy,Qi 等提出 7Gy×4、5.6Gy×6、4.7Gy×8,和 4.2Gy×10 次的大分割治疗方案。这些方案是按正常神经组织的生物有效剂量(BED2.2)计算得来的,也就是如果每天 2Gy 的常规外放射治疗,大约为 63Gy,相当于单次 SRS 治疗采用约 15Gy 的边缘剂量。Aoyama 等报道,与单次 SRS 治疗后 3 年的闭塞率为 71%(95% CI:48%~93%)相比,应用大分割 SRS 治疗后 3 年的 AVM 患者闭塞率为 53%(95% CI:28%~77%),因此应用于大型或功能区的 AVM 病灶大分割 SRS 治疗闭塞率会有所下降。Silander 等报道质子治疗后的类似结果,中位数随访 40 个月,完全闭塞率为 36%,部分闭塞率为 68%。Veznedargolu 报道的每次 7Gy 分割治疗,闭塞率最高达 83%。同样,Lindvall 等报道治疗后 5 年的闭塞率,AVM 体积 <10cm³ 的闭塞率为 81%,AVM 体积 >10cm³ 的闭塞为 70%。总之,大多文献报道大分割 SRS 治疗与单次 SRS 治疗后的闭塞率类似。

SRS 实际靶区的勾画需要临床医师具有应用多模态成像模式的技能,能够使用融合多种成像方式的治疗计划软件。通常需要神经外科医师、医学物理师和放射影像科医生以团队的方式准确地配准多种图像,以区分靶区/正常组织。所有恰当的图像融合到治疗计划软件后,临床医生开始勾画适当的治疗体积以及重要的正常组织。典型的 AVM 计划包括一个大体靶体积(GTV),其中包含 AVM 畸形血管巢。包括脑干、视觉通路、耳蜗等重要邻近脑组织也要根据需要进行勾画。建议在实施单次分割照射时,要限制每个结构的最大受照剂量值,包括脑干最大受照剂量为 15Gy,视神经通路最大受照剂量为 8~10Gy,耳蜗最大受照剂量为 4Gy,减少正常脑组织受照 12Gy 剂量的体积。

五、手术分级量表在 SRS 中的应用

Spetzler-Martin 分级系统已广泛应用于预测颅内 AVM 显微外科切除手术后的神经功能预后，然而其用于 SRS 治疗结果的准确性和精确性还不得而知。仔细审视 Spetzler-Martin 分级系统和随后提出的 Spetzler-Ponce 三级分级系统的主要标准，显示这类系统评价中并不包括与 SRS 治疗效果相关的主要因素。例如，Spetzler-Martin 分级系统中包括病变大小，但缺乏良好的对适合 SRS 治疗的具体病灶体积的精确表述。定义上，AVM 直径 <3cm，属于 Spetzler-Martin 分级系统中"小型"病灶的概念，而实践中，在对颅内 AVM 的测量时，病灶直径 5mm 的体积小于 $0.07cm^3$，而颅内 AVM 病灶直径为 2.5cm 时，病灶体积大于 $8cm^3$（两个病灶的直径虽然均小于 3cm，但体积相差 >100 倍）。因此，Spetzler-Martin 评分系统含糊了具体治疗的总体积，而这对 SRS 剂量计划和关系总体治疗结果却十分重要。

另外，Spetzler-Martin 分级系统考虑到位于重要功能区的 AVM 位置。然而，经验显示相比更深的部位，如丘脑、脑干和皮层重要功能区等部位，不太容易出现 SRS 副反应并发症。此外，治疗的本质、并发症和患者选择标准、显微外科手术与 SRS 是完全不同的。因此，Spetzler-Martin 评分系统不能作为 SRS 治疗后预后效果的可靠预测工具。

六、用于放射外科治疗的分类方法

1. 预测闭塞率的早期模型

（1）K 指数（K-index）：1997 年 Karlsson 等推出了第一个专门用于 SRS 治疗预后结果测量的 K 指数（K-index）。根据闭塞率与最小病灶受照剂量（边缘剂量）和病灶大小存在线性相关关系。K 指数计算公式如下：

$$K 指数 = 最小受照剂量（Gy）\times AVM 体积 cm^3$$

Karlsson 等发现，闭塞率呈线性上升后，K 指数达到 27 后，闭塞率达 80% 后，折入平台，不再上升。

（2）闭塞预测指数（obliteration prediction index，OPI）：1997 年加拿大和英国两个不同的中心对 436 例患者进行分析后提出 OPI。

OPI 的计算公式如下：

$$OPI= 边际剂量（Gy）/AVM 直径 cm$$

采用最小平方方法，作者给出计算病灶闭塞概率的公式：

$$P=1-A \times e^{-B\times OPI}$$

（式中的 P 是病灶闭塞的概率，A 值和 B 值分别为 1.15 ± 0.14 和 0.114 ± 0.07）。

在 OPI 和病灶闭塞概率之间存在指数曲线关系，当 OPIs>20~25 时，指数曲线进入平台。

K 指数和 OPI 模型所存在的核心问题在于：两者中均不包含与 SRS 治疗 AVM 后病灶闭塞相关的 AVM 特征性因素。两种模型量表都年代久远，且基于双平面的血管造影数据，而不是基于三维血管造影图像。两者中均还包括受照的边缘剂量。两者只根据术前患者 / 病变特点而制定的治疗前预测进行分类。最后，两种分级量表只能预测治疗成功性闭塞，但不可预测治疗发生神经功能并发症的风险。

2. 预测放射外科相关并发症的模型

（1）放射外科治疗后出现症状性损伤的模型：SPIE 量表是由 Flickinger 等在 2000 年推出的，这个量表是用于预测永久性神经系统并发症。SPIE 量表基于两个变量：①接受 ≥12Gy 照射的总的组织体积（据发现可以预

估放射辐照导致影像改变的风险);②AVM位置(SPIE score),根据每个具体位置的回归系数得分,归化到0~10分。额叶的得分最低(0分),脑桥/中脑得分最高(10分)。在SRS治疗具体执行之前,可以通过测算12Gy的照射体积,以便预测并发症风险。

作者建议如下估计放射性脑坏死概率的公式:

$$P_{(necrosis)}=e^B/(1+e^B)$$

公式中B=常数(−7.871 3)+0.750 6×(SPIE分值)+0.073 4×V_{12}(V_{12}=受照≥12Gy的体积)。

这个分级的主要缺点是:①来自较少的病例数(n=85);②多个部位分类(n=11);③对SRS治疗非常小的病灶的并发症的预测不准确;对于非常小(<1cm³)脑干病灶,有40%的机会出现症状的放射性坏死,是一个不现实的数字。此外,没有提供预测的闭塞率。

(2)匹兹堡放射外科AVM评分量表(RBAS)及其改良版(2002—2008):2002年Pollock和Flickinger克服SPIE的缺点,提出这个适合SRS治疗应用的评分方法。这个评分量表最初是在1997年提出的匹兹堡AVM放射外科(PAR)分级模型,作者在2002年对其进行了改进。原来的模型考虑了所有已证实的AVM接受SRS的总体结果的影响因素:①病灶体积;②病灶部位;③引流静脉数目;④患者年龄;⑤术前栓塞。

AVM的分数是使用以下公式计算得到的:

PAR AVM得分 =0.13+AVM体积(cm³)+(0.03)×年龄(岁)+(0.64)×位置+(0.35)×引流静脉数目+(0.67)×既往栓塞(0=无,1=有)。

病灶位置评分如下:0为AVM病灶位于额叶或颞叶;1为AVM病灶位于顶叶、枕叶、脑室内、胼胝体或小脑;2为AVM病灶位于基底节、丘脑或脑干。AVM的分数与患者预后显著相关(R^2=0.92)。

然而,由于其过于复杂,作者提出了一种简化方法的版本。简化版有类似的三层位置评分系统,但只包括年龄、病灶体积、病灶部位,作为变量计算评分:

匹兹堡放射外科应用AVM评分(RBAS)分值 =(0.1)×AVM体积+(0.02)×年龄+(0.3)×位置。

匹兹堡SRS应用AVM评分(RBAS)系统是经过伽马刀和Linac技术、深部AVM和儿童AVM等多项研究验证的。2008年Pollock等通过从5个到3个减少变量数,对AVM评分系统进行了修改,然后根据AVM位置的三层量表分为两层:

修改后的RBAS AVM得分 =(0.1)×AVM体积+(0.02)×年龄+(0.5)×位置病灶位于基底节、丘脑和脑干的位置分值为1,其余的为0。按以下AVM得分段(Cutoffs)用于预测患者接受SRS后疗效下降的结果:≤1,1.01~1.50,1.51~2.00,和>2,得分≤1预测没有神经功能障碍加重的病灶闭塞的可能性为90%。这个修改后的评分系统在预测治愈的准确性上与原来的评分系统没有区别,且比原来的简单(包括没有y截距值)。

另一个优点,修改后的系统通过双平面的血管造影和立体定向MRI进行了验证。有趣的是,RBAS评分与治疗剂量无关。事实上,增加照射剂量不会改变治愈结果的比率,因为,虽然增高剂量与较高的闭塞率有关,但也会导致术后并发症的增加。因此,没有改变不出现神经功能症状加重的治愈结果。修改后的RBAS评分量表,Wegner等也从外部对量表进行验证。

(3)海德堡评分系统(2012):海德堡医

疗集团提出根据两个重要的预测预后结果的变量:年龄和 AVM 直径(表 7-4-2)。海德堡评分是一个基于积分的系统,每个病灶可以得 1 分、2 分或 3 分。作者证明:随着分数增加,闭塞率会相应降低 0.447 因素值。作者研究了 293 例患者相应的计分,与分成两段的 RBAS 得分(≤1.5 和 >1.5)相比,作者报告有很高的准确性。然而,他们的拟议评分量表没有外部的验证,也没有与两段式分类 RBAS 评分法相对比。

表 7-4-2 海德堡评分系统

分级	年龄 / 岁	AVM 直径 /cm
1 级	≤50	<3
2 级	>50	≥3c
3 级	>50	≥3

(4) 弗吉尼亚放射外科治疗 AVM 量表:Starke 等在 2013 年推出基于多变量的预测 SRS 治疗颅内 AVM 的良好预后新量表。他们在分析 1 012 例接受 SRS 治疗患者的资料后,确定了以下预测治愈率的变量因素:年龄 <65 岁;AVM 体积 <2cm³, 和 2~4cm³;病灶部位在非重要功能区;无既往出血史;无栓塞史。他们通过年龄和无栓塞史简化评分系统,依据是忽略上述变量并不影响评分系统的精确性(表 7-4-3)。根据这个评分系统,AVM 可以得到 0~4 分,分数越高预后越差(0 分和 1 分,有 80% 的机会预后结果满意)。作者表明,弗吉尼亚系统比 RBAS 更精确,这个系统比 RBAS 评分更简单,类似于 Spetzler-Martin 系统。然而,迄今为止尚未进行过外部验证。

(5) 质子刀放射外科(PSRS)AVM 评分(2014):一些研究表明质子束射线治疗闭塞颅内 AVM 是有效的。Hattangadi-Gluth 等提

表 7-4-3 弗吉尼亚评分

评分要素	得分
AVM 体积	
<2cm³	0
2~4cm³	1
>4cm³	2
AVM 位置	
非重要功能区	0
重要功能区	1
出血史	
无	0
有	1

出了质子刀放射外科(PSRS)AVM 评分,他们报道对于 PSRS 治疗的病灶,PSRS 评分比改良的 RBAS 评分更准确。

$$PSRS\ AVM\ 得分 = (0.26) \times$$
血管巢病灶体积(cc)+ (0.7)× 位置分数

具体得分类似于修改后的 RBAS 评分系统中的评分(基底节、丘脑、脑干为 1 分,其他位置为 0 分)。尽管作者提及分数与结果之间存在显著相关性,但未能提供与 RBAS 相似的分段界点评分量表。

推荐部分预测 SRS 治疗 AVM 闭塞率的分级量表见表 7-4-4。

七、立体定向放射外科治疗颅内 AVM 的疗效

1. 闭塞率 从 SRS 治疗到完全闭塞的潜伏期,一般需要 1~3 年,经过 SRS 治疗的 AVM 最终达到完全闭塞的比例是评估治疗成功的主要指标。闭塞率取决于与 AVM 特征和治疗参数相关的大量因素,在研究报道中的 SRS 的闭塞率在 50%~90% 之间变化

表 7-4-4 推荐部分预测 SRS 治疗 AVM 闭塞率的分级量表

分级系统	提出时的年份	方程式	预测治疗结果
K 指数	1997	K 指数 = 最低剂量 × AVM 体积的立方根	闭塞率:K 指数 <27 时,闭塞率以 3% 的比例随 K 指数而上升;K 指数 >27 时,闭塞率为 80%
闭塞预测指数(OPI)	2002	OPI= 边缘剂量(Gy)/ 病灶直径(cm)可能的闭塞率 =1~1.14 × $e^{(-0.114 \times OPI)}$	闭塞
改良 RBAS(Pollock-Flickinger 评分)	2002 年提出;2008 年修订	分数 =0.1× 体积(ml)+0.02 × 年龄(岁)+ 位置(0 或 1)基底节 / 丘脑 / 脑干 =1;半球 / 小脑 =0	没有新的神经功能障碍 <1.00:89%;1.01~1.50:70%;1.51~2.00:64%;>2.00:46%
Virginia 放射外科 AVM 评分	2013 年	每项 1 分:AVM 体积 2~4cm³;位于重要功能区;出血史每项 2 分:AVM 体积 >4cm³	没有新的神经功能障碍或出血 0~1 分:80% 3~4 分:45%

很大。

SRS 治疗的结果取决于颅内 AVM 的位置,其分为浅表型和深层型。浅表型 AVM 进一步分为脑沟型、脑回型及混合型,而深层型则相对罕见,分为蛛网膜下腔型、深部脑实质型、脉络丛型及混合型。2000 年 Kurita 等发表的回顾性综述中,阐明 SRS 是对小的深部实质脑干 AVM 很好的治疗选择。如果 AVM 位于脑内深部,会减少 SRS 治疗成功的机会。Pollock 等在 2004 年发表的一篇临床研究中,对位于深部的颅内 AVM 所做的研究显示,在治疗深部位置的 AVM 方面存在困难,而这些大多数是不适合手术切除或栓塞治疗的患者。SRS 是深部颅内 AVM 的一种较好的治疗方式,但对于未完全闭塞的畸形血管巢,AVM 仍存在一定的潜在出血风险。

颅内 AVM 的分级也是一个重要因素,众多文献建议低分级的病灶首选显微外科手术,SRS 可用于治疗较大的颅内 AVM。已报告的 SRS 对 AVM 的闭塞反应率一般在 75%~90%,这取决于多种因素。一些文献报道畸形血管巢体积与 AVM 成功闭塞有关。Steiner 等报道瑞典治疗 945 例 AVM 的经验,能成功闭塞的病灶的平均体积为 2.1cm³,未成功闭塞病灶的平均体积为 5.3cm³。Mendenhall 等报道佛罗里达的经验,以及畸形血管巢体积与成功闭塞结果的关系。治疗后 MRI 随访和动脉造影显示,1~4cm³ 的病变的闭塞率为 81%,4~10cm³ 病变的闭塞率为 89%,而大于 10cm³ 病变的闭塞率为 69%。Colombo 等报道意大利的经验,小型(<1.5cm)病灶的闭塞率为 96%,大型(>2.5cm)病灶的闭塞率为 33%。来自国际多中心的伽马刀治疗队列研究分析中,对 233 例高级别颅内 AVM 患者接受单次疗程的 SRS 治疗后随访 85 个月,治疗后 3 年、7 年和 10 年的病灶闭塞率分别为 15%、34% 和 37%。

SRS 治疗的结果需要经过相当长的一段时间才会表现出来,对于随访中仍然保持畸形血管巢开通的病灶,可以考虑在 SRS 治疗后的 3~5 年,进行再次治疗,但是反复治疗后的放射性副反应 / 坏死的发生率会明显增高。

电离辐射的剂量与 SRS 治疗后的闭塞率呈强正相关关系。Flickinger 等报道匹兹堡大学使用伽马刀 SRS 治疗 197 例 AVM 患者的经验，并报告最小靶区剂量与畸形血管巢闭塞的可能性之间有显著相关性。在最小靶区剂量的基础上，得出表示照射野内闭塞率的一个 C 型剂量 - 反应曲线，包括在最小靶区剂量为 15Gy 和 25Gy 的基础上，闭塞率分别为 70% 和 98%。对 197 例 AVM 患者的剂量反应分析发现，边缘剂量为 13Gy、16Gy、20Gy 和 25Gy 分别对应 50%、70%、90% 和 98% 的闭塞率。边缘剂量通常为 16~25Gy，但当剂量大于 17Gy 时，闭塞率趋于提高。然而，更高的辐射剂量也有更高的放射副反应倾向。因此，优化剂量计划是提高闭塞率，同时使放射影像学的并发症风险最小化所必需的。一些因素，包括照射剂量和靶区体积，已被确定为辐射结果的重要预测因素，其他危险因素则包括既往出血史、AVM 的位置和重复 SRS 治疗。大多数放射副反应发生在伽马刀治疗后 1~24 个月；然而，放射副反应通常是短暂的和自我限制的。尽管如此，一些放射副反应在完全闭塞后仍然存在很长时间，会导致大脑出现永久性的复杂改变，可能会导致长期的严重症状。2005 年，Izawa 等报道长期并发症发生率可达 9.3%。

匹兹堡大学医学中心从 1990—2005 年对 174 例符合 ARUBA 研究的患者进行 SRS 治疗（平均随访 64 个月）。15 例（8.7%）发生出血性卒中；6 例（3.5%）出现新的神经功能障碍，4 例死亡（2.3%）。治疗后 5 年的卒中或死亡的风险发生率为 10.3%，治疗后 10 年的卒中或死亡的风险发生率为 11.5%。12 例（6.9%）患者发生放射性副反应（n=7）或后期接受切除术（n=5 例）。在治疗后 5 年时，

8.4% 的患者 mRankin 评分≥2，治疗后 10 年时，12.0% 的患者 mRankin 评分≥2。AVM 体积较大的患者卒中或死亡与 mRankin 评分下降有关。AVM≤5.6cm³ 的患者，治疗后 10 年的卒中或死亡风险发生率为 5%，以及临床损害发生率为 4%。其结论认为与在 ARUBA 研究的计划随访范围内（5~10 年）的未破裂 AVM 的自然史相比，小体积 AVM 患者更可能会从 SRS 治疗中获益。

来自匹兹堡大学的 Tonetti 等，对 233 例符合 ARUBA 纳入标准的患者进行了类似研究，从 1987—2016 年，患者接受伽马刀 SRS 治疗。主要结果被定义为卒中（缺血性或出血性）或死亡（与 AVM 相关或无关的）。平均随访 8.4 年，32 例患者（14%）SRS 治疗后卒中或死亡，明显低于在 ARUBA 研究中未治疗组随访 8.4 年所预期的 30% 发生率。他们的研究结论认为：通过 ARUBA 研究以外的附加随访，相比接受保守处理的患者，接受伽马刀放射外科（GKRS）治疗的未破裂 AVM 患者的卒中或死亡发生率更低。

2000 年，中国台北荣民总医院的 Pan 等提出，在不改变边缘剂量的前提下，提倡增加畸形血管巢内受照剂量。可以通过向靶区内添加低权重的等中心点，增加受照较高剂量的体积所占百分比来实现。2018 年 Kano 等研究中发现，可以通过将 AVM 边缘处方剂量≥17Gy，增加额外的等中心点，使≥63% 的 AVM 体积受照剂量超过 20Gy，以改善体积分期 SRS 治疗大型 AVMs 的预期效果，提高最终闭塞率。

2. 潜伏期出血　潜伏期内出血的风险是 SRS 治疗并发症的重要组成部分。在 SRS 治疗后到病灶完全闭塞期间，有 1~3 年的潜伏期，在此期间，开通的畸形血管巢仍有出血的危险，这种危险一直会持续到确定

闭塞,在此之后,未来出血的风险下降到不足1%。

SRS治疗颅内AVM的缺点在于,与显微外科手术相比,在AVMs闭塞前有治疗后出血的风险。然而,多个研究结果提示SRS治疗后,有的AVM出血风险显著减低(但不能完全杜绝)。意大利研究结果表明治疗后前6个月的出血风险为4.8%,治疗后12个月的出血风险为0%。Maruyama等报道一组来自东京大学医院的458例患者,在实施SRS治疗后到闭塞之间的潜伏期间,出血率为5%,而畸形血管巢闭塞后的出血率为6/250(2%)。SRS治疗后,Florida注意到有4%的脑出血率,而其中5/6的患者是在治疗后6个月内出血。一项在对1204例采用伽马刀治疗的研究发现,潜伏期的出血率相比从诊断到治疗的出血率呈现下降趋势。总体SRS治疗前的年出血率为从出生起的2.0%或从AVM得到诊断时起的6.6%,且在最初出现出血的患者中对应的发生率较高(从出生时起的3.7%,从得到诊断时起的10.4%)。SRS治疗后的年出血率为总体的2.5%或是以出血为表现的2.8%,与自出生以来的每年出血率类似,但与从确诊至治疗时的年出血率比较,有所降低。

Karlsson等在1998年提出并发症的风险与年龄和性别无关。在2005年发表的一项研究中,对201例接受SRS治疗的患者进行分析,只有12例发生治疗后出血。患者的年龄与治疗后出血无关,这与Karlsson等1997年的临床研究是一致的,即治疗后出血风险不受年龄影响。然而,Lv等人2016年对496例患者的病例回顾性分析显示,AVM继发出血的发生与年龄轻和女性有关。

Pollock等在1996年进行的一个多变量分析中,对315例患者SRS治疗后血管造影

特点进行观察,发现完全闭塞的患者不会再出血。这也得到Nataf等在2004年的单变量和多变量分析研究证实,闭塞水平低的患者出血风险增加。

SRS治疗后的每年出血风险的改善会进一步支持SRS治疗作为深部AVM一线治疗的作用。有几个因素可能影响SRS治疗后出血的发生率,包括既往出血史以及栓塞或显微外科手术治疗后的并发症。

3. 控制癫痫发作的效果　虽然治疗AVM的主要目标是通过闭塞畸形团达到消除出血的风险,但研究也发现SRS治疗可以减少与AVM相关的癫痫发作。在接受SRS治疗后能够控制癫痫发作,包括减少或停止发作。在SRS治疗后的癫痫得到控制的AVM患者中,大约2/3的患者能完全停止使用抗癫痫药物治疗。

在以癫痫发作为表现的AVM患者中发现许多与癫痫发作有关的因素,包括大的畸形血管巢体积、额叶或颞叶位置的AVM、皮层动脉供血、浅表静脉引流、年龄轻和男性等。Ironside等2018年对1 456例患者的系统评价分析中发现,在1 312例患者中有910例(73.1%,66.9%~78.9%)癫痫发作得到控制或缓解。在1 245例患者中,597例(55.7%,44.5%~66.6%)患者癫痫发作得到控制。在259例癫痫发作得到控制的患者中,有175例患者停止使用抗癫痫药物(67.3%,46.3%~85%)。AVM闭塞(优势比OR=4.61;$P<0.001$)、癫痫发作时间缩短(优势比OR=6.80;$P<0.001$)、全身发作型癫痫(优势比OR=2.27;$P=0.007$)和既往AVM出血(优势比OR=5.10;$P<0.001$)与癫痫发作得到控制有显著关联。15%的病例有既往出血史,与SRS治疗后癫痫发作得到控制有显著联系($P<0.001$)。SRS治疗AVM的主要目的是

使畸形血管巢完全闭塞,从而根除出现脑出血的风险,似乎也对改善控制癫痫发作提供了额外的获益。然而,也应该注意到SRS治疗后畸形血管巢闭塞和癫痫发作得到控制的背后机制错综复杂,可能是由不同的分子和生理途径产生的。包括畸形血管巢的缺血性改变,加上畸形血管巢周围脑实质的神经调节作用,包括蛋白质合成受抑制,形成一种保护性的神经胶质包裹,以及慢性盗血的减少,存在两种独立的、但与SRS治疗控制AVM癫痫发作的有效性相关的机制。

4. 并发症　SRS治疗后的并发症包括出血、癫痫、迟发性囊肿和其他副作用等。决定并发症的因素包括临床病史、既往AVM手术及既往放射治疗史。

Flickinger等在1998年进行的多变量分析研究表明,并发症的风险可以根据PIE评分(SRS治疗后的损伤表现评分)进行预测。研究结果显示332例中有30例(9%)出现SRS治疗后症状性后遗症,其中181例患者在伽马刀治疗后平均随访10.2年,15例(8.3%)出现治疗相关并发症。其中12例患者术后5年或5年以上出现并发症,而在这12例患者中,5例在伽马刀治疗后的10年或更长的时间里才出现并发症。

在中位临床随访53.8个月的一项研究中也显示,47.6%的Spetzler-Martin分级≥Ⅲ级的AVM患者,中位数治疗的边缘剂量和最大剂量分别为22Gy和40Gy,总体闭塞率为70.5%。完全闭塞的患者中,74.4%的会在伽马刀SRS治疗后4~6个月出现放射副反应。

除出血以外,SRS治疗后可以发生迟发的放射副反应,其中包括病灶周围脑水肿和囊肿形成。接受SRS治疗的患者最常见的并发症是放射性改变或放射副反应,通常发生在治疗后的6~18个月,出现影像上的畸形血管巢周围T2高信号。研究还表明放射性改变的风险与使用较高的边缘剂量和较大的AVM体积相关,对发生放射性改变的病理生理学的认识尚不是很清楚,但是继发于血脑屏障的损伤导致脑水肿可能是经典的放射影像学上放射性改变的病因。血管内皮损伤被认为均是放射性改变和闭塞的机制,迟发的放射性副反应是在SRS治疗后早期出现放射性改变的AVM患者中常见的。有血栓形成的AVM以及邻近受损组织的切除,能有效消除占位效应和改善神经功能状况。

Ilyas等对51项接受伽马刀(GK)或直线加速器(LINAC)治疗的研究进行荟萃分析,发现放射性改变的发生率证实了上述研究结果。放射性改变的总体发生率、有症状的发生率和永久放射性改变的发生率分别为35.5%、9.2%和3.8%。偏瘫是最常见的神经系统症状,观察到的、持续的神经系统症状包括有偏瘫(占症状性患者的48.9%)、头痛(16.3%)、癫痫发作(12.1%)、感觉性功能障碍(7.1%)和共济失调(3.5%)。有永久性神经系统功能障碍的患者中大约一半表现为偏瘫,超过1/4的患者为视野缺损,其余部分的患者表现为复视、癫痫发作、共济失调和其他感觉功能障碍等。

SRS治疗后脑水肿加重的风险因素,包括较大的病灶体积、大脑半球内的位置以及较高的放射处方剂量。研究发现,明显的放射副反应受到AVM畸形血管巢体积(>10ml)、病灶在脑部的具体位置、引流静脉和供血动脉的数目、既往栓塞史和较高边缘剂量的影响。

荟萃分析中,无既往AVM出血和反复SRS治疗是两个显著与放射影像学上的放射性改变相关的因素。一项独立的病例对照研究也发现，未破裂 AVM 组的放射性改变的发生率明显升高，达 48.9%，而破裂的 AVM 的放射性改变的发生率为 30.4%。一种解释这种相关性的假设是，以前破裂过的畸形血管巢周围的神经胶质增生可能对放射性改变具有保护作用。对应脑内深部的重要功能区的深部 AVM 位置与有症状的放射性改变显著相关。

囊肿形成是 SRS 治疗后迟发、且少见的并发症，发生率为 2%~5%。在对 22 项研究的系统性回顾中发现，SRS 治疗后，总体囊肿形成的发生率为 3.0%，形成的平均潜伏期是 6.5 年。Pan 等在 1 203 例接受伽马刀 SRS 治疗的患者中发现 20 例（1.6%）出现囊肿，其中 1 例在治疗后 5 年内出现囊肿，9 例在 5~10 年之间发生囊肿，10 例在治疗后 10~23 年之间出现囊肿。Pomeraniec 等 2018 年的研究队列中包括 1 159 例接受 SRS 治疗的 AVM 患者，17 例（1.5%）有囊肿形成。与没有出现囊肿的患者相比，出现囊肿形成的患者，接受 SRS 治疗时的等中心点数目较多（平均 3.8 相比 2.8，$P=0.047$），随访期较长（平均 132 相比 71 个月，$P<0.001$），较有可能出现影像学上的放射性改变（64.7%vs36.1%，$P=0.021$），且放射性改变持续时间较长（57 个月 vs21 个月，$P<0.001$）。在多因素分析中，等中心点数目较多（$P=0.014$）、放射影像学上放射性改变的出现率较高（$P=0.002$）和较长的随访期（$P=0.034$）被发现是 SRS 治疗后囊肿形成的独立预测因素。单变量分析中，囊肿形成与新发的或癫痫发作加重有明显相关性（$P=0.054$）。形成囊肿的患者会出现一个或更多的下列症状：头痛（5 例，29.4%），感觉运动障碍（5 例，29.4%），癫痫（5 例，29.4%），视野缺损（4 例，23.5%），语言障碍（4 例，23.5%），恶心 / 呕吐（1 例，5.9%），认知 / 记忆障碍（1 例，5.9%）。

Pan 等认为与 SRS 治疗后出血相比，迟发性囊肿形成是一个完全不同的病理生理过程，可观察到的迟发性放射反应包括慢性包裹性扩张性血肿及结节性病变。镜下可见病灶中扩张的毛细血管壁受损，伴有蛋白渗出、透明样和纤维素样坏死，以及微灶性出血，既往的 AVM 出血和栓塞可能事实上会增加组织的脆弱性并促进囊肿形成。

一些正在形成的囊肿可以保持相对无症状，有些囊肿甚至会自行缩小。对囊肿的治疗，有几种方案是有效的。在囊肿中放置一个 Ommaya 储液囊，进行抽吸，能立即缓解症状，重复抽吸有助于控制囊肿增大。对于有明确手术指征的患者，囊肿腹腔分流术操作简单，可以治疗囊肿。开颅手术进行囊肿开窗和 / 或囊肿切除，会造成较大创伤，可适用于已行分流术但仍然存在局部占位效应以及囊肿内存在分隔的患者。

Murray 等在 2014 年发表的队列研究中讨论了大分割放射治疗（HSRT）AVM 对神经心理学的影响。研究结果表明放射治疗几年后，患者的记忆力有所改善，这种形式的治疗与长期有害的认知副作用无关。测量多个认知区域，HSRT 治疗 AVM 前表现与正常人群总体均值存在偏差，9 个认知区域中的 5 个受损最为严重，包括处理速度、学习、命名、语言流利度和执行功能受损。但语义处理、记忆、注意力和视觉空间功能各区域处于正常状态的范围，虽然主要认知区域的平均得分正在受到损害。HSRT 中会遇到轻微的中枢神经系统毒副作用，但与上述认知区域相比，在随访评估中，认知区域保持稳定。

5. 随访和再治疗　完成 SRS 治疗后，

建议密切随访。治疗第一年以 6 个月为间隔,在有临床症状加重的情况下应及时予以记录。在治疗后的 36 个月进行 DSA 随访,目标是按 Lindquist 和 Steiner 的定义确定达到完全闭塞,其中包括正常的循环时间,不存在以前的畸形血管巢血管,引流静脉消失或正常化。即使在病灶闭塞后也鼓励定期临床随访,以确保临床症状的稳定性和治疗成功。

考虑到颅内 AVM 治疗后的低出血风险和有 25% 的 SRS 治疗后残留的 AVM 有延迟性的完全闭塞率,而再治疗存在并发症的风险,在第一次和第二次 SRS 治疗之间,有 5 年的延迟似乎是合理的。

再次 SRS 治疗后出血的相关因素同初次 SRS 治疗后出血的相关因素相似,即既往有过出血史、较大的 AVM 体积、较高的 Pollock-Flickinger 评分。Stahl 等同样证明再次 SRS 治疗作为补救性治疗的有效性和安全性,确定再次 SRS 治疗后中位畸形血管巢体积相应缩小 69%,放射性改变的发生率 4.9% 以及治疗后出血率 5.8%。

6. 结论　由于 SRS 治疗闭塞率高,并发症风险低,是一种较好的治疗颅内 AVM 的方式。SRS 治疗被认为是治疗体积小、少数高级别、出过血的、有癫痫发作的、有头痛和神经功能障碍的患者的治疗选择。SRS 对于深部和重要功能区的小型 AVM 最为有效,对未破裂 AVM 的治疗结果尚有争论。相比之下,由于与其自然史相关的脑出血风险升高,大部分已破裂的 AVM 需要治疗。总的来说,SRS 已经被证明能达到 70%~80% 的闭塞率,而并发症的发生较为少见,最常见的为大约 10% 的患者会出现症状性辐射诱导的改变。SRS 治疗的并发症通常是由于不完全闭塞所造成的,而对于体积较大的病灶,可以考虑多模态联合治疗的方法。

(张南)

参考文献

[1] BYUN J,KWON DH,LEE DH,et al. J Korean Neurosurg Soc. Radiosurgery for Cerebral Arteriovenous Malformation(AVM):Current Treatment Strategy and Radiosurgical Technique for Large Cerebral AVM:Review Article.2020.

[2] CHEN C J,DING D,KANO H,et al. Stereotactic Radiosurgery for Pediatric Versus Adult Brain Arteriovenous Malformations[J]. Stroke,2018,49(8):1939-1945.

[3] DALTON A,DOBSON G,PRASAD M,et al. De novo intracerebral arteriovenous malformations and a review of the theories of their formation[J]. Br J Neurosurg,2018,32(3):305-311.

[4] DING D,STARKE R M,SHEEHAN J P. Radiosurgery for the management of cerebral arteriovenous malformations[J]. Handb Clin Neurol,2017,143:69-83.

[5] DING D,ILYAS A,SHEEHAN J P. Contemporary Management of High-Grade Brain Arteriovenous Malformations[J]. Neurosurgery,2018,65(CN_suppl_1):24-33.

[6] FEGHALI J,HUANG J. Updates in arteriovenous malformation management:the post-ARUBA era[J]. Stroke Vasc Neurol,2020,5(1):34-39.

[7] FENNELL V S,MARTIROSYAN N L,ATWAL G S,et al. Hemodynamics Associated With Intracerebral Arteriovenous Malformations:The Effects of Treatment Modalities[J]. Neurosurgery,2018,83(4):611-621.

[8] GILBO P,ZHANG I,KNISELY J. Stereotactic radiosurgery of the brain:a review of common indications[J]. Chin Clin Oncol,2017,6(Suppl 2):S14.

[9] LENCK S,SCHWARTZ M,HENGWEI J,et al. Management of Residual Brain Arteriovenous Malformations After Stereotactic Radiosurgery

［J］. World Neurosurg,2018,116:e1105-e1113.

［10］HASEGAWA H,HANAKITA S,SHIN M,et al. A Comprehensive Study of Symptomatic Late Radiation-Induced Complications After Radiosurgery for Brain Arteriovenous Malformation:Incidence, Risk Factors,and Clinical Outcomes ［J］. World Neurosurg,2018,116:e556-e565.

［11］HASEGAWA H,YAMAMOTO M,SHIN M, et al. Gamma Knife Radiosurgery For Brain Vascular Malformations:Current Evidence And Future Tasks ［J］. Ther Clin Risk Manag, 2019,15:1351-1367.

［12］IYER A,D'SOUZA M,STEINBERG G K. Embolization before stereotactic radiosurgery for the treatment of brain arteriovenous malformations ［J］. J Neurosurg Sci,2018,62 (4):514-518.

［13］ILYAS A,CHEN C J,DING D,et al. Volume-staged versus dose-staged stereotactic radiosurgery outcomes for large brain arteriovenous malformations:a systematic review ［J］. J Neurosurg,2018,128(1):154-164.

［14］IRONSIDE N,CHEN C J,DING D,et al. Seizure Outcomes After Radiosurgery for Cerebral Arteriovenous Malformations:An Updated Systematic Review and Meta-Analysis ［J］. World Neurosurg,2018,120:550-562.

［15］KAILAYA-VASAN A,SAMUTHRAT T, WALSH D C. Severe adverse radiation effects complicating radiosurgical treatment of brain arteriovenous malformations and the potential benefit of early surgical treatment ［J］. J Clin Neurosci,2018,55:25-31.

［16］KONDZIOLKA D. Current and novel practice of stereotactic radiosurgery ［J］. J Neurosurg, 2019,130(6):1789-1798.

［17］LIU Y T,YANG T C,JUNG S M,et al. Probable pathogenesis,diagnosis,and management of untreated arteriovenous malformation with cyst formation:case report and literature review ［J］.

Acta Neurol Belg,2018,118(4):603-605.

［18］PATIBANDLA M R,DING D,XU Z,et al. Stereotactic Radiosurgery for Pediatric High-Grade Brain Arteriovenous Malformations: Our Experience and Review of Literature ［J］. World Neurosurg,2017,102:613-622.

［19］PATIBANDLA M R,DING D,KANO H,et al. Stereotactic radiosurgery for Spetzler-Martin Grade IV and V arteriovenous malformations: an international multicenter study ［J］. J Neurosurg,2018,129(2):498-507.

［20］POLLOCK B E. Gamma Knife Radiosurgery of Arteriovenous Malformations:Long-Term Outcomes and Late Effects ［J］. Prog Neurol Surg,2019,34:238-247.

［21］POMERANIEC I J,DING D,STARKE R M, et al. Delayed cyst formation after stereotactic radiosurgery for brain arteriovenous malformations ［J］. J Neurosurg,2018,129(4):937-946.

［22］PULLI B,CHAPMAN P H,OGILVY C S,et al. Multimodal cerebral arteriovenous malformation treatment:a 12-year experience and comparison of key outcomes to ARUBA ［J］. J Neurosurg, 2019:1-10.

［23］RABOUD M,TULEASCA C,MAEDER P,et al. Gamma knife radiosurgery for arteriovenous malformations:general principles and preliminary results in a Swiss cohort ［J］. Swiss Med Wkly,2018,148:w14602.

［24］RUSSELL D,PECK T,DING D,et al. Stereotactic radiosurgery alone or combined with embolization for brain arteriovenous malformations:a systematic review and meta-analysis ［J］. J Neurosurg,2018,128(5):1338-1348.

［25］SEYMOUR Z A,CHAN J W,SNEED P K, et al. Dose response and architecture in volume staged radiosurgery for large arteriovenous malformations:A multi-institutional study ［J］. Radiother Oncol,2020,144:180-188.

［26］SCHRAMM J. Seizures associated with cerebral

arteriovenous malformations［J］. Handb Clin Neurol,2017,143:31-40.

［27］SHALIGRAM S S,WINKLER E,COOKE D,et al. Risk factors for hemorrhage of brain arteriovenous malformation［J］. CNS Neurosci Ther,2019,25(10):1085-1095.

［28］TAYEBI M A,LAWTON M T. Modern radiosurgical and endovascular classification schemes for brain arteriovenous malformations ［J］. Neurosurg Rev,2020,43(1):49-58.

［29］TONETTI D A,GROSS B A,ATCHESON K M,et al. The benefit of radiosurgery for ARUBA-eligible arteriovenous malformations: a practical analysis over an appropriate follow-up period［J］. J Neurosurg,2018,128(6):1850-1854.

［30］TONETTI D A,GROSS B A. Re-Evaluating Clinical Outcomes for AVM Stereotactic Radiosurgery［J］. Prog Neurol Surg,2019,34:267-272.

［31］VLASKOU B E,ERMIS E,MORDASINI P,et al. Radiosurgery and radiotherapy for arteriovenous malformations:outcome predictors and review of the literature［J］. J Neurosurg Sci,2018,62(4):490-504.

［32］ZHU D,LI Z,ZHANG Y,et al. Gamma knife surgery with and without embolization for cerebral arteriovenous malformations:A systematic review and meta-analysis［J］. J Clin Neurosci,2018,56:67-73.

［33］ZHONG J,PRESS R H,OLSON J J,et al. The use of Hypofractionated Radiosurgery for the Treatment of Intracranial Lesions Unsuitable for Single-Fraction Radiosurgery［J］. Neurosurgery,2018,83(5):850-857.

第五节　内科治疗

颅内 AVM 的内科治疗主要是根据患者的临床症状、畸形血管团破裂风险的大小等所采取的一种以观察、药物控制或改善患者临床症状的保守治疗方法。保守治疗即所谓的有或无药物治疗状态下的观察随访,保守的指征主要参考以下几点:①偶然发现的无症状 AVM;②老年无症状或症状轻微;③大而弥散或幼稚性 AVM;④位于重要功能区,治疗风险较高的 AVM;⑤患者或家人拒绝接受干预治疗等。无论是选择保守治疗还是药物对症治疗,建议均需进行系统的影像学评价,排除出血危险因素后进行。

颅内 AVM 的主要症状是出血、癫痫和头痛,以及其他局灶性神经功能障碍等,各种症状可以单独存在,也可以合并发生。AVM 干预的首要目的是防治出血,常需根据其是否有出血史以及血管结构中是否有易出血危险因素等具体情况进行个体化评估其破裂出血的风险,并结合患者的年龄等具体情况决定是否进行以防治出血为目的的治疗。除了以防治出血为目的的外科手术、介入治疗及放射外科干预以外,如果患者具有顽固的癫痫发作、难以耐受的相关性头痛以及明显的神经功能障碍等,即使是老年、未破裂 AVM,也需要进行适当的干预性治疗。对于无法根治和无需积极干预的患者可选择保守治疗。

一、未破裂颅内 AVM 的内科治疗

对于未破裂 AVM,目前多数学者及相关研究倾向于以保守治疗为主。来自法国的 C.Stapf 教授与多个国家的学者联合进行了一项名为未破裂颅内 AVM 的随机临床试验研究(ARUBA),招募了来自 9 个国家共 39 个临床中心的未破裂颅内 AVM 成年患者(18 岁以上),通过网络系统采用 1:1 比例随机分配至单一药物治疗组,即有需要时针对神经症状给予药物治疗;以及药物联合

其他治疗组,其他治疗包括神经外科手术、血管栓塞术和立体定向放射治疗,可单独应用或联合应用。主要研究结局为出现死亡或症状性脑卒中符合终点的事件。试验于2007年4月4日起启动随机分组;由于药物治疗存在明显的优势,2013年4月15日,在美国国立卫生研究所(NIH)下属国家神经疾病和卒中研究所(NINDS)委任的数据和安全监督委员会的建议下,停止了本试验研究。此时共获得223名患者的预后数据(平均随访33.3个月),其中其他治疗组有114人,药物治疗组有109人。在达到主要研究终点事件发生方面,药物治疗组共有11人(10.1%),而其他治疗组则有35人(30.7%)。单一药物治疗组的死亡或卒中风险明显低于其他治疗组,其他治疗组中除发生卒中及与卒中无关的神经功能缺损患者的数量多于药物治疗组之外,未发现其他危害。该研究结果发表于2014年2月最新一期柳叶刀杂志上。

但此研究尚存在一定争议。Johnny Wong等认为ARUBA研究缺乏统一的治疗模式和一致的治疗分配标准,且该研究中手术治疗患者病例数相对较少。经过长达5年的随访研究,结果显示,在预防未破裂颅内AVM患者的死亡或症状性卒中方面,采用单纯的药物保守治疗仍然要优于介入治疗,并且这一成果已发表在2020年柳叶刀杂志上。

8%~53%的颅内AVM患者首发症状是非出血性癫痫,多数表现为局灶性发作,大发作占癫痫患者的27%~35%,5年内发展为癫痫症的概率约为58%。除了一些应用抗癫痫药物预防癫痫发作的研究外,很少有关于AVM患者癫痫发生率的研究报道。有些研究也肯定了AVM及其出血史与癫痫之间的关系。有学者提出癫痫的发作是由于"盗血"所致,还有学者认为是静脉压过高及畸形血管的占位效应引起。

以癫痫为首发症状的颅内AVM患者的内科治疗主要是予以抗癫痫药物控制发作,从而减轻或消除癫痫症状,但部分患者药物治疗仍无法完全避免或控制癫痫发作,需完全切除AVM病灶才有可能从根本上控制或减低其发作风险。抗癫痫药物应从小剂量开始,逐渐加量直至癫痫发作控制或最大可耐受剂量,儿童需按照体重计算药量。治疗过程中患者如果出现剂量相关的不良反应,如头痛、头晕、嗜睡、疲劳、共济失调等,可暂时停止增加剂量或酌情减少当前剂量,待不良反应消退后再继续增加剂量,直至目标剂量。必要时需监测药效浓度。

目前暂不推荐首选拉莫三嗪对12岁以下的儿童单药治疗,但其可对12岁以上的儿童患者,不论是否服用其他抗癫痫药物。拉莫三嗪的起始剂量为25mg,此后应每1~2周增加剂量,最大增加量为25~50mg,直至达到最佳的疗效。通常达到最佳疗效的维持剂量为每日100~200mg。拉莫三嗪单药治疗或将其作为丙戊酸钠联合治疗的2~12岁儿童患者,拉莫三嗪的初始剂量为0.15mg/(kg·d),1次/d,连服2周;随后2周,1次/d,每次0.3mg/kg。此后,应每1~2周增加剂量,最大增加量为0.3mg/kg,直至达到最佳疗效;通常达到最佳疗效的维持剂量为1~5mg/(kg·d),单次或分两次服用。常用药物使用方法及有效血药浓度见表7-5-1。

对于仅有癫痫发作的患者可根据其发作的类型和综合征分类选择药物,用药原则如下:

1. 用药的同时需考虑合并症、共用药、患者的年龄等进行个性化的治疗。

2. 尽可能单药治疗,如无效可换另一种药物,但应有5~10天过渡期。

表 7-5-1　常用抗癫痫药物使用方法及有效血药浓度

药物	起始剂量	增加剂量	维持剂量	最大剂量	有效浓度	服药次数（次 /d）
卡马西平	成人 100~200mg/d	每 2 周增加量 1 次	400~1 200mg/d	1600mg/d	4~12mg/L	2~3
	儿童 <6 岁 5mg/d	5~7 天增加 1 次	10~20mg/（kg·d）	400mg/d		2
	儿童 >6 岁 100mg/d	每 2 周增加量 1 次	400~800mg/d	1 000mg/d		2~3
氯硝西泮	成人 1.5mg/d	0.5~1mg/3d	4~8mg/d	20mg/d	20~90μg/L	3
	儿童 10 岁以下或体重低于 30kg，0.01~0.03mg/（kg·d）	0.03~0.05mg/（kg·d）	0.1~0.2mg/（kg·d）			2~3
苯巴比妥	成人		90mg/d	极量每次 250mg，500mg/d	15~40mg/L	1~3
	儿童	逐渐增加	3~5mg/（kg·d）			1~3
苯妥英钠	成人 200mg/d	逐渐增加	250~300mg/d	250mg/d	10~20mg/L	2~3
	儿童 5mg/（kg·d）	逐渐增加	4~8mg/（kg·d）			2~3
丙戊酸钠	成人 5~10mg/（kg·d）	逐渐增加	600~1 200mg/d	1 800mg/d	50~100mg/L	2~3
	儿童 15mg/（kg·d）	逐渐增加	20~30mg/（kg·d）			2~3
奥卡西平	成人 300mg/d	300mg/ 周	600~1 200mg/d	2 400mg/d		2
	儿童 10mg/（kg·d）	10mg/（kg·周）	20~30mg/（kg·d）	45mg/（kg·d）		2
左乙拉西坦	成人 1 000mg/d	500~1 000mg/ 周	1 000~4 000mg/d			2
	儿童 0.5~1mg/（kg·d）	10~20mg/（kg·周）	20~60mg/（kg·d）			2
托吡酯	成人 25mg/d	25mg/ 周	100~200mg/d			2
	儿童 0.5~1mg/（kg·d）	0.5~1mg/（kg·周）	3~6mg/（kg·d）			2
拉莫三嗪	成人 50mg/d	25mg/ 周	100~200mg/d	500mg/d		2
	儿童 0.3mg/（kg·d）	0.3mg/（kg·d）	2~10mg/（kg·d）			2

3. 若单药正规治疗没有达到无发作时,推荐联合药物治疗,需尽可能选择作用机制不同的药物。

4. 不能将多种药物联合作为广谱抗癫痫使用。

5. 联合用药时应注意药物间的相互作用,如肝酶诱导剂可加速另一种药物的代谢;药物与结合蛋白的竞争性结合可改变其他药物的游离血药浓度。

6. 对于难治性癫痫应综合评估手术治疗的风险。

二、药物对症治疗

颅内 AVM 出血后患者多伴有头痛,未出血的患者以头痛为首发症状者报道不一,占 1%~10%。国内赵继宗教授等大宗病例的回顾性研究报道,以头痛为首发症状占 24.9%。颅内 AVM 头痛大多位于病灶一侧,也可在病灶的对侧出现。头痛虽不是 AVM 的特征性症状,定位意义不大,但其对患者造成的痛苦较大,甚至会影响到生活和工作质量。

头痛发生的可能机制为:①局部脑血管异常扩张;②颅内压升高;③位置表浅的动静脉瘘;④颅内出血等。从畸形的部位来看,颞叶底面或累及到硬膜者,易出现头痛,推测可能系硬脑膜动脉受累影响到三叉神经感觉支之故,部分患者在栓塞了颈外动脉脑膜支参与的供血部分后,头痛就能减轻,或可为一佐证。目前对于头痛尚缺乏相关的研究报道,以及缺乏相应的治疗规范或指南,对于头痛的患者主要以药物对症治疗为主,仍需进一步随访研究。但也有相关研究表明药物治疗和介入治疗对缓解头痛无统计学差异。

其他神经功能障碍主要以局灶性神经功能缺失多见,这与颅内 AVM 病灶所在的部位有关,部分患者可因半球长期供血不足致肢体偏瘫、智力障碍等;此外因引流静脉异常造成颅内压增高可导致眼球突出、复视等症状;高流量的颅内 AVM 形成涡流可导致颅内杂音。部分额叶、颞叶颅内 AVM 可出现精神症状,此类患者也主要予以对症治疗为主。

三、一般治疗

血流动力学改变是 AVM 患者出现头痛、头晕、癫痫发作的重要因素。任何引起 AVM 畸形团血流动力学改变的因素都可诱发出现头痛、头晕、癫痫发作,甚至是导致出血等临床症状。因此,针对 AVM 日常生活中应注意以下方面:

1. 健康饮食,避免食用过于辛辣刺激性食物,戒烟酒,尽量避免饮用咖啡、浓茶等易致神经兴奋的饮料。

2. 保持大便通畅,避免大便时过度用力,以减少静脉压升高所带来的风险。

3. 避免剧烈爆发性及憋气性运动、机动游戏、倒立运动、过度劳累、情绪激动、熬夜等,其常可引起血压波动而致血流动力学改变。

4. 正确认识疾病,保持良好心态,如有不适需及时就诊。

总之,颅内 AVM 是一种较为复杂的先天性颅内血管发育异常的疾病,其临床症状及表现复杂多变,畸形血管团构筑情况因人而异。因此,内科保守治疗需根据每一位患者的具体病情因人施治,必要时甚至需联合显微外科手术、血管内介入治疗、立体定向放射等治疗方式中的一种或多种手段综合治疗,才可能达到较为理想的效果。随着对 AVM 发病机制的逐渐认识以及基因治疗研究的进步,针对改变 AVM 结构、降低其出血风险的药物或基因治疗或许在不久的将来成为现实,并将具有越来越重要的地位和作用。

(刘彦超　段传志)

参考文献

[1] CENZATO M,BOCCARDI E,BEGHI E,et al. European consensus conference on unruptured brain AVMs treatment(Supported by EANS, ESMINT,EGKS,and SINCH)[J]. Acta Neurochir(Wien),2017,159(6):1059-1064.

[2] DERDEYN C P,ZIPFEL G J,ALBUQUERQUE F C,et al. Management of Brain Arteriovenous Malformations:A Scientific Statement for Healthcare Professionals From the American Heart Association/American Stroke Association [J]. Stroke,2017,48(8):e200-e224.

[3] MOHR J P,OVERBEY J R,VON KUMMER R, et al. Functional impairments for outcomes in a randomized trial of unruptured brain AVMs[J]. Neurology,2017,89(14):1499-1506.

[4] MOHR JP,OVERBEY JR,HARTMANN A, et al. Medical management with interventional therapy versus medical management alone for unruptured brain arteriovenous malformations (ARUBA):final follow-up of a multicentre,non-blinded,randomised controlled trial. LANCET NEUROLOGY,2020,19:573-581.

[5] WONG J,SLOMOVIC A,IBRAHIM G,et al. Microsurgery for ARUBA Trial(A Randomized Trial of Unruptured Brain Arteriovenous Malformation)-Eligible Unruptured Brain Arteriovenous Malformations[J]. Stroke, 2017,48(1):136-144.

第六节　一站式复合手术治疗

颅内 AVM 复合手术技术是将神经影像信息、神经介入诊疗技术、显微神经外科技术等综合运用于颅内 AVM 病人的手术治疗中,通过一站式复合手术模式达到一期影像学治愈病变,以降低手术创伤、提高治疗安全性和效率,避免病人在不同科室和相关专业间反复就诊和转诊的一种诊疗的新模式,也是目前国内、外复杂脑血管疾病一种精准治疗新模式。

一、一站式复合手术的必要性

颅内 AVM 的治疗方法包括:单纯显微外科手术切除、微创介入栓塞治疗、立体定向放射治疗等,治疗方式的选择需依照病灶的大小、位置以及患者的具体情况而定,采取传统手术方法切除颅内 AVM 的残留率为3.7%~27.3%,而应用介入治疗的单次治愈率仅为 10%~40%,而放射外科治疗无法做到即刻治愈,尤其是出血型颅内 AVM 放疗后在一定时期内还有再出血的风险。

随着对颅内 AVM 病变认识的深入和一些新方法、新技术的应用,越来越多的学者主张多学科联合或综合治疗。出血型颅内AVM 急性期由于颅内压增高和血肿压迫,病人会有头痛、肢体、语言甚至意识障碍等症状,因而神经外科医生更倾向于开颅手术治疗,但对于一些颅内深部病变,由于定位困难和手术创伤有导致严重功能障碍的风险,通常会选择保守治疗或放射外科治疗。为了提高手术切除治愈率,部分学者借助于术中荧光造影、术中导航进行深部病灶的手术切除也取得了良好效果。随着医学影像学设备和神经外科技术的不断发展与更新,人们不断尝试新技术的应用来提高颅内 AVM的治疗效果,脑血管病复合手术技术将神经外科显微技术和神经介入技术等有机结合,在脑血管病的治疗中独辟蹊径,近年来得以广泛应用。

Nohra 等对 101 例颅内 AVM 病人进行了复合手术治疗,平均 Spetzler-Martin 分级 2.4,48.5% 接受了术中栓塞治疗,8.5%(9/101)的病例术中造影提示有残留给予术中再次切除,对于术中残留病例再次手术后仍有残留进行第 3 次手术的比例为 22.22%(2/9),所有病例最终影像学治愈率 100%。王东海等报道一组颅内 AVM 复合手术病例术中造影提示残留率为 18.92%,高于 Nohra 等的报道,而该组病例术中栓塞率仅约 21.62%,远低于 Nohra 所报道的术中栓塞率,考虑可能与该组脑 AVM 较低的术中栓塞率有关,而该组行术中栓塞病例主要为术中血管显露困难或不能早期显露阻断的病例,并且以 Spetzler-Martin 分级 Ⅲ~Ⅳ 级病例为主。

二、复合手术模式与治疗流程

目前颅内 AVM 的复合手术模式是根据术中即刻造影评估或栓塞是否与 AVM 病灶切除手术同期进行分为:

a. 一站式复合手术颅内 AVM 切除术

b. 二站式(分期)复合手术颅内 AVM 切除术

通常大多数颅内 AVM 采取的手术方式为:造影诊断 + 血肿清除 + 病变切除 + 造影评估;对于部分复杂病例采取诊疗方式为:造影诊断 + 术中栓塞 + 开颅血肿清除或合并病变切除 + 造影评估(图 7-6-1)。二站式(分期)复合手术颅内 AVM 切除术,多是缺少复合手术室而病情又需要进行术前栓塞治疗,或是缺乏能够同时从事神经介入和神经外科显微手术的复合型人才的单位,而国内个别单位对少部分大型复杂的颅内 AVM 病例分期复合手术则是基于手术时间长、创伤大和术后高灌注风险的考量。随着治疗理念的更新、设备的进步以及复合型人才在国内各大单位的普及,一期一站式复合手术已成为颅内 AVM 复合手术治疗的主流模式。

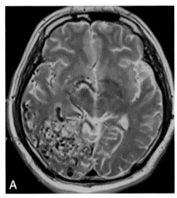 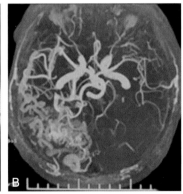 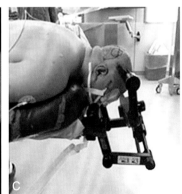

图 7-6-1　枕叶未破裂 AVM 病例

男性,46 岁,因"头痛十余年,发作性肢体抽搐伴意识不清两年"入院。查体:头皮血管怒张,双侧视野左侧同向偏盲。诊断:枕叶未破裂 AVM(Spetzler-Martin Ⅳ级)

A. 颅脑 MR 示:右侧枕叶内血管流空影,考虑枕叶 AVM;B. MRA 显示:枕叶紊乱血管团,考虑大脑后动脉供血 AVM;C.复合手术室俯卧位行复合手术枕叶 AVM 切除术。

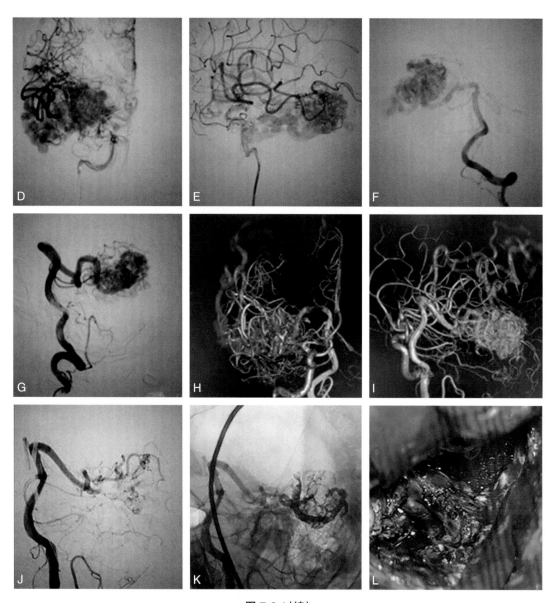

图 7-6-1（续）

D. 右侧颈内动脉早期正位造影显示：大脑中动脉颞后支供血畸形血管团，畸形团呈楔形；E. 右侧颈内动脉侧位造影显示：大脑中动脉发出颞后动脉自颞叶表面供血畸形血管团，引流静脉向颞底、中线方向走行；F. 左侧椎动脉正位造影显示：大脑后动脉发出粗大颞后支供血畸形团；G. 左侧椎动脉侧位造影显示：大脑后动脉发出粗大颞后支供血畸形团；H. 右侧颈内动脉和左侧椎动脉 3D 造影重建图像融合后正位显示：畸形团主供血来自于大脑后动脉发出的颞后动脉，大脑中动脉颞后支供血分支位于颞枕外侧表面和底面；I. 右侧颈内动脉和左侧椎动脉 3D 造影重建图像融合后侧位显示：畸形血管团主供血来自于大脑后动脉发出的颞后动脉，大脑后动脉发出颞后动脉位于畸形血管团深面供血，大脑中动脉颞后支供血分支位于颞枕外侧表面和底面（内侧面观）；J. 术中超选颞后动脉两支供血畸形团的动脉进行术中栓塞，即刻造影显示：畸形团供血明显降低；K. 术中超选颞后动脉两支供血畸形团动脉进行术中栓塞，即刻造影蒙片显示：畸形团供血动脉内 Onyx 铸型，畸形血管团内及静脉端未见明显 Onyx 胶弥散；L. 复合手术中循畸形团边缘分离并切除至深面，见大脑后动脉发出的主要供血动脉，颞后动脉为 Onyx 胶充盈，术区未见明显波动性出血。

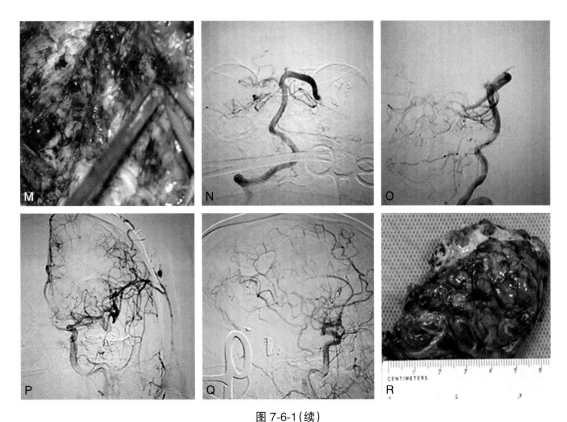

图 7-6-1（续）

M. 完整切除畸形团后见术野内栓塞过的颞后动脉已离断,可见小脑幕位于术中视野的左上;N. 右侧大脑后动脉正位造影显示:畸形血管团不再显影;O. 右侧大脑后动脉侧位造影显示:畸形血管团不再显影;P. 右侧颈内动脉正位造影显示:畸形血管团不再显影;Q. 右侧颈内动脉侧位造影显示:畸形血管团不再显影;R. 完整切除的畸形血管团大体标本。

急性期破裂出血型颅内 AVM 根据颅内血肿的位置及术中即刻的全脑血管造影,明确颅内 AVM 病灶范围,然后通过 3D 脑血管造影重建和 Dyna CT 扫描后进行图像融合,根据预置的头皮定位标记、颅内血肿和 AVM 病灶位置、大小进行手术切口设计,骨窗范围的大小应包括血肿及畸形团边缘,选择非功能区皮层造瘘或脑沟入路,显微镜下行血肿清除术 + 血管畸形病灶切除术,显微镜下清除血肿后遵循先动脉后静脉的原则切除畸形血管团,之后术腔内放置动脉瘤夹作为"定位"标记,即时行术中脑血管造影评估有否存在病灶残留,如有病灶残留则根据正、侧位蒙片和"定位"标记来确定残余病灶的位置,一期切除残余畸形血管团,最终经术中脑血管造影证实完全切除病灶(图7-6-2)。术后常规复查头颅 CT,了解血肿清除及术后颅内情况。

术中同期栓塞目标血管的目的是减少颅内 AVM 的供血,减少畸形血管团内的供血压力,术中一旦误切入畸形血管团时可以比较轻松的止血,减少术中出血,提供一个清晰的手术操作界面,使得手术变得相对简单。术中栓塞主要是针对存在深部供血或切除 AVM 病变时不能早期阻断供血动脉或者无法充分显露供血动脉的复杂病例,复合

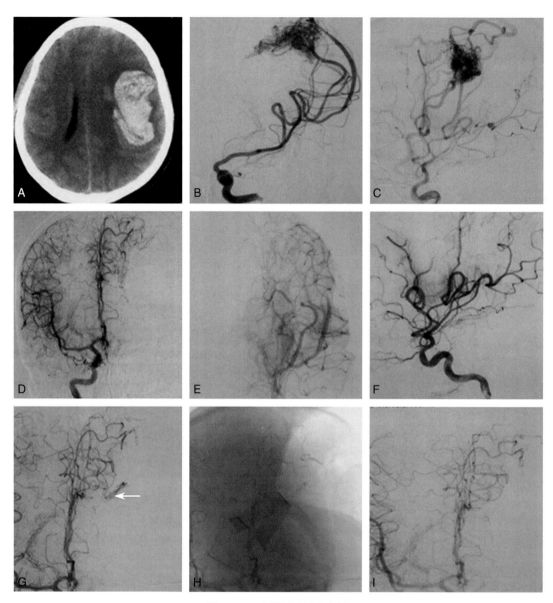

图 7-6-2   左顶叶 AVM 病例

女性,21 岁,"突发头痛半昏迷 2 小时"收治,外院行血肿部分清除后转来我院。诊断:自发性颅内血肿,左顶叶 AVM(Spetzler-Martin Ⅲ级)。A. 颅脑 CT 显示:左侧额顶部新发血肿,占位效应明显;B. 左侧颈内动脉正位造影显示:大脑中动脉分支供血的"楔形"畸形血管团;D. 左侧颈内动脉侧位造影显示:中央沟动脉供血的畸形团;C. 右侧颈内动脉正位造影显示:大脑前动脉分支在大脑前动脉与大脑中动脉供血分水岭区存在小片紊乱血管团,未见异常引流;E. 切除畸形团后左侧颈内动脉即刻正位造影显示:大脑中动脉供血畸形团消失;F. 切除畸形团后左侧颈内动脉即刻侧位造影显示:大脑中动脉供血畸形团消失;G. 切除畸形团后右侧颈内动脉即刻正位造影显示:左侧大脑前动脉分支供血区域畸形团部分残留(见白箭头);H. 切除畸形团后右侧颈内动脉即刻正位造影蒙片显示:左侧大脑前动脉分支供血区域畸形团部分残留,残留病变位于术野内留置"动脉瘤夹"的内下方;I. 二次手术后再次行右侧颈内动脉正位造影显示:左侧大脑前动脉残留畸形团消失。

手术中的同期栓塞有别于常规的 AVM 栓塞治疗,微导管到位的要求不高,通常微导管能到达供血分支血管近端即可进行注胶,并且对 Onyx 胶在畸形血管团内弥散要求不高,因而操作相对简单;而如果采取常规栓塞颅内 AVM 的策略来进行栓塞注胶操作时,畸形团内过多的 Onyx 胶势必导致畸形团固化变硬,导致术中牵开显露深部病变困难,反而不利于术中的手术操作。

Norha 等认为 Sptzler-Martin I 级的病变,术中切除病灶后造影显示残留率为零,不需术中栓塞,因而不需要采取复合手术的模式来治疗。但是根据我中心的经验,小型颅内 AVM,尤其是位于皮层下的病变,术中 3D 造影并行术中 DynaCT 融合有助于对病变的准确定位和指导手术切口设计,减少不必要的术中损伤,操作简单,所以临床上可根据实际情况有选择地进行应用(图 7-6-3)。

三、复合手术疗效与安全性

DSA 作为诊断颅内 AVM 唯一的"金标准",复合手术过程中通过术中即刻造影,能够有效评价病灶切除效果,及时发现颅内 AVM 残余病灶,一期完全切除残余病灶,从而达到影像学治愈的目的。王东海等报道一组病例,采取一站式复合手术,一期手术全切率达到 100%,术后半年 GOS 评分 5 分患者达到 66.66%,表明复合手术技术在颅内 AVM 治疗中有很高的实际应用价值。

颅内 AVM 复合手术,术中造影发现残余病灶过程中,为了更加精准定位并切除残余病灶,造影前常规采用术腔留置动脉瘤夹作为术中"定位"标记,在造影正、侧位蒙片上进行实时测量,以准确定位残余病灶,尤其是高级别和功能区的 AVM,在精准定位下切除残留 AVM 病灶,从而减少手术创伤

和不必要的手术探查对脑组织的附加损伤,更好的保护和保留了脑组织的功能。术腔留置动脉瘤夹进行残余 AVM 病灶的辅助定位,简便、有效,值得推广应用。

应用复合技术进行颅内 AVM 切除时,可在血肿清除 + 病灶切除后即刻行术中脑血管造影,了解 AVM 的切除情况,指导进一步治疗,达到全切病灶的目的。急性期出血型颅内 AVM 由于脑内血肿压迫畸形血管团,导致造影时病灶显影不全,脑血管造影显示的病灶与真实病灶的大小、形态存在一定的差异,因而根据脑内血肿清除前的脑血管造影结果行畸形病灶切除,有切除不全的可能性,临床上多需要二期再次手术处理;而慢性期或非出血型颅内 AVM 术中分离畸形血管团可循病灶周边胶质增生带进行分离,病变与正常脑组织的界面清晰,手术切除相对容易。王东海等报道 28 例急性出血型颅内 AVM 首次切除后术中造影提示残留率达 24.12%,而慢性期或非出血病例手术单次切除后残留率为 11.11%(1/9),术中首次手术全切率明显好于急性期出血型颅内 AVM。相对而言,脑血管病复合手术技术对于急性期出血型颅内 AVM 具有更高的治疗和应用价值。

在手术时间方面,术中单纯造影评估通常需时 <20 分钟,没有过多增加病人手术与麻醉时间,但是对于高级别或开放手术难以达到病灶区域而需要术中栓塞的病例,手术时间增加约 1.5~2 小时;根据笔者中心目前复合手术治疗颅内 AVM 的病例经验,所有复合手术中,均采用术中自体血回输,不但可以保证病人手术安全,同时,在血源紧张的今天,复合手术对于颅内 AVM 的治疗有着更加深远的意义。

复合手术中存在开放手术与介入诊疗

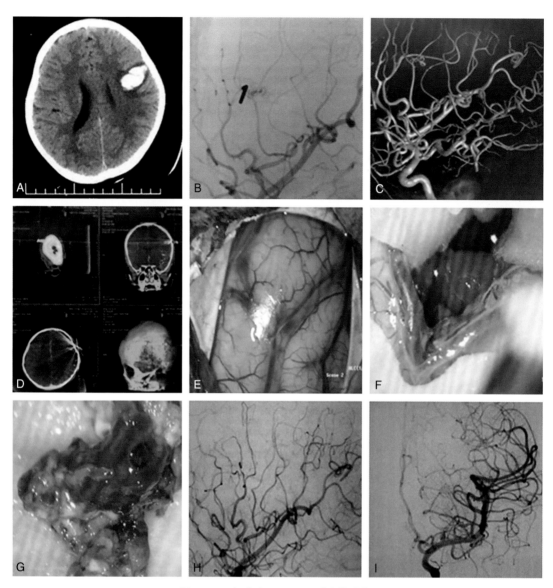

图 7-6-3　行术中 DynaCT 融合的病例

男性,7 岁 6 个月,以"突发头痛 3 天"入院。诊断:左额顶 AVM(Spetzler-Martin Ⅱ级)

A. 颅脑 CT 示:左额顶脑出血;B. 左侧颈内动脉侧位造影蒙片显示:中央沟动脉 Y 形分叉内侧方畸形血管团,头皮金属"marker"位于畸形团投影相应位置;C. 左侧颈内动脉 3D 重建显示:畸形团由左侧中央沟动脉供血;D. 3D 脑血管造影重建与 DynanCT 融合后,见头皮"marker"位于血肿外侧,紧邻皮层供血动脉;E. 根据融合重建结果设计"直切口"开颅所见:术野内中央沟动脉 Y 形分叉与造影相吻合,局部皮层可见黄染;F. 自皮层黄染处行造瘘,清除血肿后其下见畸形团;G. 切除的畸形团大体病理标本;H. 术中左侧颈内动脉即刻侧位造影显示:未见畸形团显影,中央沟动脉显影良好;I. 术中左侧颈内动脉即刻正位造影显示:未见畸形团显影。

两种操作的合理转接,存在增加感染的风险。为减少此类交叉感染的风险,在术中造影评估时,我们通常将头部开放伤口应用多层敷料覆盖,然后用显微镜套自头端包裹,完全封闭好头部及上胸部的手术区域的无菌巾单,然后收紧显微镜套口部的拉绳将手术区域处于相对密闭状态,使得DSA机器的操作变得更为方便,术中如发现畸形团残留则撤下覆盖在患者头胸部的显微镜套,直接转换为开放手术再次进行残余病灶切除。术区、显微镜及DSA增强器的无菌保护和衔接流程的顺畅化、规范化操作是减少该类患者手术感染风险的关键。

四、复合手术适应证

结合文献报道,颅内AVM进行复合手术治疗的目的就是达到影像学治愈,其适应证可归纳为:①急性期出血型颅内AVM,血肿有明显占位效应或功能区压迫症状,可以在清除血肿的同时一期切除病灶;②对于颅内高级别或脑深部病变,需要术中栓塞部分开放性手术难以早期处理的供血动脉并应用术中造影进行精确定位,对这些目标血管先行术中栓塞,减少畸形血管团内血流来辅助手术切除病灶或单纯行开放性手术创伤过大的病例;③栓塞或手术后残留病变,无法通过栓塞治疗治愈或病变内有出血高危因素的病例。

五、复合手术的优势和局限性

复合手术技术能够在颅内AVM术中实时进行疗效的评估并指导手术实施,避免了患者在相关学科或其他手术间的转移,多次麻醉和转运可能带来的相关风险,提高了手术的安全性和治愈率,复合手术切除颅内AVM术中一期栓塞的优势,在于有效减

少术中出血和出血量,为显微手术切除病灶提供清晰的术野,减少脑组织的附加损伤,有效缩短手术时间,降低手术切除难度。而术中造影能够及时发现可能残留的AVM病灶,为AVM提供了一期完全切除的机会,从而达到影像治愈的最终目的。

尽管复合手术存在上述优势,但由于该治疗模式需在复合手术室实施,开放手术与术中造影评估的转换还是一定程度上增加了手术时间,而且需要严格的场地与设备条件,需要具备掌握神经介入技术和显微外科技术的复合型人才,对硬件设施和人员技术要求条件相对较高;此外,复合手术过程中多学科人员参与治疗,并且反复造影评估有增加患者术区污染和术后颅内感染的风险;复合手术治疗颅内AVM,对患者和手术团队还存在放射性危害的风险,而采用介入方法行术中栓塞也会带来相应的介入治疗并发症和额外的治疗费用,因而目前尚难以更为广泛的普及应用。

我们相信,随着显微神经外科技术的发展,随着神经介入材料、神经影像设备与技术的进步,颅内AVM的复合手术治疗模式将会更加完善与普及。

（王东海　吴红星）

参考文献

[1] 齐铁伟,陈晓雷,吴建新,等.血管内栓塞辅助显微手术治疗复杂难治性脑动静脉畸形[J].中华显微外科杂志,2004;27:266-267.

[2] 吴红星,帕尔哈提·热西提,冯冠军,等。复合手术治疗颅内动静脉畸形的临床应用[J].中华医学杂志,2017;11:?817-821.

[3] 袁葛,赵继宗,王硕等.术中血管造影在脑动静脉畸形手术中的应用[J].北京大学学报,2007;39(4):412-415.

[4] 张永力,石祥恩,孙玉明等.复杂脑动静脉畸形

的诊疗策略及显微手术治疗[J].中华外科杂志,2011;49:1017-1021.

[5] HIROKI K,RIRKO T,TOSHIKI I,et al. Hybrid cerebrovascular surgery for complex cerebral aneurysms and cerebral arteriovenous malformations [J]. Jpn J Neurosurg,2015,24: 173-179.

[6] KHURANA VG,SEOW K,DUKE D. Intuitiveness, Quality and Utility of intraoperative fluorescene video angiography Australian Neurosurgical experience [J]. BJNS. 2010;24:163-172.

[7] MATTHEW B,POTTS MD,WILLIAM L, et al. Lawton,MD,et al. Deep Arteriovenous Malformations in the Basal Ganglia,Thalamus, and Insula:Microsurgical Management, Techniques,and Results [J]. Neurosurg. 2013 September;73(3):417-429.

[8] MURAGMA Y,LRIE K,SAGUCHI T,et al. Robotic digital subtraction angiography systems within the hybrid operating room.[J]. Neurosurg,2011;68:1427-1432.

[9] NOHRA C,THANA T,PASCAL J,et,al.Safety and Efficacy of Intra-Operative Angiography in Craniotomies for Cerebral Aneurysms and Arteriovenous Malformations A Review of 1093 Consecutive Cases[J]. Neurosurg,2012;71: 1162-1169.

第七节　静脉入路栓塞的若干问题

传统的经动脉途径栓塞治疗颅内 AVM 的治愈率较低,一直作为一种辅助的治疗方式存在。近年来,随着新型非黏性栓塞剂 Onyx 和可解脱微导管(例如 Apollo 微导管)的出现,这种情况才发生了一定程度的改变。但对于脑深部、功能区的 AVM,尤其是功能区破裂出血的病灶,显微外科手术切除和 SRS 治疗都存在诸多的技术限制。脑深部 AVM 往往存在多个穿支动脉供血,穿支动脉细小而脆弱,经动脉途径栓塞治疗困难且危险。对于这一特定类型的病变,有研究发现其多有畸形团小而局限、供血动脉细而繁多、引流途径相对单一、经大脑内静脉或基底静脉流入直窦的血管构筑学特点。1995 年 Massound 等在猪的 AVM 模型上验证经静脉入路逆行栓塞畸形血管巢,提出了在控制性低血压下经静脉入路逆行病灶硬化治疗技术(transvenous retrograde nidus sclerotherapy under controlled hypotension, TRENSCH)。2010 年 Nguyen 等首次尝试经静脉入路栓塞颅内 AVM,并获得技术成功。此后,不断有学者报道经静脉入路栓塞治疗颅内 AVM 的经验,并尝试把这一经验应用到浅表的、Spetzler-Martin Ⅰ~Ⅱ级的病例,取得了和显微外科手术切除相当的临床效果。由此,颅内 AVM 的栓塞治疗理念也发生着变化。经静脉入路栓塞作为一种新颖、有前景的技术应运而生,其治疗机制是降低进入畸形巢的动脉血流速度和流量,使栓塞剂从静脉端逆血流向畸形巢内弥散,从而栓塞整个畸形巢,达到治愈性栓塞 AVM 的目的。Fang 等荟萃分析结果显示,1980—2017 年期间接受经静脉入路治疗的 66 例 AVM 患者,治愈性栓塞率达 96.0%,较传统经动脉入路栓塞的治愈率明显提高。但需要注意的是,上述的个案和系列病例报道都是针对高度选择性的 AVM。鉴于经静脉入路栓塞手术的风险和难度,多数术者还没有将其作为常规入路的栓塞治疗方法,目前仍是作为多种治疗手段的有效补充或迫不得已的治疗选项。

自这项技术诞生以来,就一直处于争议之中,支持者认为只要适应证选择合适,操作谨慎,围手术期管理规范,经静脉入路栓塞可以作为一种风险可控、独立的、治愈性的手段存在。反对者主要来自神经血管外科医生,他们认为从 AVM 静脉端逆向栓塞违反了外科手术切除的"天律",即应完全离断供血动脉后,切除引流静脉以及畸形血管团。目前还没有技术规范指导静脉入路栓塞治疗颅内 AVM。本章节结合编者经验及文献报道,对使用经静脉入路栓塞技术过程中遇到的若干问题进行总结。

一、静脉入路栓塞适应证

目前经静脉入路栓塞颅内 AVM 的手术适应证仍是高度选择性的,根据文献报道和笔者经验,总结为:①畸形团直径不超过 3cm 且结构紧凑;②畸形巢已破裂出血;③畸形团位置深,单一引流静脉;④供血动脉纤细繁复,不适合动脉入路栓塞;⑤累及重要功能区,不适合常规微创外科和放射外科治疗。

二、静脉入路栓塞手术过程

1. 手术方法　患者予以全身麻醉,术中持续肝素化。经股动脉穿刺并置入 6F 动脉鞘,引入 6F 导引导管(Envoy)使其头端置于颈内动脉或椎动脉(视畸形巢的具体血管构筑而定),以备造影、经动脉入路栓塞畸形或临时阻断供血动脉所用。在超声引导或路途下穿刺颈内静脉并逆向留置 6F 动脉鞘,在微导丝和导引导管(Navien)配合下将 1 根或 2 根栓塞导管(Echelon10;Sonic)从静脉端引入畸形巢内备用。术中患者的平均动脉压维持在 50~60mmHg(1mmHg=0.133kPa),运用高压锅技术(pressure cooker technique)从静脉端向畸形巢内注入 Onyx(图 7-7-1),期间间断从动脉端造影验证栓塞的情况,直至畸形巢完全消失或测量可能存在的残余病灶并予以记录。

2. 在经静脉入路栓塞颅内 AVM 发展过程中,不得不提到两个名词。一个是静脉端增压技术,即高压锅技术,是由 René Chapot 于 2014 年提出并在术中应用,是指将两支微导管 A 和 B 分别经静脉窦引入畸形团的引流静脉,微导管 A 远端深入畸形团内部,微导管 B 远端到达引流静脉主干根部(近畸形团侧)。先通过微导管 B 释放弹簧圈实施大致填塞,再通过微导管 A 注射 Onyx 栓塞。此时 Onyx 首先会顺血流方向流进弹簧圈织成的网篮,逐渐发生聚合而形成一个塞子,阻止了 Onyx 持续流入引流静脉,那么后续注入的 Onyx 就会逆向进入畸形团甚至供血动脉端,进而完成畸形血管团的完全栓塞(图 7-7-2)。另一个名词是"可解脱微导管",笔者应用过的可解脱微导管包括 Sonic 和 Apollo。由于经静脉注射 Onyx 栓塞颅内 AVM 常常需要 10 分钟以上甚至半个小时,这为术后拔出微导管带来困难。可解脱微导管的出现,使微导管安全撤出成为可能。现在笔者采用经静脉入路栓塞治疗一些浅表部位的颅内 AVM,证明技术上也是可行的(图 7-7-3)。

三、尚未解决的技术难题

1. 静脉端微导管到位困难　静脉端微导管到位困难一直是困扰术者的问题之一。静脉管腔与动脉管腔结构完全不同,导管在静脉窦以及引流静脉内的操作也完全不同。首先静脉窦的内腔宽大,截面呈不规则的三角形,内壁上有皱褶样的小梁结构和凸出的蛛网膜颗粒。颅内 AVM 的引流静脉往往迂曲扩张,在进入窦的部位由于硬脑膜的卡压而存在相对狭窄。上述解剖特点决定了将微导管从静脉窦逆血流方向引入软膜静脉非常困难。根据 25 例静脉入路栓塞颅

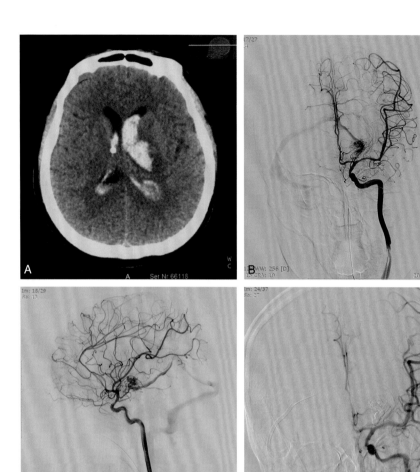

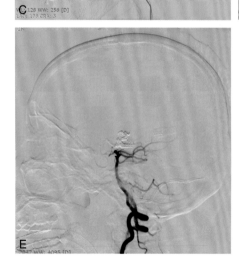

图 7-7-1　静脉入路栓塞手术

患者,女,31 岁,因脑出血入院

A. 头颅 CT 显示左侧基底节出血破入脑室,病灶位于左侧基底节区;B、C. 全脑 DSA 正、侧位显示左侧基底节区可见一畸形巢,畸形巢通过一深静脉引流;D、E. 术后全脑 DSA 正、侧位显示未见静脉早显,畸形巢完全消失。

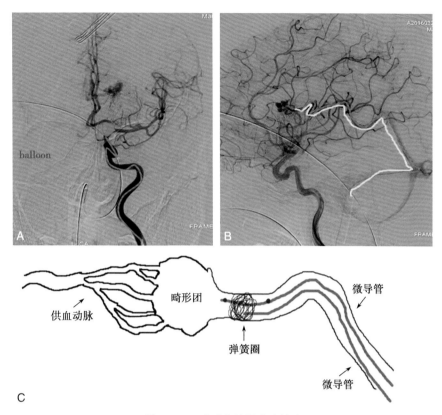

图 7-7-2　畸形血管团完全栓塞

A. 动脉端运用球囊辅助减少进入畸形巢血流量；B. 经静脉逆行应用双导管技术栓塞畸形巢；C. 静脉端高压锅技术示意图。

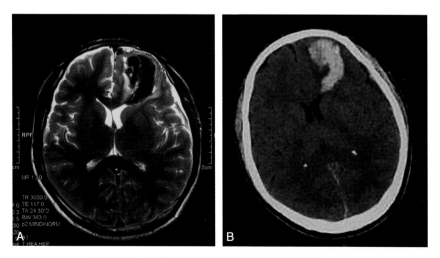

图 7-7-3　经静脉入路栓塞治疗浅表部位颅内 AVM

患者，男，31 岁，因头痛、头晕伴呕吐 3 天入院

A. 头颅 MRI 显示病灶位于左侧额叶，其内可见血管留空现象；B. 头颅 CT 示脑出血位于左侧额叶，高密度病灶内混杂有低密度影。

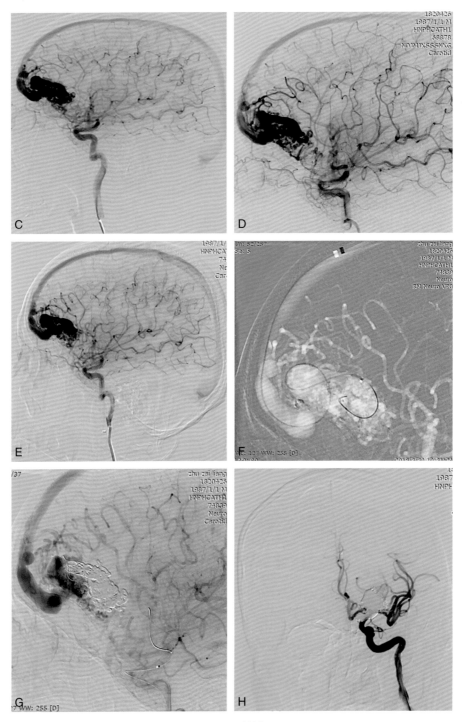

图 7-7-3(续)

C. DSA 示畸形巢主要由 ACA 和 MCA 分支供血,通过皮层静脉引流入 SSS;D. I 期经动脉
途径畸形巢被部分栓塞;E. 行 TVE 术前 DSA 显示畸形巢大小约 3.6cm;F. 静脉端微导管
定位于畸形巢内;G. 动脉端通过液体栓塞剂 Onyx-18 降低入畸形巢的血流量和流速;
H、I. 术后即刻 DSA 左侧颈内静脉正位和侧位示病灶被完全闭塞。

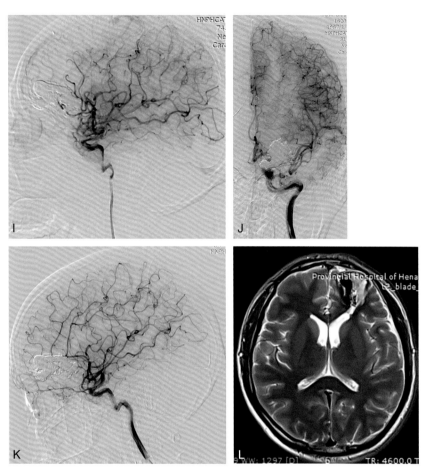

图 7-7-3(续)

J~L. 术后 6 个月行 DSA 复查证实畸形完全治愈,MRI 未见出血和梗死。

内 AVM 的经验,我们发现即使 DSA 未见引流静脉有明显狭窄,在行引流静脉插管时,尤其是在引流静脉汇入上矢状窦部位,也会遇到反复尝试微导管难以到位的情况,导致手术时间延长、术者精力大量消耗和相关费用增加。应用神经内镜已证实引流静脉内部有蛛网膜颗粒、横索样结构和静脉隐窝。另外,由于发育因素,引流静脉和邻近的静脉窦之间常常形成一个锐角,这种情况下即使微导丝进入引流静脉,但微导管会在相对宽大的静脉窦内难以沿微导丝跟进。目前高分辨磁共振成像(high resolution magnetic resonance imaging,HRMRI)和磁共振黑血成像(MR black-blood imaging,MRBI)在显示静脉血管管壁、管腔狭窄程度、管腔内结构等方面具有较高的敏感性及灵敏度,可用于术前评估及术中引流静脉插管。有学者报道术中在静脉窦内引入哥白尼球囊导管(Copernic),对于微导管超选择进入引流静脉有帮助。另外,通过开颅手术暴露引流静脉,直接穿刺静脉引入微导丝和微导管,也可提高经静脉入路栓塞颅内 AVM 的技术成功率。

2. 引流静脉主干的安全栓塞长度难以

明确　AVM 的引流静脉通常因为长期的动脉化而变得异常粗大而迂曲。因为"高流低阻"的血流动力学特点,常规 DSA 上很难清晰分辨引流静脉的起点和分支,术者就很难明确具体某一处静脉是否还承担正常脑组织的引流功能。高压锅技术可阻止栓塞剂在静脉内过度反流,使 Onyx 栓塞畸形巢更加有效和可控。前提是,弹簧圈"塞子"要尽可能做的密实,以防术中胶水过多的流进引流静脉,无效且有害。笔者推荐采取双导管技术在静脉端制造"高压锅",放置弹簧圈宜大而长,局部密实填塞的效果优于长节段的疏松填塞。关于静脉安全栓塞长度的问题,原则上静脉端放置弹簧圈时,应尽可能靠近畸形巢,以减少栓塞剂反流对正常引流静脉的损害。另外,静脉端球囊辅助也可增加栓塞剂逆向渗透力,减少静脉反流。再者,供血动脉、畸形巢、引流静脉之间的压力梯度决定了栓塞剂反流的程度。国内外文献报道,经静脉入路栓塞术中平均动脉压应控制在 50~60mmHg 有助于减少静脉反流。有学者认为多支引流静脉具有安全阀的作用,因为多余的栓塞剂可通过副引流静脉流走,从而降低因栓塞剂持续反流使静脉端微导管闭塞的风险,对经静脉途径治疗有一定的保护作用,但是不利于栓塞剂在病灶内的渗透。由于部分闭塞引流静脉对于残余的畸形血管团的影响尚不明确,目前静脉入路栓塞治疗具有多支引流静脉的颅内 AVM 尚未获得广泛认同。

3. 围手术期颅内出血风险　围手术期颅内出血被认为是经静脉入路栓塞颅内 AVM 最严重的并发症。目前,国内外对经静脉入路治疗颅内 AVM 的并发症仅有少量文献报道。Iosif 等报道了经静脉入路治疗 20 例复杂颅内 AVM 患者的结果显示,其手术成功率为 100%,治愈率高达 95%,其中 3 例发生手术相关并发症(分别为静脉梗死性出血、静脉破裂、动脉夹层),1 例发生非手术相关性死亡。结合所在中心经验,笔者认为 Iosif 可能只描述了影像检查显示的出血并发症,低估了实际发生围手术期出血的比率。事实上有些病例术中发生小量出血并不会导致明显症状,由于金属伪影的干扰,常规术后 CT 也很难观察到畸形团周边小的出血灶。

报道中引起颅内出血的原因有:①深入畸形巢的微导管或导丝刺破引流静脉导致静脉穿孔;②位置深尤其累及脑室的 AVM 由于缺乏组织依托较易出血;③"高压锅"形成后畸形巢内血流动力学发生显著变化,使血液在扩张的引流静脉内淤滞,静脉压力升高至静脉梗死性出血;④畸形巢周围正常脑组织因动静脉分流长期处于缺氧和低灌注状态,使其自动调节功能失调,经静脉入路栓塞后因不能适应灌注的急剧变化,形成所谓 NPPB,从而引起出血;⑤因畸形巢过大或不规则,栓塞剂不能逆向完全渗透畸形巢,导致畸形巢残留,加上引流静脉已闭塞,使畸形巢内血压急剧上升,引发残留病灶破裂出血。

为减少围手术期颅内出血的发生,首先术者需对经静脉入路的技术和畸形血管的构筑情况有深入的了解,对此三维或四维(空间 + 时间)的 DSA 重建图像比常规的二维 DSA 更有帮助;第二,术中导丝、导管操作应尽可能的轻柔,以减少术中出血性并发症的发生,双臂平板 DSA 设备应该成为标准配置,同一时间在不同角度确认导管位置,可以显著提高操作的效率和安全性;再者,引流静脉一旦闭塞,应尽可能在短时间内完成畸形巢的完全栓塞,避免血流动力学变化造成残留畸形破裂出血。栓塞期间尽量充分地阻断主要供血动脉和强化降低血压是必需的辅助手段。最后，术毕时可先试探性、动作轻柔地回撤静脉端微导管，即使使用的是可解脱微导管，也不必勉强从静脉内拔出，以免发生引流静脉撕裂，一般将微导管留置于体内（远端在畸形团，近端在颈静脉水平），术后不需要特别抗凝处理。

4. 影像上畸形血管的边界难以明确判断　由于颅内 AVM "高流低阻"的血流动力特点，常规 DSA 往往因为"盗血"而无法充分显示血管畸形的结构，尤其是因为局部缺血缺氧畸形团周边增生繁多的细小的动脉。这些动脉可以认为是颅内 AVM 的衍生血管，也可以认为本身就是颅内 AVM 的一部分。这部分无论开颅直视或 DSA 影像上都难以和正常血管截然分开，经静脉入路逆向栓塞颅内 AVM 同样面临这个问题，即栓塞到什么程度最安全，目前尚无答案。根据笔者经验，栓塞形成的 Onyx 铸型在多角度上和术前 DSA 吻合即可，一味追求这些动脉端通过逆向栓塞完全消失，可能会增加术中畸形破裂的风险。这些潜在未获栓塞的细小动脉，可能发生血栓化而自然闭塞，也有可能术后短期内发生破裂出血。所以栓塞术后，无论颅内 AVM 动脉端的显影情况如何，建议所有患者在 ICU 密切观察 48~72 小时，期间给予严格降血压处理，必要时加上镇静措施。

5. 微导管的长期留置　虽然微导管留置所致的并发症尚无相关文献报道，但微导管留置的安全性尚需要保持关注，尤其因为颅内 AVM 手术人群多为青少年和青壮年，长达数十年的留置可能引发的风险尚不清楚。近年来，可解脱微导管的使用一定程度上降低了微导管留置可能发生的概率和撤

管过程的风险。但是可解脱微导管尚未普及使用，对于部分引流静脉特别迂曲冗长的病例，留置导管仍然不可避免。这一问题的解决或许要期待黏滞度更低的新型栓塞剂的出现。

6. 静脉引流方式缺乏统一的描述语言　临床应用最为广泛的 Spetzler-Martin 分级对引流静脉的描述简单易懂，根据 DSA 上的静脉早显分为浅静脉和深静脉引流两类：如果是皮层静脉系统早显，认为是颅内 AVM 浅静脉引流；如果大脑大静脉 Galen 系统（包括大脑内静脉、基底静脉和小脑前正中静脉）早显，颅内 AVM 则为深静脉引流。至于单支静脉引流和多支静脉引流，是根据引流静脉汇入静脉窦的部位多少衡量的。如果 DSA 显示颅内 AVM 血流通过一支引流静脉主干进入静脉窦，我们称为单支静脉引流；如果通过不同的方向位置入窦，则称之为多支静脉引流。虽然这种描述方法简单明了，但是过于粗略。因为从本质上讲，颅内 AVM 是由若干迂曲扩张的动静脉瘘扭结形成，几乎不存在严格意义上的单支静脉引流，我们之前所说的单支静脉引流，不过是若干小的初级引流静脉（primary draining veins）汇合成的一支主干静脉（main venous collector）罢了（图 7-7-4）；同时，即使 AVM 显示只有一支主干静脉，它仍然可能通过多个分支从多处汇入静脉窦（图 7-7-5）。可见主干静脉的定义非常重要，由此才能准确描述颅内 AVM 具体的引流方式。目前尚缺乏统一的表述语言，很大程度限制了经静脉入路栓塞的研究和应用。

总之，经静脉入路栓塞治疗技术目前仍然只适合少数特定类型的颅内 AVM，笔者将其总结为四个字"小、破、深、单"：直径小的、破裂出血的、位置深的、单支主干引流

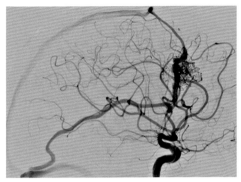
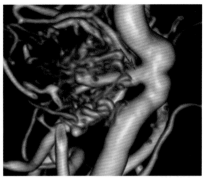

图 7-7-4　若干小的初级引流静脉汇合成的一支主干静脉(红色箭头),分别流入上矢状窦和横窦。

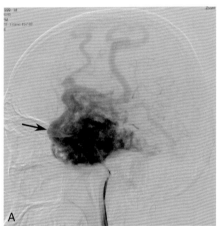
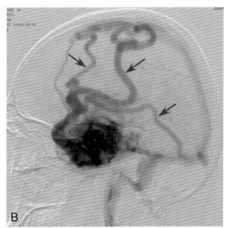

图 7-7-5　颞叶 AVM,由一支主干静脉(侧裂静脉,黑色箭头)通过上下吻合静脉(红色箭头)从多处汇入静脉窦。

的。经验上讲,适应证选择合适、围手术期处理恰当,此类型的颅内 AVM 患者才能从此技术上获益。随着上述 6 个方面的问题逐步解决,静脉入路栓塞技术的安全性和有效性才能从根本上真正确立。

(白卫星　李天晓)

参考文献

[1] 白卫星,贺迎坤,李天晓,等. 颈内静脉入路血管内根治性栓塞治疗脑动静脉畸形的可行性研究[J]. 中华放射学杂志,2018,52(2):131-134.

[2] 何艳艳,白卫星,贺迎坤,等. 经静脉入路治疗颅内动静脉畸形的并发症分析[J]. 中华神经外科,2019,35(7):703-707.

[3] FANG Y B,BYUN J S,LIU J M,et al. Transvenous embolization of brain arteriovenous malformations:a systematic review and meta-analysis[J]. J Neurosurg Sci,2019,63(4):468-472.

[4] GEORGE AC. MENDES,M. YASHAR S. KALANI,CHRISTINA IOSIF,et al. Transvenous Curative Embolization of Cerebral Arteriovenous Malformations:A Prospective Cohort Study[J]. Neurosurgery,2017,0(8):1-8.

［5］IOSIF C，MENDES GA，SALEME S，et al. Endovascular transvenous cure for ruptured brain arteriovenous malformations in complex cases with high Spetzler-Martin grades［J］. J Neurosurg，2015，122（5）：1229-1238.

［6］ROBERT A. SOLOMON，E. SANDER CONNOLLY，JR. Arteriovenous Malformations of the Brain［J］. N Engl J Med，2017，376（19）：1859-1866.

［7］VIANA DC，DE CASTRO-AFONSO LH，NAKIRI GS，et al. Extending the indications for transvenous approach embolization for superfcial brain arteriovenous malformations［J］. J NeuroIntervent Surg，2017，0（6）：1-6.

［8］WANG MZ，QIU HC，WANG S，et al. A new technique for transvenous embolization of brain arteriovenous malformations in hybrid operation. Chin Med J（Engl），2018，131：2993-2996.

［9］YINGKUN HE，WEIXING BAI，TIANXIAO LI，et al. Curative Transvenous Embolization for Ruptured Brain Arteriovenous Malformations：A Single-Center Experience from China［J］. World Neurosurg，2018，116：e421-e428.

第八节　合并癫痫的颅内动静脉畸形治疗

一、流行病学特征

癫痫（epilepsy）是颅内 AVM 的第二大临床表现，约有 20%~45% 的 AVM 患者出现癫痫发作（seizure），癫痫发作也可能是颅内 AVM 诊断的首要症状。颅内 AVM 临床治疗中通常着重于预防颅内出血，而癫痫导致的生活质量下降常被低估。AVM 相关癫痫（AVM-related epilepsy）又可分为偶发性癫痫、慢性发作性癫痫以及药物难治性癫痫（drug refractory epilepsy，DRE）。如果颅内 AVM 患者最初表现为出血，在未来 5 年内首次癫痫发作的风险增加到 23%，出现 1 次癫痫发作的患者在 5 年内发生癫痫的风险为 58%。此外，AVM 相关癫痫患者出血的发生率可能更高。从癫痫分类上讲，AVM 相关性癫痫是病变相关性癫痫。区别是否为病灶性癫痫时，至关重要的是仔细分析癫痫的临床发作类型及癫痫起源与病灶之间的关系。

二、病因

颅内 AVM 导致癫痫发生的潜在机制包括由"盗血"现象引起的脑缺血、反复微量出血导致含铁血黄素沉积、静脉阻塞后脑水肿、神经胶质增生和瘢痕形成。外侧裂周围、颞叶、额叶及顶叶比其他位置的 AVM 更具致痫性，且随着 AVM 大小的增加，出现症状性癫痫的风险可能会随之增加。

三、合并癫痫的颅内 AVM 治疗

在颅内 AVM 的综合治疗中，控制癫痫发作是一个重要的目标，因为癫痫会显著降低患者的生活质量。目前，对合并癫痫的颅内 AVM 的治疗方案尚存在争议，主要有如下几种：

1. 癫痫灶切除手术对 AVM 癫痫的控制　Englot 等通过回顾 440 例 AVM 手术患者的资料发现，在幕上 AVM 中，术前出血、男性、额颞部病灶与术前癫痫的高发作率相关，而 AVM 深动脉穿支的存在与术后癫痫发作相关。德国波恩大学医学中心 Christian 的一项回顾性研究，检索了 1985-2012 年共 293 例经病理证实的 AVM 患者，共纳入术前存在癫痫发作的 126 例（42.9%）患者，并对术后随访 12 个月的 103 例患者癫痫发作记录的门诊资料进行分析。根据 DSA、CT 和 / 或 MRI 以及手术记录，分析 AVM 的形态、位置和临床处理情况；根据 Spetzler-Martin 评分将所有 AVM 分为Ⅰ~Ⅴ级；采用国际抗癫痫联盟(international league against epilepsy，ILAE)的分类法来判定癫痫发作结局。103 例患者中，共有 13 例接受了癫痫专科评估(详细的癫痫发作史和癫痫症状分析、标准头皮视频脑电图)，包括 1 例使用深部电极的侵入性评估，3 例使用术中皮层电图。在这 13 例患者中，4 例(30.8%)接受了额外的海马切除术，5 例(38.5%)接受了致痫区切除，即切除了 AVM 周围 0.5~1cm 皮质，这与前文陈光忠等所建议的适度扩大切除不谋而合，是针对部分选择性患者进行扩大切除的另一佐证。显微外科手术切除 AVM 包括首先识别和闭塞浅表供血动脉，沿周围脑实质切除 AVM 团块并去除血凝块，最后闭塞引流静脉，完全切除病灶。经术后 DSA 证实，该组所有患者的 AVM 病灶均完全消失。最后一次随访时，84.5% 的患者癫痫发作转归良好(ILAE 1~3 级)，76.7% 的患者癫痫发作终止。年龄、脑出血、术前放疗或栓塞、术后神经系统恶化与癫痫发作预后无显著相关性。因此经手术切除治疗后大多数患者可获得良好的癫痫预后(ILAE 1~3 级)，尤其是偶发性癫痫患者(95.1%)，这些数据表明手术对 AVM 相关的癫痫发作有良好的疗效。癫痫发作预后与术前癫痫类型(药物难治性癫痫 vs 慢性癫痫 vs 偶发性癫痫)相关，因此在计划手术治疗时应考虑到这一点。其研究结果表明，通过术前癫痫专科检查，选择合适的手术入路和方式，有助于改善 AVM 合并癫痫患者的癫痫预后。回顾性分析福建医科大学附属第一医院神经外科 2016—2018 年 18 例合并慢性癫痫的 AVM 患者临床资料。18 例患者均在术中皮层脑电图监测下开颅手术切除 AVM 及癫痫灶，术后复查 DSA，AVM 均消失，均无明显神经系统缺失症状。术后 6 个月随访，16 例(88.9%)癫痫完全控制。术后 2 年随访，17 例(94.4%)癫痫完全缓解。故结合术前癫痫评估及术中皮层脑电图监测，手术完全切除 AVM 及癫痫灶，可以改善合并慢性癫痫的 AVM 术后癫痫预后。不过，仍需要更大样本研究来进一步验证。

2. AVM 栓塞治疗对癫痫发作的影响　文献报道，有 45% 的患者在 Onyx 栓塞治疗 AVM 后出现癫痫发作，并且与 AVM 大小相关。2010 年北京天坛医院报告了治疗无颅内出血史、以癫痫起病的颅内 AVM 患者的经验。通过对性别、年龄、病灶大小、病灶位置、癫痫类型、癫痫病史以及血管内治疗的疗效进行分析，发现血管内介入栓塞可有效控制癫痫发作。2018 年天坛医院又针对 Onyx 栓塞前后 AVM 相关癫痫疗效的系统回顾与荟萃分析，调查了 2 年内手术治疗的 239 例 AVM。其中 37 例为伴有癫痫症状并接受 Onyx 栓塞治疗的 AVM 患者，随访 31.2 个月(12~62 个月)，其中 19 例(51.4%)术后癫痫完全控制；23 例术前接受抗癫痫药物治疗的患者中，12 例(52.2%)在最后一次随访时仍在服药。该研究发现，有出血史、位于额颞叶以及分水岭区的 AVM 患者更易出现癫痫发作。很多合并癫痫的 AVM 患者接受 Onyx 栓塞治疗后仍有发作，但在栓塞后坚持规律服用抗癫痫药一段时间后，仍有机会得到控制，可以逐渐减停抗癫痫药物。术前癫痫发作分类与癫痫的预后无关。病灶位于分水岭区的 AVM 通过 Onyx 栓塞治疗不能完全控制癫痫。

3. 立体定向放射外科(SRS)治疗对颅内 AVM 癫痫发作的影响　SRS 治疗 AVM 的主要目的是闭塞 AVM，防止出血。对于 AVM 引起的癫痫患者，SRS 治疗的第二个好处是缓解癫痫发作。文献报道,SRS治疗能够使45%的AVM患者症状性癫痫得到控制。SRS对颅内AVM患者癫痫发作影响的具体机制尚不清楚。最近约翰霍普金斯医学院有一项单中心回顾性研究发现,对于AVM继发癫痫的患者,接受SRS治疗的患者比开放手术治疗的患者癫痫控制预后更差。然而,研究同时发现,对于原先没有癫痫发作症状的AVM患者,接受开放手术治疗的比接受SRS治疗的患者更容易出现术后癫痫。Benjamin报道了一项240名SRS治疗AVM患者的前瞻性研究,所有病例均使用Leksell伽马刀进行治疗,用MRI、CTA和DSA确定AVM病灶。SRS范围包括AVM的整个体积,最常用的方案是17.5 Gy(范围17~22 Gy),平均随访时间37.2个月。结论是SRS治疗颅内AVM可有效控制癫痫发作。大多数接受SRS治疗的患者不仅在最后一次随访时没有癫痫发作,而且已经成功地停用抗癫痫药物。亦有SRS治疗高级别AVM合并药物难治性癫痫的成功案例报告。

4. 抗癫痫药物治疗与手术切除治疗对颅内AVM癫痫控制率的比较　未破裂AVM癫痫患者是否需要接受治疗(开颅切除、栓塞或立体定向放射外科)仍有争议。ARUBA(一项对未破裂颅内AVM的随机对照试验)研究表明,旨在降低未来颅内出血风险的侵入性治疗可能对患者有害,而以治疗癫痫为目的的干预是有益的。为了进一步阐明是否应采用侵入式手段治疗AVM相关癫痫,Colin于2016年对国际上关于药物及侵袭性手段治疗AVM癫痫的报道进行了系统回顾分析。结果得出还没有足够的证据来确定侵袭性AVM治疗优于仅用抗癫痫药物控制癫痫发作,是否进行侵袭性治疗需要

综合考虑癫痫发作是否导致未来出血的风险增高、癫痫反复发作对精神及其他共患病的影响、AVM的位置及Spetzler-Martin分级等。需要更合理和深入的大样本随机对照研究来进行论证。

(林元相　王丰　周东)

参考文献

[1] DITTY B J,OMAR N B,FOREMAN P M,et al. Seizure outcomes after stereotactic radiosurgery for the treatment of cerebral arteriovenous malformations [J]. J Neurosurg,2017,126(3): 845-851.

[2] TRAYLOR J I,JOHNSON G S,ASHOUR R, et al. Volume-Staged CyberKnife Stereotactic Radiosurgery for Treatment of Drug-Resistant Epilepsy for a Spetzler-Martin Grade V Arteriovenous Malformation:A Case Report and Review of the Literature [J]. World neurosurgery,2019,125:329-332.

[3] ZHANG BAORUI,FENG XIN,PENG FEI,et al. Seizure predictors and outcome after Onyx embolization in patients with brain arteriovenous malformations [J]. Interv Neuroradiol,2019, 25:124-131.

第九节　颅内动静脉畸形临床治疗困惑

在神经影像学、材料和设备快速发展和更新的支撑下,神经介入、显微外科和立体定向放射外科技术得到迅猛发展,大大提高了颅内AVM的治愈率和治疗效果。然而,在以防止出血为目的的药物干预成为AVM的治疗选项之前,上述三种治疗方式仍是AVM干预的主要手段,包括联合治疗和复合手术治疗。尽管AVM的治疗策略已基本有章可循,在多数情况下也能取得令人鼓舞

的治疗效果，但在很多具体的个案情况下，是否治疗、如何选择以及怎么治疗等问题往往困惑着医生、患者及其家属。如对未破裂、大型颅内 AVM、NPPB 防治、妊娠合并 AVM 等的处理仍时常令人难以抉择，这并非只是治疗方法的选择问题，还包括是否需要干预以及干预的程度和时机等问题。

一、选择的困惑

（一）对未破裂或大型颅内 AVM 治疗选择的思考

所谓未破裂颅内 AVM，包括偶然发现或仅有头痛、癫痫发作或非出血导致的神经功能障碍等临床症状的 AVM，不包含无症状性或隐性出血性 AVM；大型 AVM 通常是指直径 >6cm 的颅内 AVM。AVM 治疗的首要目的是防治和降低出血的风险，其次是改善神经功能损伤、控制癫痫发作及头痛等。治疗方案的选择依赖于颅内 AVM 的类型、部位、大小、血流动力学及患者的临床状况等。

Han 等对一组 Spetzler-Martin Ⅳ~Ⅴ级、无出血史的颅内 AVM 患者进行随访，结果发现总体年出血率为 1.5%（73 例），未给予任何治疗的患者年出血率为 1.1%（59 例），而接受治疗没有影像学治愈的患者年出血率为 10.4%（14 例）。Raupp 等认为部分栓塞或切除病灶虽可减少 AVM "盗血"，暂时缓解神经功能障碍，但不能从根本上改善颅内 AVM 的自然病程，反而可能会增加其出血风险，使病情恶化。Biondi 等认为 <3cm 与 >6cm 的畸形血管团自发性出血发生率比为 3.9∶1。因此，对大型颅内 AVM 进行部分栓塞，只是将大型颅内 AVM 变为较小的颅内 AVM，其结果是导致残余供血动脉血流加速，并不能减少畸形血管团的出血风险。如果考虑到应用联合治疗方法也无法

达到根治目的，或者预计治疗风险大于患者自然病程风险的，应建议保守治疗。有学者认为，颅内 AVM 自然病程的年出血发生率为 2%~4%。显微外科手术治疗后的再出血发生率虽仅为 0.73%，但其手术术后并发症的发生率却高达 6.75%~29.4%；血管内介入治疗后的再出血发生率为 8.4%；立体定向放射治疗后的出血发生率为 5%。因此，对于无出血症状大型 AVM，可采取保守观察而慎重进行积极干预，其干预的风险可能高于其自然病程发生出血的风险。但颅内 AVM 出血后，约有 10%~15% 的病死率及高达 50% 的致残率，这是患者终生要面对的问题。Hernesniemi 等对 238 例未治疗的 AVM 患者（不包括合并动脉瘤的 AVM，其中 20% 为大型 AVM）进行了最长达 53.1 年（平均 13.5 年）的随访，发现颅内 AVM 的自然出血率为 2.4%，最容易出血的时期为诊断后的 5 年内。由于颅内 AVM 发病的高峰年龄在 20~40 岁，就诊时距预期寿命有几十年，很难保证在以后的几十年内不发生出血，其累积出血的风险远不止 2%~4%。此外，反复隐性出血导致病灶周围的胶质增生会引起头痛、癫痫及其他神经功能障碍，由此带来的精神压力会使患者的生活质量降低，并可能诱发病情恶化。因此，亦主张给予积极的治疗。

ARUBA（a randomized trial of unruptured brain arteriovenous malformations，ARUBA）研究是一项 9 个国家 39 个临床中心参与的未破裂颅内 AVM 外科治疗的随机对照研究。该研究结果认为对于未破裂 AVM 保守治疗的卒中及死亡风险比干预治疗的风险更低。该研究结果发表以来一直饱受争议，认为 ARUBA 研究存在较大的选择偏倚，包括病例干预方式的构成、研究中心以及具有资

质的术者的纳入，随访时间较短等，因此认为该研究普适性较差。随着时间的流失，该研究带来的对该类患者治疗选择的冲击也越来越小。但是，ARUBA 研究及上述一系列回顾性研究提醒我们对未破裂 AVM 进行干预时，要慎重权衡干预与不干预的风险和收益，在此方面具有积极的临床实践意义。

对于大型颅内 AVM，态度积极的学者进行了不同的治疗尝试。Nagata 等对大型颅内 AVM 采取术前栓塞，然后在神经导航辅助下进行显微外科手术切除病灶，取得了理想的治疗效果，他认为对出血性甚至是未出血的大型颅内 AVM，在可接受的风险下应积极进行干预治疗。北京天坛医院神经外科在承担的国家"九五"科技攻关课题"巨大脑血管畸形外科治疗"的临床试验中，采用 1 次手术完成栓塞和切除直径 >6cm 的巨大颅内 AVM，获得较好疗效。赵继宗等采用术中栓塞加切除联合治疗巨大颅内 AVM，同步观察手术前、后局部脑皮质血流的变化，在栓塞后逐步阻断动脉与静脉的短路，将颅内 AVM 与正常脑组织分离，有效地预防了手术中和手术后的再出血以及 NPPB 的发生，105 例患者手术死亡率仅为 0.82%，并发症发生率为 26.23%。因此认为术中栓塞加切除联合治疗是降低颅内巨大 AVM 手术后并发症的有效措施。高国栋等对 27 例巨大颅内 AVM 先行血管内栓塞再行外科手术切除，大大降低了术后残死率，也有效避免了 NPPB。总之，对于大型颅内 AVM 的治疗，个体化综合治疗，并尽可能采用不同的技术辅助方式，可提高手术的安全性及降低手术风险。

立体定向放射外科专家也对大型颅内 AVM 的治疗进行了积极的探索。Jones 等认为，对大型颅内 AVM 可采取反复照射、调整照射剂量以及对病灶分割、分期照射等技术进行立体定向放射治疗。Karlsson 等对 3 个研究机构 133 例大型颅内 AVM 患者采取低剂量重复照射治疗，完全闭塞率为 62%，3% 的患者发生神经功能缺损，4% 的患者发生放射性囊肿改变，年出血率为 7%，出血患者中 35% 发生在照射后 1 年内。尽管放射治疗后出血发生率高于颅内 AVM 自然病程，但其闭塞率仍令人满意，故认为对大型颅内 AVM 可采取低剂量重复照射治疗。Qi 认为通过病灶分割进行图像引导的增强放射治疗，是处理大型颅内 AVM 的一种较好的治疗方法。Petti 等通过外科手术，在颅骨外板进行 MRI 影像学标记物置入，改善了立体定向放射治疗及随后的分期照射治疗的准确定位及剂量设计等，也是一项积极的干预措施。尽管如此，对于一个没有症状或没有出血危险因素的大型 AVM，维持或提高患者的生活质量，而不是影像学上的改变应是优选的策略。放射治疗后不但出血率升高，而且还有可能伴有放射性脑损伤以及由此所引起的神经功能障碍等，这种情况总的发生率在 Karlsson 的报道中也高达 14%。因此，对于没有出血危险因素的大型 AVM 应审慎进行积极的立体定向放射外科治疗。

（二）青少年及老年患者 AVM 治疗的选择

虽然上文已述，对于无出血症状大型 AVM，可采取保守观察而慎重进行积极干预，但应结合考虑患者的年龄等因素。在排除合并动脉瘤等出血危险因素之后，对于老年患者，应慎重采取积极的治疗干预，但是对于儿童及青少年 AVM 患者，即使是未破裂，仍可采取相对积极的治疗策略。因为考虑患者长期生存的寿命周期过程，其累计的出血风险不容忽视。Goldberg 等报道对于未破裂和破裂的 AVM 患者 5 年累计出血率分别为 11.3% 和 26.5%。Yamada 等认为年龄≤20 岁是 AVM 未来出血的危险因素（RR=2.69）。除了出血因素的考虑以外，Choi 总结了 5735 例 AVM 患者资料，分析表明局灶性神经功能障碍和年龄的增长等因素具有相关性，也提示年龄增长因素在非出血性 AVM 治疗策略制定中也是需要考虑的问题。因此，对于青少年患者而言，无论是破裂还是未破裂，应采取相对积极的治疗理念。对老年患者而言，虽然立体定向放射外科治疗没有表现出和青年患者相比更差的预后，但就显微外科手术而言，较多的文献提示老年患者的预后风险有明显升高。

（三）颅内 AVM 合并妊娠的治疗选择

颅内 AVM 出血高峰年龄为 20~40 岁，而这个年龄段对于女性而言正处于生育期。虽然妊娠是否增加 AVM 破裂出血率一直存在争议，但多数文献表明妊娠与女性自发性颅内出血发生率的升高明显相关，主要与妊娠时血容量增加以及雌激素水平升高有关。陈光忠等单中心研究结果认为妊娠不增加 AVM 首次出血的风险，但对于有出血史的 AVM，妊娠期出血概率增加。妊娠期间，自发性颅内出血的发生率为（0.9~7.5）/10 万，比非妊娠期间的发病率更高，在年龄较小的青年女性中，孕期自发性颅内出血的发生率增加的更加明显。颅内动脉瘤及 AVM 破裂是妊娠期自发性颅内出血的主要病因，AVM 破裂出血占其中的 8%~38%。大约有 25% 的 AVM 患者在同一次妊娠中发生再次出血，干预确实可以防止出血，但是，手术是否能使终点获益尚未得到证实。

合并妊娠的颅内 AVM 破裂出血是否需要治疗、应该如何诊治，应由神经外科和神经介入医师进行决策，而不是产科医师。在评估胎儿是否健康、后续妊娠风险、是否终止妊娠以及如何终止妊娠时，可由妇科或产科医师共同商议决策。在制定综合治疗策略时，需综合考虑各种因素，包括①孕龄：如果处于早期妊娠，应以治疗疾病及防止再出血、保全孕妇的生命安全为首要考虑因素；如果处于晚期妊娠阶段，则应尽量保全孕妇及胎儿的生命安全为首要考虑因素，必要时可提前分娩结束妊娠，或与 AVM 治疗同期进行；②AVM 本身再出血风险：如果消除了 AVM 出血危险因素，可以考虑继续妊娠，并密切随访；③孕妇自身的健康状况：是否合并先兆子痫、妊高症和糖尿病等危险因素；④患者及家人的意愿亦需得到充分的尊重。

对于妊娠合并未破裂 AVM 患者，在排除出血危险因素后，可在严密监测血压、心理、生理等孕妇状态（包括生活、饮食习惯等）的情况下，继续妊娠。虽然妊娠是否增加 AVM 破裂风险存在争议，但是妊娠期间 AVM 破裂的孕妇死亡率高于普通人群，且对胎儿亦有明显的致残致死的影响，所以对于育龄期妇女而言，如果在妊娠前诊断 AVM，有充分的指征进行干预。

（四）治疗策略选择

颅内 AVM 的治疗方式包括显微外科手术、血管内介入栓塞和立体定向放射外科治疗。每种治疗方式均有其不同的、具体的治疗策略，也有针对疾病的整体治疗方案，如上述治疗方式的联合治疗或一站式复合手术等；血管内介入治疗策略包括：治愈性栓塞、术前栓塞、弥补性栓塞、靶点栓塞及姑息性栓塞等。对于一个具体的 AVM 患者而言，应遵循个体化治疗的策略。如确定进行血管内介入治疗时，如何选择具体的治疗策略需要从多方面进行考虑。包括 AVM 是否为出血性或症状性，年龄、部位、大小等因素均需全面考虑。对有可能进行单次栓塞可以治愈，或通过多次栓塞有可能达到治愈效果的病例，均应以治愈性栓塞为目标。对于大型或巨大型以及重要功能区的 AVM，无法达到治愈性栓塞效果时，可以单纯进行靶点栓塞以降低或控制出血风险，对重要功能区的 AVM 可结合放射外科治疗。对于没有出血、大型或巨大型 AVM，也可以通过姑息性栓塞治疗，以缩小病变体积或减少血流量，达到减轻或控制明显头痛或癫痫发作等姑息性治疗的目的。如合并较大的血肿，则可以选择显微外科手术切除畸形团并清除血肿或一站式复合手术治疗的方式等。位于重要功能区的小型未破裂 AVM，采取立体定向放射外科治疗的方式应是优先的选择。除了疾病本身的影响因素以外，术者的经验、不同治疗方式的娴熟程度、硬件设施条件以及患者和家人的风险接受程度等也是影响 AVM 治疗策略制定的重要因素。

静脉入路栓塞是近年来逐步引起大家关注、令人心潮澎湃的一项技术，期待与恐惧感并存。静脉入路栓塞的确提高了颅脑 AVM 的栓塞治愈率，但是开弓没有回头箭，栓塞过程中的不确定性以及注胶前各项准备工作的就绪是至关重要的。深部出血病变、无理想动脉入路、单一引流的小型 AVM 是静脉入路栓塞的最佳选择。术中、术后出血性并发症的发生仍然是静脉入路栓塞首先要面对和解决的问题（详见第七章第七节）。

（五）颅内 AVM 破裂急性期治疗选择

颅内 AVM 破裂出血具有 10%~15% 死亡率、50% 整体致残率及 10%~20% 永久致残率。对于破裂 AVM 应积极治疗，这一点已形成一致性共识，但是对急性期治疗时机和治疗方式选择一直存在争议。出血量多少、神经功能状态、血肿对 AVM 结构显示的影响、是否同期切除 AVM 病灶以及首诊医院的医疗条件和术者技能等都是需要考虑的因素。我们认为：①对于危及生命的出血，需紧急手术清除血肿，仅当病灶位置表浅时可以同时切除 AVM。否则，只清除血肿，AVM 病灶延期处理。②具有明确出血点的 AVM 病灶或合并的动脉瘤，可以行靶点栓塞，AVM 病灶延期处理。③对于表现为脑室或脑实质内少许出血的 AVM，急性期血肿对畸形结构显示影响较小，可以同期处理病灶。④对于表现为脑实质内有明显血肿但不危及生命者，急性期血肿对畸形结构有一定的影响，如考虑血管内介入治疗，在排除是否合并破裂和易破裂动脉瘤后，可延期处理 AVM，急性期影像学栓塞治愈后仍需进行早期复查；如采取一期复合手术治疗，可进行血肿和病灶的急性期同期处理。一期复合手术虽可以提高同期治愈率，缩短住院治疗总周期，解决了完全切除病灶的问题，但尚未解决可能加重功神经能障碍的潜在隐患（图 7-9-1）。

（六）颅内 AVM 的治疗方案应个体化

一般而言，对于 Spetzler-Martin 低分级的 AVM 应采取个体化治疗，而对于 Spetzler-Martin Ⅲ级以上的 AVM 多采取个体化综合治疗策略。随着显微外科与血管内治疗技术的进步和发展，在切除畸形血管团的同时，最大限度地保留神经功能，使手术死亡率及重残率大大下降。病灶是否位于功能区，已不再是治疗方式选择的关键影响因素。由于颅内 AVM 的最大威胁在于其出血所造成的致死或致残，因此，对颅内 AVM 的首要治疗目标就是彻底消除或降低其自然病程的出血发生率。

1. 风险评估　对于未破裂颅内 AVM

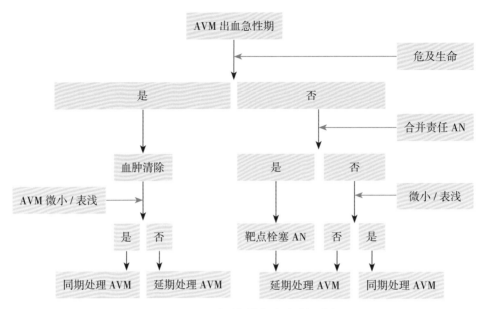

图 7-9-1　AVM 破裂急性期治疗选择流程图

或大型 AVM,是否治疗或干预到何种程度,应视每一例患者的具体情况而定。术前应个体化、认真评估患者的治疗风险和自然出血风险的大小。无论干预与否,对于每一例AVM 均需行头颅 MRI 及 DSA 等检查,了解畸形血管团的空间构筑、部位、大小、有无出血危险因素等。不论是否破裂或是巨大型颅内 AVM,只要存在危险因素(如合并畸形血管团内或相关动脉瘤、引流静脉狭窄或不畅、高流量瘘等)、难控制性癫痫发作、高盗血现象或合并梗阻性脑积水等,均需进行积极的干预治疗。Hernesniemi 认为,有出血史、深部、幕下大型病灶亦是发生出血的高危因素。因此,综上所述,对大型或巨大型颅内AVM,在消除上述危险因素后可保守观察;对于一些体积较大但具有明确的畸形血管团块,可积极进行血管内介入治疗,治疗目的依然是彻底消灭畸形血管团而非姑息性治疗。对于弥散、大型颅内 AVM 在消除危险因素后可选择保守治疗。对中、小型未出

血的颅内 AVM,推荐积极干预治疗以彻底消灭畸形血管团。

2. 治疗方式的选择　目前较为认可的治疗方式选择的原则是:①位于浅表的小型 AVM(≤3cm),首选显微外科手术或血管内介入治疗;②位于中央部位未破裂小型 AVM 首选放射外科治疗,破裂或微导管能够到位的,可选择血管内介入治疗,残余病变行放射外科治疗;③中等大小(3~6cm)的 AVM,可根据血管构筑情况先行血管内介入治疗,再行显微外科手术或放射外科治疗,亦或再次血管内介入治疗;④对于大型(≥6cm)AVM,各种治疗方法的干预风险均较大,除部分症状明显或出血风险大的患者外,应慎重干预治疗;如有必要,可行分次血管内介入治疗后,根据情况决定是否行放射外科或显微外科手术治疗;⑤伴发血流相关动脉瘤或动静脉瘘者可首选血管内介入治疗;⑥血管内介入或放射外科治疗可作为三种治疗方式后残余病灶的补充治疗手段。

对于显微外科手术前的术前栓塞而言，如栓塞对血流动力学的改变不是非常明显时，建议在介入治疗后1周内进行，以免诱发新的血管发生或邻近小血管开放；如果对血流动力学改变影响较为明显，建议栓塞术后2周后进行，以防NPPB发生；对于术中难以接近、深部的供血动脉建议优先栓塞处理，供血动脉的栓塞优先于畸形团体积的减少，这不仅有利于术中对畸形血管团的切除，而且能够大大提高手术的安全性。术中栓塞虽便于畸形血管团的切除，但因难以观察和控制栓塞剂弥散的范围应谨慎进行。

3. 对于目前只能保守观察的颅内AVM将如何治疗　对于被动选择保守观察的颅内AVM，只是在对治疗风险和收益进行权衡对比后，不得已而仅仅采取对症治疗的无奈之举。目前，尚无其他可行的有效治疗方法。对颅内AVM发生、发展机制的研究滞后限制了治疗方法的提出。近年来，炎症因素、细胞因子及蛋白分子的异常表达（如：巨噬细胞移动抑制因子、KRAS、TGF-β以及MMP-9等）、体细胞突变等在AVM发病机制中所具有的作用，越来越受到人们的重视，其机制也越来越明晰。张鸿祺、洪韬等研究发现脑AVM与脊髓AVM在遗传上具有高度同质性，并发现了KRAS/BRAF中2种新的突变位点。针对上述基因或突变位点的药物靶向治疗或许为目前无有效治疗方法的AVM的干预带来里程碑式的变革。

二、治疗的困惑

（一）NPPB和近侧充血现象

在大多数情况下，颅内AVM切除后，异常的血流动力学可恢复正常，术后血管造影可看到AVM周围显影不良区有明显改善，临床症状也相应好转。但也有少数患者在术中或术后发生严重的脑充血、肿胀、出血，病情急剧恶化，发生NPPB。这是由于高血流致颅内AVM长期存在"盗血"现象，引起邻近脑组织缺血，相应动脉长期处于代偿扩张状态。畸形团被栓塞后，脑血流重新分布，引起局部脑组织高灌注，导致颅内出血。AVM切除后静脉系统也会发生复杂的血流动力学变化，主要是血流淤滞、皮层静脉血栓形成并扩延、脑组织发生静脉性梗死。

下列情况易发生NPPB：①大型AVM；②高流量型AVM，DSA供应正常脑区的动脉不显影；③有盗血引起的进行性神经功能缺失等。对此，笔者的经验是分次栓塞，尤其是对于大型AVM，每次栓塞畸形团总体积的1/4~1/3，2次栓塞应间隔3周~3个月，术中及术后持续降压48~72小时。

另有文献报道，在夹闭供血动脉后近侧的正常脑组织发生充血、肿胀、甚至迸裂出血，放开动脉夹后肿胀即消失，称之为"近侧充血（proximal hyperemia）"现象。有学者建议术中先用临时阻断夹阻断主要供血动脉而不切断，如出现这种现象可以将动脉夹除去，建议分期进行手术。

（二）颅内AVM影像学治愈后复发

复发性颅内AVM是颅内AVM治疗后影像学检查显示畸形团完全消失，但经过一段时间后又发生新的出血或者影像学检查又发现新的畸形血管团。DSA是判断颅内AVM治疗成功与否的影像学金标准，术后血管造影证实无残余血管巢及早期引流静脉，表明颅内AVM已治愈，并消除了出血的危险性。根据几项研究发现，颅内AVM的复发是罕见的，并且主要发生在儿童患者。然而，成人患者的颅内AVM复发案例在文献中亦有报道。颅内 AVM 复发的机制还不是十分清楚。儿童 AVM 血管结构与成人不同,血管发育不成熟,并且通过血管生成机制仍在生长,这也许可以解释为什么儿童患者在手术后会增加 AVM 复发的风险。

对于颅内 AVM 术后复发的时间还没有统一的定论,Rabih Aboukaïs 在文献中指出部分患者在显微手术后平均 18 个月影像学检查发现 AVM 复发,也有作者报道 AVM 复发在术后 1 年就可发生,但 Kader 报道 AVM 复发的时间比其他两项研究的时间要晚。我们建议:对于成人患者,DSA 追踪应在术后的数周内进行,然后是 1 年;对于儿童患者,建议进行早期 DSA 随访,并在术后 1 年再次进行,每 2 年增加一次或 CTA/MRA 检查以发现儿童患者的复发。我们建议在 18 岁的时候采用 3D-DSA,来检测任何持续性或复发性的 AVM,以确定诊断结果并决定是否治疗。

(三) 术前栓塞的地位及作用

显微外科手术或放射外科联合血管内介入治疗颅内 AVM 最常见的策略是先进行血管内栓塞以减少 AVM 的动脉血供,然后再行显微手术切除或放射外科治疗。处理 AVM 的深部畸形血管巢的供血动脉对外科手术来说是较大挑战,而术前栓塞能最大程度栓塞深部供血的问题。术前栓塞能减少手术切除技术方面的困难,缩短手术时间和减少失血。此外,AVM 血管内的栓塞材料还有助于确定 AVM 的显微解剖结构。栓塞的畸形血管巢周围水肿以及栓塞剂可帮助确定 AVM 的边界,但权衡收益时,要评估栓塞治疗额外增加并发症的风险和单纯手术切除的风险。尤其是对于低级别 AVM 而言更为重要,因为其单纯手术切除的风险较低。因此,对于低级别 Spetzler-Martin Ⅰ~Ⅱ级 AVM 在行显微外科或放射治疗前是否需要进行术前栓塞一直存在争议。Wang 等纳入单中心 258 例低级别 AVM 患者,分为破裂组和未破裂组,采用显微外科手术和放射外科治疗两种干预手段,并结合是否辅助使用术前栓塞这一措施,对并发症发生及神经功能状态进行对比分析。验证了显微外科手术切除低级别 AVM 的安全性和较高的治愈率,与其他相关研究文献结果一致。明确了术前栓塞联合显微外科手术切除或放射外科治疗低级别 AVM 可达到治愈性治疗,同时具有非常低的致残率,并且手术相关的术后即刻神经功能障碍多是短暂的,经过长时间的随访可以有很好的恢复或完全消失。

术前栓塞的时机和目标需要与外科医生共同确定,对于 >3cm 的颅内 AVM 通常需要分期栓塞。AVM 血流的长期分流产生的竞争效应,损害了正常的脑血管自身调节能力。栓塞后,正常脑血管血流灌注增加,而由于其自身的调节功能受损,可因 NPPB 导致出血。栓塞后最佳的手术切除时机尚存在争议,有的术者间隔数天,而有的倾向间隔数周。前者策略是为了在部分栓塞后以减轻出血的高风险,而后者的策略是为了适应血流动力学的变化。

但对于有出血病史的颅内 AVM,由于其病灶内血管结构不稳定,易再次破裂出血,应积极手术治疗。研究表明,与未经治疗的 AVM 相比,栓塞后病灶的出血风险更大,尤其在 AVM 合并有动脉瘤样结构者,术前栓塞患者的手术时间及术中出血量均高于单纯手术者。所以对于高级别、位于重要功能区或深部的颅内 AVM,如需术前辅助栓塞,则栓塞后需尽快行手术治疗。

术前栓塞的重点在于栓塞深部供血以及减少供血等,而不是以减少体积为目标。

Werner 等对 47 例患者行术前栓塞，栓塞率平均达 84%，但并发症发生率：非致残性神经功能障碍并发症发生为 7 例（14.9%），新增致残性并发症 4 例（8.5%）。过高的术前栓塞率是导致高并发症的主要原因。

（四）合并血流相关动脉瘤的颅内 AVM 治疗策略

颅内 AVM 合并的动脉瘤类型大致分为三种：一种是畸形团内动脉瘤；二是供血动脉或同侧血流相关动脉瘤；三是远隔部位动脉瘤。合并血流相关动脉瘤的 AVM 年出血率为 6.9%~15%，而不合并动脉瘤的 AVM 年出血率为 2.4%~5.3%。鉴于这类患者发生颅内出血可能性很高，尤其是前两种类型，保守治疗的效果很差，死亡率高达 38%~60%，致残率也很高，进行积极的治疗是有指征的。由于此种类型的病灶出血来源有两个，单独处理 AVM 或动脉瘤均有再出血的危险。目前对这类两种血管病共存的处理时机和方案有三种：①如动脉瘤是偶然发现的，且发生在与 AVM 供血有关的动脉上，应首先处理 AVM，在切除或闭塞 AVM 后，动脉瘤会自行缩小或消失。但需注意的是，在 AVM 治疗后动脉瘤仍有破裂出血的可能。②另一方案是在治疗 AVM 之前，先行靶点栓塞动脉瘤。因为切除 AVM 后供血动脉的阻力常立即增加，动脉压力也升高，未处理的动脉瘤可能破裂。③首先治疗引起出血的病变，如果可能，应同时治疗两种病变。1998 年 Thompson 设计的方案如下：①如果有颅内出血，首先要确定哪一个病变出血。如果是动脉瘤出血，则行手术夹闭或血管内栓塞动脉瘤，然后再处理 AVM。如出血来自 AVM，只要保守治疗能使病情稳定，还是应先治疗与 AVM 有关的动脉瘤。②不能确定出血来源时，应首先处理颅内动

脉瘤。③如果两个病变相邻近，最好在一次手术中同时处理两种病变。靶点栓塞是治疗此类动脉瘤的主要方法，Mjoli 报道靶点栓塞技术成功率 90%，但 9% 的并发症发生率也是需要重视的问题。

（五）妊娠期颅内 AVM 破裂的治疗策略

颅内 AVM 高发出血年龄为 20~40 岁，育龄期妇女较常见。尽管妊娠对 AVM 破裂出血的影响还不明确，但研究显示妊娠期 AVM 年出血率为 10.8%，同一孕期再出血率高达 27%，是普通 AVM 破裂后第一年再出血率的 4 倍。妊娠合并 AVM 破裂出血病死率约为 28%，胎儿病死率约 14%。这种风险在手术切除 AVM 后可降低，并且孕妇和胎儿的预后也可以得到改善。但也有文献指出经阴道分娩并不会增加孕妇颅内 AVM 破裂的风险，可能有一定的种族特异性。

妊娠期 AVM 破裂出血的神经外科手术指征要强于产科指征。当出血后神经系统症状进行性加重，可考虑急诊手术。如果胎儿已经发育成熟，也可同时进行剖宫产术。如果没有急诊手术指征，血压管理尤为重要。但严格的血压控制与再出血并没有明确相关性，因为 AVM 破裂出血并不一定合并有高血压。尽管在产后进行 AVM 根治已有很多报道，但一些学者认为在分娩前进行早期的外科干预有助于孕妇和胎儿的预后。除需要考虑孕妇和神经外科治疗干预外，胎儿的风险也应该受到关注，因此与产科和麻醉科的合作也尤为重要。如果胎儿发育成熟，为预防宫内窒息，可进行紧急剖宫产术。妊娠期颅内 AVM 手术决策主要依赖于 AVM 分级，手术潜在风险是手术期间可能导致子宫和胎盘的低灌注，血管内治疗也可能带来栓塞和出血风险。此外，也没有证据

表明造影剂通过胎盘屏障后不会对胎儿造成影响，而且潜在的辐射风险可能更甚于造影剂。也有报道指出，妊娠期应禁止行血管内治疗。对胎儿已经发育成熟的患者，根治手术应在产后早期进行。对于未破裂患者，在妊娠前应进行手术，可采用多种方式，如直接手术、血管内治疗和放射外科治疗。对于妊娠期未破裂的患者，相对于手术风险，可选择保守治疗。

目前普遍认为如果 AVM 已被切除，分娩方式应根据产科指征选择。由于分娩时血流动力学的改变，妊娠合并 AVM 更倾向于剖宫产术。剖宫产术相对更安全，并且越来越被接受。但剖宫产术相对于阴道分娩对产妇的风险更高，如大出血、感染、血栓形成、膀胱损伤等；但没有明确证据表明剖宫产术可以预防出血及相关并发症。已知患有颅内 AVM 的妇女，在未经有效评估之前应劝告其避免怀孕。

（六）重要功能区颅内 AVM 的治疗

1. 脑干 AVM　发生于脑干的 AVM 较为少见，约占颅内 AVM 的 5%。根据脑干的血管功能解剖学特点，脑干 AVM 的供血动脉来自三类血管，即旁正中动脉、短旋动脉和长旋动脉。这些供血动脉均位于脑干周围的蛛网膜下腔，自前向后绕行脑干近一周，沿途发出分支或相互吻合向脑干供血，形成一个不完整的冠状动脉环。在脑干内各穿支动脉之间存在着大量的毛细血管前和毛细血管吻合，而且各供血动脉的供血范围存在部分交叉和重叠。深部脑干 AVM 多为小型病灶，引流静脉单一，静脉压力较高，从而使动静脉压力梯度小，畸形团内血液引流不畅，再加上畸形团本身血管构筑学上的缺陷，所以表现出易出血倾向。由于脑干是重要的中枢结构，手术切除难度较大，特别

是血管紧靠脑干实质部位，手术风险性亦很高。因此，目前大多数脑干 AVM 都采用栓塞治疗与伽马刀相结合的方法。在栓塞过程中我们应充分利用脑干血管功能解剖学上的特点，利用其各供血动脉的供血范围存在部分交叉和重叠的特点。因为正常时这些血管在 DSA 中不易看到，但是在脑干 AVM 存在时可呈现出病理性扩张。在栓塞治疗中可以通过脑干的周围动脉超选择进入到畸形团内进行栓塞，避免对脑干实质动脉的直接损伤。脑干内存在血管吻合网，在畸形血管被栓塞后，可重新开放新的侧支循环，避免造成脑干局部缺血。

目前彻底治愈脑干 AVM 仍十分困难，很多人认为大多数位于脑干部位的 AVM 不应该进行手术治疗，发生在脑干部位的 AVM 虽不多见，但是出血的发生率比其他部位的 AVM 要高很多，解剖上无法控制的穿支动脉常常供血畸形团，这也是外科手术并发症多的原因。无创的治疗方式是放射治疗，但如果这个区域发生放射性坏死，死亡率也非常高。鉴于这些原因，除非患者多次出血或者症状加重，一般采用保守治疗的方法。需要进行干预时，可根据脑干 AVM 的血管造影影像学特点，采用多种治疗手段相结合的方法，取得较好的临床疗效，大大降低再出血的风险，提高患者的生存质量。

2. 丘脑基底节区 AVM　丘脑基底节区 AVM 由于位置深，周围存在内囊、下丘脑等重要神经结构。同时，因其自身血管构筑学上的特点，手术治疗的风险较高。对于该部 AVM 治疗方式的选择，一直存在较大的争议。但该部位 AVM 保守治疗易发生出血，并可导致高死亡率。

该区域 AVM 多为穿支供血，供血动脉细小而扭曲，常规动脉入路行血管内介入治

疗往往较为困难。显微外科手术是重要的治疗方法,但由于供血动脉血流较快,电凝效果不佳,用双极电凝追踪这些血管,会进入周围白质内造成损伤。术前栓塞可以尽量闭塞这些手术难以到达部位的供血动脉,减少术中出血,同时术前栓塞也可帮助判断畸形血管供血动脉。手术切除中发现,栓塞的血管团部分呈塑性化,颜色呈灰白色,或因供血动脉呈暗紫色,血管壁质地变硬,搏动减弱,术中出血明显减少,术野清楚,易于将血管团与周围脑组织分离,减少了对脑组织的损伤。脑内血肿可造成 AVM 与周围脑组织的隔离,使 AVM 切除更加容易,降低手术分离时的难度,同时也减少对周围脑组织,尤其是深部脑组织的操作损伤。手术时,可以沿着血肿形成所致的自然缝隙,分离畸形血管团,尽量避免进入病灶周围的重要神经结构。虽然如此,显微外科手术切除该部位的 AVM 整体致残率仍较高。

立体定向放射外科治疗是将高能量射线聚焦于病灶,使血管内皮增生、管壁增厚、管腔变窄,最终导致血栓形成,畸形血管团闭塞。放射外科治疗能有效地降低丘脑、基底节区 AVM 的致残率和死亡率,但由于产生放射效应的时间较长,一般认为起效约需 2~3 年,在此期间仍存在再出血的风险。我们认为在消除 AVM 出血因素后,可以考虑行放射外科治疗,但存在一定的再出血率。

近年来,静脉入路栓塞脑 AVM 的技术不断发展,为此部位 AVM 的治愈性治疗带来了希望。静脉入路栓塞主要适用于畸形病灶小、单一引流和深部的破裂 AVM,此技术的应用大大提高了该部位 AVM 的栓塞治愈率。

(陈光忠　何旭英　段传志)

参考文献

[1] 凌锋.脑血管病理论与实践-2006[M].北京:人民卫生出版社,2006.

[2] 凌锋.脑血管病理论与实践-2007[M].北京:人民卫生出版社,2007.

[3] 王任直.主译.尤曼斯神经外科学(第2卷)[M].北京:人民卫生出版社,2009:1933-1938.

[4] 王泽群,李西锋,何旭英,等.脑干 AVM 的临床治疗分析[J].中华神经医学杂志,2016,15(1):70-74.

[5] ABOUKAS RABIH,VINCHON MATTHIEU,QUIDET MATHILDE,et al. Reappearance of arteriovenous malformations after complete resection of ruptured arteriovenous malformations:true recurrence or false-negative early postoperative imaging result? [J]. Journal of neurosurgery,2017,126(4):1088-1093.

[6] COHEN-INBAR OR,DING DALE,SHEEHAN JASON P. Stereotactic radiosurgery for deep intracranial arteriovenous malformations,part 2:Basal ganglia and thalamus arteriovenous malformations. [J]. Journal of clinical neuroscience:official journal of the Neurosurgical Society of Australasia,2016,24:37-42.

[7] ELIAVA SHALVA,DMITRIEV ALEXEY,SHEKHTMAN OLEG,et al. Treatment of Brain Arteriovenous Malformations with Hemodynamic Aneurysms:A Series of 131 Consecutive Cases. [J]. World neurosurgery,2018,110.

[8] GUANGZHOU CHEN,YU KE,KUN QIN,et al. Analysis of the expression of angioarchitecture-related factors in patients with cerebral arteriovenous malformation [J]. Chinese Medical Journal,2017,130(20):2465-2472.

[9] HONG TAO,YAN YUPENG,LI JINGWEI,et al. High prevalence of KRAS/BRAF somatic mutations in brain and spinal cord arteriovenous malformations [J]. Brain,2019,142(1):23-34.

[10] BEECHER,JEFFREY S,LYON,et al.Delayed

treatment of ruptured brain AVMs：is it ok to wait? ［J］. J Neurosurg，2018，128：999-1005.

［11］JOHANNES GOLDBERG，ANDREAS RAABE，DAVID BERVINI.Natural history of brain arteriovenous malformations：systematic review ［J］. Journal of Neurosurgical sciences，2018，62（4）：437-443.

［12］KARLSSON B，JOKURA H，YAMAMOTO M，et al. Is repeated radiosurgery an alternative to staged radiosurgery for very large brain arteriovenous malformations ［J］J Neurosurg，2007，107（4）：740-744.

［13］KATSURAGI SHINJI，YOSHIMATSU JUN，TANAKA HIROAKI，et al. Management of pregnancy complicated with intracranial arteriovenous malformation. ［J］. The journal of obstetrics and gynaecology research，2018，44（4）：673-680.

［14］LEFFERT LR，CLANCY CR，BATEMAN BT，et al. Patient characteristics and outcomes after hemorrhagic stroke in pregnancy ［J］. Circ Cardiovasc Qual Outcomes，2015，8（6 suppl 3）：S170-S178.

［15］LINK TW，WINSTON G，SCHWARZ JT，et al.Treatment of Unruptured Brain Arteriovenous Malformations：A Single Center Experience of 86 Patients and a Critique of the ARUBA Trial ［J］.World Neurosurgery，2018，E1-E7.

［16］LUKSIK ANDREW S，LAW JODY，Yang Wuyang，et al. Assessing the Role of Preoperative Embolization in the Surgical Management of Cerebral Arteriovenous Malformations. ［J］. World neurosurgery，2017，104.

［17］LV X，LIU P，LI Y. Pre-Existing，incidental and hemorrhagic AVM in pregnancy and postpartum：gestational age，morbidity and mortality，management and risk to the fetus ［J］. Interventional Neuroradiology，2016，22：206-211.

［18］LV XIANLI，LI WEI，HE HONGWEI，et al. Known and unknown cerebral arteriovenous malformations in pregnancies：haemorrhage risk and influence on obstetric management. ［J］. The neuroradiology journal，2017，30（5）：437-441.

［19］ALEXANDER MD，COOKE DL，HALLAM DK，et al. Less can be more：Targeted embolization of aneurysms associated with AVMs unsuitable for surgical resection ［J］. Interventional Neuroradiology.2016，22（4）445-451.

［20］MENDES GEORGE A C，SILVEIRA EDUARDO PEDROLO，CAIRE FRANOIS，et al. Endovascular Management of Deep Arteriovenous Malformations：Single Institution Experience in 22 Consecutive Patients ［J］. Neurosurgery，2016，78（1）34-41.

［21］MILLER EC，GATOLLARI HJ，TOO G，et al. Risk of pregnancy-associated stroke across age groups in New York state ［J］. JAMA Neurol，2016，73（12）：1461-1467.

［22］MIN LANG，NINA Z. MOORE，PETER A. Rasmussen，et al. Treatment Outcomes of A Randomized Trial of Unruptured Brain Arteriovenous Malformation-Eligible Unruptured Brain Arteriovenous Malformation Patients ［J］.Neurosurgery，2018，83：548-555.

［23］MOHAMED A，AHMED S，TAMER H，et al. Cranial arteriovenous malformations during pregnancy：a multidisciplinary algorithm for safe management. Case series and review of the literature ［J］. J Neurol Stroke，2016，DOI：10.15406/jnsk.2016.04.00122.

［24］PEREIRA CE，LYNCH JC. Management strategies for neoplastic and vascular brain lesions presenting during pregnancy：a series of 29 patients ［J］. Surg Neurol Int，2017，8（1）：27.

［25］PORRAS JOSE L，YANG WUYANG，

PHILADELPHIA EUNICE,et al. Hemorrhage Risk of Brain Arteriovenous Malformations During Pregnancy and Puerperium in a North American Cohort [J]. Stroke,2017,48(6): 1507-1513.

[26] RENNERT ROBERT C,STEINBERG JEFFREY A,CHEUNG VINCENT J,et al. Comprehensive Endovascular and Open Surgical Management of Cerebral Arteriovenous Malformations [J]. Journal of visualized experiments,2017(128):1-7.

[27] SOHAIL R,BASHIR Q,KANWAL S,et al. Cerebral arteriovenous malformations during pregnancy:a management dilemma [J]. BMJ Case Rep,2019,12:e228759.

[28] TAKAHASHI JC,TAKENOBU Y,SUZUKI N,et al. Strokes associated with pregnancy and puerperium [J]. Stroke,2017,48(2):276-282.

[29] WANG A,MANDIGO GK,FELDSTEIN NA,et al. Curative treatment for low-grade arteriovenous malformations [J]. J NeuroIntervent Surg,2020,12:48-54.

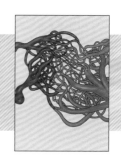

第八章

颅内动静脉畸形的研究进展与展望

第一节　颅内动静脉畸形的分子生物学研究进展

颅内 AVM 是一种胚胎时期血管异常发育所致的先天性血管畸形，在此基础上，血流动力学发生变化并促进血管构型重塑、出血及缺血性脑损伤，从而导致相关临床症状的产生，而与畸形血管形成有关的细胞因子及其表达调控则可能在整个病程进展中起着重要的作用。明确 AVM 发生机制对药物靶向治疗的研究和临床应用具有重要的作用。

颅内 AVM 被认为是在胚胎发育至三四周左右时，脑血管发育过程受到阻碍，动静脉之间直接交通而形成的先天性疾病。动静脉之间没有毛细血管，代之以一团管径粗细及管壁厚薄不均的异常血管团，其发生机制仍不清楚。就血管发生而言，血管的形成需要三个阶段，包括血管发生、血管生成和动脉生成，其中血管生成是脑组织血管形成的主要方式。目前已有超过 19 个血管生成

因子和 300 个血管生成抑制因子被认识，它们对周身血管形成的三种途径具有重要调节作用。其中已明确的促血管生长因子主要包括：血管内皮生长因子（VEGF）家族、转化生长因子 β（TGF-β）、成纤维细胞生长因子（FGF）家族、血小板衍生生长因子（PDGF）、血管生成素（ANG）、表皮生长因子（EGF）、转化生长因子（TGF）-α、肿瘤坏死因子（TNF）-α 以及 Ephrins 等；血管生成抑制因子主要包括：血小板反应蛋白（TSP）-1，2、干扰素（IFN）-α、TNF-α 和 TGF-β 等。其中，有些细胞因子对血管生成的调节具有双重作用，如 TGF-β 和 TNF-α。文献中研究较多的为 VEGF 及其受体在 AVM 发病中的作用机制。VEGF 起初被认为是血管渗透性因子，是从豚鼠肝细胞癌模型的腹水中分离出的一种蛋白，是一种相对特异的促细胞分裂剂和内皮细胞趋化因子。VEGF 对内皮细胞的作用具有剂量依赖性，其过度表达或外源性给药可刺激内皮一氧化氮合酶（NOS）合成增多，从而导致一氧化氮（NO）合成以及血管生成的级联反应，增加血管密度。另外，VEGF

诱导内皮细胞产生蛋白酶,这些酶是在血管生成时降解基膜所必需的。VEGF 还能够促进单核细胞和中性粒细胞的迁移以利于动脉生成。VEGF 在胚胎血管发育的重要性已通过对 VEGF 的单个等位基因的靶向灭活而被证实,靶向灭活 VEGF 导致了血管生成致死性损害和血岛形成。VEGF 的血管调节作用是通过与其不同的受体(flt-1/flk-1;Ang-1/Ang-2;Tie-1/Tie-2 等)相互作用实现的。

另外一个重要的血管调节因子为 TGF-β 及 其 受 体 系 统。TGF-β1 及 其 I 型受体 ALK-1 在颅内 AVM 中的低表达以及 ALK-5 的高表达也证明了这一信号通路在畸形血管团的发生和发展中具有重要作用。另外,关于内皮细胞形态、功能完整、细胞外基质成分的改变以及平滑肌纤维蛋白成分异常分布也是 AVM 发生、发展的重要参与因素。

一、血管发生相关因子

1. TGF-β 与 ALK-1　TGF-β 是一种具有多功能的蛋白,为同型二聚体多肽,与跨膜丝氨酸/苏氨酸受体蛋白具有较高的亲和性。其参与了多样化生物学进程,包括生长、分化和炎症。一般认为 TGF-β1 在血管重塑方面具有重要的作用,TGF-β1 在培养的内皮细胞增殖和移行中能够抑制其他血管生成因子的活性,并且能够刺激细胞外基质蛋白和蛋白酶抑制剂的产生。然而,文献表明 TGF-β1 对血管生成具有双向调节作用,低浓度的 TGF-β1 具有积极的协同加强作用,高浓度的 TGF-β1 能够降低 VEGF 或 bFGF 等血管生成因子所介导的培养内皮细胞的血管侵入。TGF-β 通过稳定新生毛细血管萌芽促进血管生成,同样在动脉血管生成中亦具有重要作用。在中枢神经系统缺血、缺氧和外伤性脑损伤时能够上调 TGF-β 的表

达。缺血时小胶质细胞可能是 TGF-β 的来源,TGF-β 也可能参与了脑肿瘤相关的血管生成。尽管 TGF-β1 在体内显示能够刺激新生血管形成,但是这种刺激活性或许是通过炎症细胞的补充所导致的一种直接效应。

TGF-β 家族细胞因子通过与 I 型和 II 型跨膜丝氨酸/苏氨酸激酶受体结合而发挥其作用。与配体结合后,II 型受体磷酸化 1 型受体,I 型受体激活下游的信号介质 Smads。迄今为止,已有 7 种 I 型受体被认识,并命名为 ALK-1~ALK-7。这些 ALKs 的配体特异性主要通过它们与所给配体结合的能力来决定,并在 II 型受体存在的情况下激活特异的下游基因。研究显示 ALK-1 与 TGF-β1 或 activin 等生长因子或其受体组成的复合物相互作用。然而,ALK-1 不能够引出一个特异性的转录反应,因此 ALK-1 被认为是一个"孤儿"受体。但是,ALK-1 在血管的表达和在人类 II 型 HHT 疾病中 ALK-1 基因突变提示 ALK-1 在血管的发育中具有重要的作用。Paul Oh 等教授通过基因打靶技术灭活小鼠 ALK-1 基因。ALK-1 纯合子的胚胎死于中孕期,表现为严重的血管畸形,毛细血管过多融合成海绵状血管以及高度扩张的大血管。其研究结果提示内皮细胞中 ALK-1 和 ALK-5 信号通路的平衡在决定血管生成过程中血管内皮的特性方面具有决定性作用。

2. VEGF 家族　VEGF 起初被认为是血管渗透性因子,从豚鼠肝细胞癌模型的腹水中分离出的一种蛋白。共有 5 个同族体,即:VEGF-B、VEGF-C、VEGF-D、VEGF-E 和 PlGF。VEGF 是分子量 3 400~4 500 糖基化的同型二聚体蛋白,是一种相对特异的促细胞分裂剂和内皮细胞趋化因子。VEGF 对内皮细胞的作用具有剂量依赖性,其过度表达

或外源性给药可刺激内皮 NOS 合成增多,从而导致 NO 合成以及血管生成的级联反应,增加血管密度。另外,VEGF 诱导内皮细胞产生蛋白酶,这些酶在血管生成时是降解基膜所必需的,VEGF 还能够促进单核细胞和中性粒细胞的迁移以利于动脉生成。VEGF 在胚胎血管发育的重要性已通过对 VEGF 的单个等位基因的靶向灭活而被证实,这导致了血管生成致死性的损害和血岛的形成。

VEGF 能够提高微血管对血浆蛋白的通透性,而不引起内皮细胞损伤、肥大细胞脱粒和引起炎症反应,主要导致毛细血管和小静脉的通透性增加。这种通透性增加是动用内皮细胞胞液中钙离子、增加胞膜上的开口和胞饮囊泡而导致的一种直接效应。在脑组织中,VEGF 通过加快降解结合蛋白小带和小带闭塞导致血脑屏障崩溃,这种微血管通透性增加和蛋白外渗在血管生成中是关键的一步。然而,联合应用 VEGF 和促血管生成素(Ang)-1 可导致血管的完整性增加,提示 VEGF 影响通透性的这种效应在体内可以被其他的血管生成因子所缓和。VEGF 在发育过程中能够刺激神经起源,似乎还具有神经保护和营养神经的作用。

VEGF 的表达被众多的因素或因子所调节,其中缺氧是诱导其表达最显著的因素。一些生长因子和细胞因子能够促进 VEGF 的表达,包括 bFGF、血小板衍生生长因子、EGF、TNF-α、TGF-β、角质化细胞生长因子、白细胞介素(IL)-1、IL-6 和氧化亚氮。最近研究表明一些前列腺素能够促进 VEGF 的表达,环氧化酶-2 在控制 VEGF 表达和 VEGF 生物学反应方面具有重要的作用。研究发现,在颅内 AVM 的 EC 及与 AVM 相临的脑实质中,VEGF 的 mRNA 转录水平和蛋白质表达水平均增高,而在正常脑组织中 VEGF 只是很少量表达或根本不表达。提示 VEGF 及其相关受体在脑血管的发生和成熟过程中具有重要的作用。

3. FGF 家族(FGFs) FGFs 是一个广谱的生长因子家族,广泛影响细胞的活动。包括 23 种多肽,即:酸性 FGF(aFGF)、bFGF、FGF3-23。FGFs 具有在创伤修复和许多病理条件下促进骨骼、神经和血管系统发育的作用。aFGF 与 bFGF 和它们的受体在中枢神经系统中分布广泛,以往研究已证明 bFGF 具有营养神经特性,能够保护缺血的神经元以及兴奋性氨基酸所致的神经损伤。在实验性动物模型中应用 bFGF 治疗脑疾病,可增加局部皮层的脑血流量和脑毛细血管密度。FGFs 似乎在脑缺血中具有明显的保护作用,并且 bFGF 与 AVM 和胶质瘤相关的血管生成有关。FGFs 直接和间接的调整内皮细胞的活动,其中 aFGF 和 bFGF 是内皮细胞有效的迁移、增殖、萌芽和形成管状结构的激发因子。bFGF 以剂量依赖的方式激发 VEGF 表达,而且在促进血管生成方面 bFGF 和 VEGF 具有协同作用。VEGF 特定的促进内皮细胞有丝分裂,FGFs 能够刺激胚胎中胚层和神经外胚层来源的大多数细胞的增殖,包括纤维母细胞、平滑肌细胞、外皮细胞、软骨细胞和成骨细胞。尽管 FGFs 对血管有广泛的效应,但是 FGFs 对血管系统的发育似乎没有重要的作用,因为在缺乏 aFGF 和 bFGF 的小鼠中,血管发育非常正常。然而,FGFs 的确在成年血管系统的维护和伤后修复方面具有重要的作用。

4. TNF-α TNF-α 是炎症性细胞因子,具有血管生成和动脉生成的特性,为一种同型三聚体,具有膜锚定和可溶性 2 种形式。主要通过 2 种细胞表面受体发挥其作用,即 TNFR1 和 TNFR2,2 种受体均在内皮细胞表达。TNF-α 参与内皮细胞的存活和迁移,并且能够诱导其他血管生成因子的产生,包括 VEGF 和 bFGF。尽管实验性研究说明在脑源性培养的内皮细胞和胶质瘤细胞中 TNF-α 具有抑制血管生成的作用,但是 TNF-α 的确在动脉生成中具有积极的作用。在生长的侧支动脉的巨噬细胞中可以检测到 TNF-α,并且这种表达似乎能够促进动脉闭塞后的动脉血管生成。在脑组织中,TNF-α 导致大脑血管舒张和血管周细胞以及蛛网膜细胞诱导型 NOS 表达。TNF-α 在 AVM 所致的局部缺血后血管侧支循环的发生方面具有潜在的作用。也有研究表明,TNF-α 不仅与颅内 AVM 的进展有关,而且与 AVM 的破裂相关。

5. 基质金属蛋白酶(MMP)-9　Hashimoto T 及陈光忠等研究均发现,颅内 AVM 患者畸形血管团中 MMP-9 表达显著性升高。MMP-9 主要表达于内皮细胞,尤其是内皮细胞外膜层,MMP-9 过度表达可导致血管基质降解,损害 AVM 的血管稳定性。这能够部分解释 AVM 的血管不稳定性及破裂原因,尽管这一影响因素仍需进一步探讨,但是 MMP-9 或许可以作为改变 AVM 血管壁结构不稳的一个治疗靶点。Abbruzzese TA 等研究表明,特异性、非选择性 MMP-9 抑制剂能够减少血流介导的动脉化血管生成,这或许对于防止颅内 AVM 的生长或复发以及防止出血具有潜在的治疗作用。MMPs 是一种蛋白水解酶,能够降解细胞外基质蛋白、细胞表面分子和其他的细胞外周物质。过度降解能够导致血管不稳,这可能是导致血管壁脆弱、过度扩张和破裂的潜在因素。因此,开发特异性、选择性的 MMP-9 抑制剂或许为颅内 AVM 的治疗提供一种新的药物治疗途径。

6. IL 家族　IL 是在白细胞或免疫细胞间相互作用的细胞因子,在传递信息、激活与调节免疫细胞、介导 T 细胞、B 细胞活化增殖与分化及在炎症反应中起重要作用,在 AVM 继发的炎症反应过程中发挥血管新生及重建的作用。多项研究表明,IL-6 不仅与颅内 AVM 的发生与进展有关,而且与 AVM 的破裂有关。李雄等研究发现,IL-6 在颅内 AVM 患者血浆中表达增高,激活了核转录因子 NF-KB,从而导致有活性的 MMP-9 表达增高,使 AVM 患者出血风险增加。在有蛛网膜下腔出血表现的 AVM 患者中,IL-6 组织蛋白水平高于未出血患者,这表明 IL-6 可能是血管生成级联反应的上游启动因子。IL-6 可增加局部 NO、氧自由基和氧化低密度脂蛋白的浓度,引起 MMP-9 活化后一系列反应。

江楠等也发现颅内 AVM 患者中 IL-17A 表达明显升高,且介入栓塞术后病灶周围脑组织的 IL-17A 蛋白及 mRNA 水平均明显低于未栓塞者。推测颅内 AVM 患者中 IL-17A 表达升高与其血管扩张及再通增长的临床病理过程有关,其可能通过诱发炎症反应进一步促进病灶周围组织血管增生与重建。这些发现对监测颅内 AVM 患者出血风险、评估预后及治疗提供了新的方法与思路。

7. 巨噬细胞游走抑制因子(MIF)　目前研究表明,MIF 不仅在免疫炎症方面有重要作用,在肿瘤形成和血管生成等方面也有重要的调节作用。陈光忠等研究发现,MIF 在颅内 AVM 的血管内皮和外膜中均高表达,同时可见在血管平滑肌层有大量凋亡细胞聚集,这说明 MIF 在 AVM 的形成和发展中具有极其重要的作用。Ren 等发现神经母细胞瘤组织和细胞系中分泌的 VEGF 的水平随着 MIF 表达的增加而增加,推论 MIF 参与了促进肿瘤生长和转移的血管生成因子的上调过程。因此，MIF 可能以类似的方式调节颅内 AVM 中的细胞增殖和凋亡过程，进而影响颅内 AVM 疾病的发生发展。也有研究表明，MIF 可能与 MMP-9、VEGF 等其他细胞因子相互作用来调节血管炎症，进一步调节血管细胞的增殖和凋亡。MIF 的过度表达主要在内皮和外膜中发现，而凋亡细胞则集中在平滑肌层中。因此推测凋亡异常可能与颅内 AVM 的发病机制有关。

8. 其他相关因子和受体　除上述一些重要的血管生成因子外，在颅内 AVM 的发生、发展中还有很多相关因子和受体共同参与，它们对 AVM 的血管发育和成熟也具有不可替代的作用。如：胚胎时期 AVM 的产生可能与 Ephrin 信号系统缺乏有关，此信号系统在动静脉和毛细血管床的形成中是必需的。研究发现：在 AVM 标本中，VEGF 的同族体 B、C 和 D 也被发现。在 AVM 中可见增高表达的 Ang-2 和它的受体 Tie-1 和 Tie-2 以及 TGF-β 受体。局部环境的刺激，如剪切力和缺血能够促进血管生成因子的表达，从而导致颅内 AVM 血管的重塑。部分栓塞颅内 AVM 导致病灶周围产生一个缺血的微环境，从而促进血管生成、再通和额外滋养血管的补充。因此，栓塞治疗本身对于 AVM 的病理过程也具有一定的影响。

二、体细胞突变

张鸿祺、洪韬等研究发现，在 31 例脑 - 脊髓 AVM 患者（21 例颅内 AVM，10 例脊髓 AVM）的手术切除标本中，27 例（87.1%）携带 KRAS/BRAF 体细胞突变，且这种突变主要发生在内皮细胞中。且发现 KRAS 突变可导致内皮细胞间连接的弱化，进一步导致 AVM 的形成。此研究证实了肿瘤相关通路

KRAS/BRAF/MAPK 的体细胞突变在中枢神经系统 AVM 中的核心作用。多项研究表明体细胞突变是脑 - 脊髓 AVM 发病的核心机制，进一步推测脑 - 脊髓 AVM 的遗传发生机制可能与胚胎发育期 KRAS/BRAF/MAPK 单一通路的体细胞突变有关（详见第一章第 2 节）。

三、展望

目前有关颅内 AVM 的基础研究主要集中于与血管生成有关的细胞因子和血管生成因子或其受体的表达及其对颅内 AVM 的发生、发展的影响方面，虽然取得了一些进展，但在血管发生的分子生物学机制方面还有很多问题需要解决，此方面研究的滞后限制了临床治疗颅内 AVM 策略的提出和改进。相信随着对 AVM 发生机制的关注以及研究手段和技术日渐提高，颅内 AVM 的发生机制会被逐渐明确，在不远的将来颅内 AVM 的药物靶向治疗将成为可能。

（丁晓雯　陈光忠）

参考文献

［1］凌锋 . 脑血管病理论与实践［M］. 北京：人民卫生出版社，2006.

［2］NIKOLAEV SI，VETISKA S，BONILLA X，et al. Somatic Activating KRAS Mutations in Arteriovenous Malformations of the Brain［J］. N Engl J Med，2018，378（3）：1561.

第二节　颅内动静脉畸形动物实验模型的建立

由于颅内 AVM 的病理过程、血流动力学改变及其空间结构复杂，其具体的形成机制尚未完全清楚，在治疗上也存在很多争议，所以良好稳定的动物模型对了解颅

内 AVM 发生机制、空间构筑、治疗方法选择及预后评估等一系列问题有着极大的帮助。目前许多学者尝试根据不同研究目的,选用不同的实验动物和方法来探索颅内 AVM 的动物模型制作。常用的实验动物有鼠、猫、羊、狗和猪,对模型的制作主要集中于以下几个方面:

一、模拟颅内 AVM 血流动力学

AVM 是指病变部位脑动脉和脑静脉之间缺乏毛细血管,致使动脉与静脉直接相通,形成动静脉之间的短路,导致一系列脑血流动力学的紊乱。Spetzler 等根据这一特点将猫的颈内动脉(internal carotid artery,ICA)和颈外静脉(external jugular vein,EJV)进行吻合,使血液直接从动脉流向静脉,造成脑血流的高灌注及脑血管自动调节功能降低,从而制作颅内 AVM 模型。虽然该模型简单模拟了颅内 AVM 血流动力学,但是不能良好地阐明 NBBP 的现象(图 8-2-1)。后来,Morgan 等人利用大鼠 EJV 发育不良的特点将这个模型进行改进,他们将大鼠右侧颈总动脉(common carotid artery,CCA)和

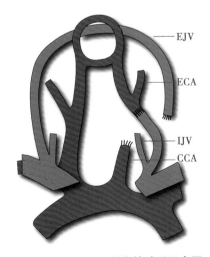

图 8-2-1　Spetzler 制作的畸形示意图

EJV 端端吻合,并结扎双侧血管尾端及同侧颈外动脉(external carotid artery,ECA),在 Willis 环和右侧静脉窦之间形成一个功能性的动静脉瘘(图 8-2-2)。但还是不能完美代表颅内 AVM 的病理生理特点,反而更类似于脑动静脉瘘。

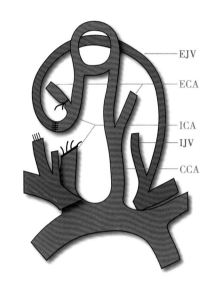

图 8-2-2　Morgan 制作的动静脉畸形示意图

二、模拟畸形血管巢

也有很多学者着眼于模拟颅内 AVM 的血管巢方面来进行模型制作。由于猪的咽升动脉终末支在蝶鞍两侧形成微血管网,称为奇网(rete mirabile,REM),两侧的 REM 之间相互交通,酷似人颅内 AVM 的畸形血管团(图 8-2-3)。Chaloupka 等采用经猪眼眶穿刺海绵窦,在奇网嘴侧与海绵窦之间建立动静脉交通而制作颅内 AVM 模型,通过临床和系列血管造影,评价其短期通畅率和血流动力学行为。另外,Massoud 等人利用这一特点通过外科手术在猪 CCA 和 EJV 之间形成侧对侧动静脉瘘,并将 CCA 结扎到右侧瘘的近端,从而增加双侧 REM 血流量形成猪颅内 AVM。血管造影清晰显示供血动脉

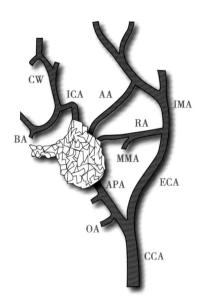

图 8-2-3　奇网解剖结构模拟图

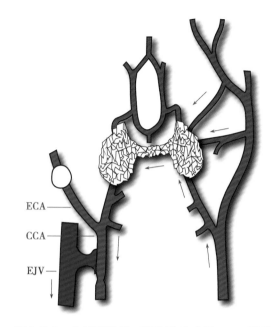

图 8-2-4　右侧颈动脉 - 颈静脉瘘术后 AVM 模型的示意图

（主要是左侧咽动脉）、血管巢（双侧血管网）和引流静脉（右侧咽生动脉至瘘口），与人 AVM 非常相似（图 8-2-4）。猪颈动脉 REM 的自然结构在羊、牛、猫等偶蹄目动物中也存在，而狗、兔、鼠颈动脉 REM 的自然结构不存在，REM 代替畸形血管巢在羊身上进行了可行性研究，能否在其他动物身上复制尚不清楚。另外，有学者用颅外静脉丛代替畸形血管巢，具体是通过结扎大鼠锁骨下静脉合流处，远端与颈动脉行端侧吻合，制作颅内 AVM 模型。血管造影和血流动力学检查显示，高血流量通过静脉分支网络从瘘管流入 EJV，然后重新连接，流入乙状窦，表现出与颅内 AVM 相似的特征（图 8-2-5）。在该模型的后续研究中发现了正常血管向类似颅内 AVM 未成熟血管分化的微小变化。

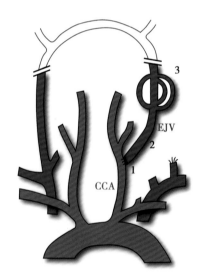

图 8-2-5　大鼠动静脉畸形模型的动静脉瘘
1:瘘管;2:颈静脉动脉化;3:畸形团。

三、异体移植制作颅内 AVM 模型

　　不管是使用 REM 还是颅外静脉丛来模拟畸形血管巢，所有病变都不是在脑实质内，为了解决这一问题，Pietilä TA 将狗的颞浅动脉桥接在 ICA 和上矢状窦之间，同时将颞浅动脉供应的肌肉移植到盗血的脑区，6 个月后该区域出现神经胶质细胞增生和毛细血管内皮细胞增殖，所有增生性血管的管壁脆弱、管腔较小，缺乏向动脉血管和静脉血管的分化。说明在脑缺血或者静脉

高压的情况下,颅内 AVM 可能会因为血管再生而发生进展。另外,也有学者将人颅内 AVM 手术切除的血管组织移植在大鼠的角膜微囊中,结果发现颅内 AVM 组织可以长期存活,可以用来研究颅内 AVM 的血管再生。他们发现,在该环境中 AVM 与海绵状血管瘤等其他脑血管疾病相比具有更高的血管再生率,另外经脑血管介入栓塞后的 AVM 血管内皮再生率最高,其次是经伽马刀治疗后的,这就解释了为何经血管内栓塞治疗后颅内 AVM 容易复发的状况。

四、基因编辑技术制作颅内 AVM 模型

颅内 AVM 长期以来被认为是先天性病变,在胚胎发育过程中,如果脑血管发育受阻,动静脉之间直接沟通,中间没有毛细血管网相隔,就形成了颅内 AVM,所以基因调控可能在颅内 AVM 的形成过程中发挥着一定的作用。目前研究发现多种基因参与了颅内 AVM 的形成,例如,血管生成性相关基因:血管生成素(Ang)、血管内皮生长因子(VEGF)及其配体,Notch 信号通路中的相关基因:Notch4、Jagged-1、Delta-like-4 等,引起遗传性毛细血管扩张症的相关基因:内皮素(Eng)、激活素受体样激酶 -1(Alk-1)等。随着基因编辑技术的长足发展,其在动物模型制作中发挥了很大作用,Choi 等人使用 SM22-Cre 转基因小鼠,在胚胎发育阶段敲除 Eng 基因,小鼠在脑和小肠就会出现 AVM,但超过一半的模型鼠会在 6 周内死于内出血,这对我们研究颅内 AVM 破裂的生理病理过程有一定帮助。同样,苏等人在 $Alk1^{2LoxP/2LoxP}$ 和 $Eng^{2LoxP/2LoxP}$ 转基因小鼠基底神经节中注射同时表达 Cre 和 VEGF

的载体,成功诱导了与人类疾病相似的颅内 AVM 模型。同样,基质 Gla 蛋白(Mgp)的缺失也可以在小鼠体内诱导 AVM 的产生。虽然直接或间接敲除相关基因会出现颅内 AVM 的情况,但大部分都仅表现颅内微小病变或者颅外血管病变,在病变大小和位置上缺少一致性,另外,虽然基因编辑技术目前还存在操作过程复杂、扩增率高、耗时长等缺点,但对颅内 AVM 发病机制的研究和新治疗方法的检测方面具有独特的优势。

近年来,颅内 AVM 动物模型的研究越来越受到关注,但理想的模型不仅具备颅内 AVM 血管构筑学特征,还应该能模拟治疗后的 NBBP 现象,并在此基础上开展细胞和分子生物学研究。但目前国内外尚没有合适稳定的动物模型符合上述标准,所以建立一个可以监测血流动力学特征,符合颅内 AVM 血管构筑特征,并能开展分子生物学相关机制研究的颅内 AVM 模型将是未来发展的方向。

(李西锋)

参考文献

[1] DELEV D,PAVLOVA A,GROTE A,et al. NOTCH4 gene polymorphisms as potential risk factors for brain arteriovenous malformation development and hemorrhagic presentation [J]. J Neurosurg,2017,126(5):1552-1559.

[2] GALLARDO-VARA E,TUAL-CHALOT S, BOTELLA LM,et al. Soluble endoglin regulates expression of angiogenesis-related proteins and induction of arteriovenous malformations in a mouse model of hereditary hemorrhagic telangiectasia [J]. Dis Model Mech,2018,11.

第三节　颅内动静脉畸形 3D 打印模型

一、3D 打印技术

3D 打印技术曾经只是科幻小说里面的话题,如今,这个快速发展的技术正在制造业及医学界广泛应用。随着越来越多的与 3D 打印相关研究的开展,3D 打印技术不仅变得越来越贴近民生,而且具有改变医学模型产业未来的巨大潜力,从而改变社会及人们的生活和工作方式,带来巨大的社会影响。3D 打印技术是一种增材制造技术,又称为添加制造或者增量制造技术,基于喷墨原理,工作原理与普通打印机基本相同,能够使用多种打印材料,诸如金属粉末、石膏、树脂、活细胞等进行打印,应用此种技术时,计算机辅助设计资料被专门的 3D 重建软件处理并且剪切成一系列连续的具有固定层厚的 2 维层面,最终以 STL 文件格式传送至 3D 打印机,3D 打印机依据软件处理后的数据通过打印喷头喷射打印材料,一层一层依次叠加打印,在打印模型的同时可以打印出对应的支撑底座以保护打印中的模型,当需要的模型打印完毕,支撑材料可以被去除。该技术兴起于 20 世纪 80 年代,目前主要应用于机器制造、航空航天、文化艺术、建筑、考古等。在医学方面也有非常广泛的应用,比如:骨科、整形外科、假体移植、心脏外科、颌面部手术等。目前 3D 打印技术在医学方面的应用展示出了广阔的前景,就像在其他行业一样,3D 打印技术在医学领域的应用将会带来积极的影响。在假体移植领域,3D 打印假体将会比传统假体制造更快速和更经济实惠。而且应用此种技术将会使得制作的假肢更加个体化和人性化,患者将因此获得更好的生活质量。高危手术领域也将很大程度受益于该技术,比如脑肿瘤切除术。神经外科医师可以通过打印脑组织及脑肿瘤模型来明确病变部位、肿瘤边界组织结构以及设计手术入路等。借助 3D 打印模型将使得手术定位更加精确以及手术操作效率更高,从而获得更高的手术成功率以及更少的手术并发症。在牙科专业,患者不再需要长时间等待牙齿模具塑形的过程,直接通过影像学资料可以了解患者牙齿的全貌,将患者的影像学数据导入专门的 3 维重建软件并且进行后处理,将得到的牙齿结构全貌的 3D 重建模型数据传送至 3D 打印机,便可以快速制作出与患者牙齿轮廓一致的模具,免去了漫长的模具制作过程,提高了建模的效率与患者的舒适体验。因此,3D 打印技术可以改变医师传统的治疗方式。

颅内 AVM 是一类具有独特的解剖学和血流动力学特征的脑血管疾病,常见的临床表现为颅内出血、癫痫发作以及头痛等。对 AVM 发病机制及形态结构学认识的不足限制了其治疗方法的改进和提出,目前其治疗方式主要有显微外科切除、立体定向放射外科治疗以及血管内介入栓塞治疗,和多模式联合或分期治疗。AVM 的基本构成要素包括供血动脉、畸形血管团、引流静脉三部分。现有的影像学技术和手段难以清晰、直观显示其空间结构,尤其是内部血管构筑,3D 打印技术快速发展和在医学领域的应用,使其有望成为研究颅内 AVM 形态结构学新的技术手段。

颅内 AVM 空间结构复杂,目前医学影像学技术仍难以揭开其畸形团内部结构的神秘面纱。如果要对 AVM 进行治疗,则需要对其结构有清晰的认识,包括供血动脉的数目、走行,畸形血管团的大小、位置、结构、形态以及引流静脉的数目、位置,畸形血管团与周围的正常脑血管、脑组织、神经纤维束的关系,所有这些信息的获取和理解无论对于显微外科切除手术还是血管内介入治疗或立体定向放射外科治疗都极为重要。目前,对于 AVM 的影像诊断主要有 CTA、MRA 以及 DSA。然而,由于颅内 AVM 结构的复杂性,即使目前已经有三维显像技术,如果需要深入理解其解剖构造,仍然对神经外科医师提出了非常高的要求,包括空间想象能力、丰富的临床经验以及扎实的神经外科脑血管疾病诊治基础。所以,年轻神经外科医师对 AVM 的临床学习曲线非常缓慢,特别是熟练掌握 AVM 的显微外科切除以及神经血管介入栓塞手术技巧需要经历漫长的专业训练过程,迫切需要一种可帮助年轻神经外科住院医师学习 AVM 的工具或者手段,而此时,3D 打印 AVM 模型就显示出非常明显的优势。

3D 打印技术在脑血管病中的应用还相对较少,因为脑血管本身结构相对较复杂,而且脑血管直径较小,比较难以重建出高质量脑血管模型。打印材料也是其中一个因素,目前仍然没有与血管材质一样的打印材料,所以无法制作出与活体脑血管一样质感的实物模型。

目前,3D 打印技术在脑血管疾病方面的应用主要在脑动脉瘤,主要的原因是脑动脉瘤的模型相对比较容易制作,有文献报道,年轻神经外科医师可借助应用 3D 打印技术制作的脑动脉瘤模型进行动脉瘤夹闭手术训练,这为年轻神经外科医师提供了一个安全且可重复的训练平台,不必要承受常规手术室中开颅夹闭手术操作的高风险与高压力,年轻神经外科医师可借此模型练习

如何选择动脉瘤夹、如何放置动脉瘤夹以及如何防止术中出血,对于年轻神经外科医师的临床培训起到积极的作用。对颅内 AVM 而言,同样如此。但是,目前 3D 打印技术在 AVM 方面的应用较少,分析原因可能如下:

1. 颅内 AVM 的结构复杂　AVM 主要是由供血动脉、畸形血管团以及引流静脉三部分组成,畸形团内血管结构复杂、血管直径细小,正常脑血管的重建相对其他的组织比如骨骼、心脏的大血管等更为复杂,而 AVM 的结构则是异常的血管团,这样就更增加了其重建的难度,特别是对于形状不规则、且互相缠绕、粗细不均的畸形血管,难以获得满意的重建效果。目前的 MIMICS 重建软件虽然有自动重建功能,但是对于复杂精细的脑血管结构,仍不能完美的重建出其精确的结构,特别是对于畸形血管团内部的结构,靠近畸形血管团的供血动脉及引流静脉的重建,需要由专业的神经外科医师根据神经血管解剖知识及熟练的图像后处理技术相结合,一帧一帧地重建 AVM 结构,这个过程非常花费时间,也需要极大的耐心。所以,相比脑动脉瘤模型的制作,AVM 模型要困难的多,目前大多数的研究集中于脑动脉瘤,另外重建出来的脑动脉瘤模型可用于血流动力学研究,但是 AVM 的形状不规则,无法将重建后的模型导入血流动力学分析系统进行研究,所以目前通过 3D 打印技术对颅内 AVM 进行结构学和血流动力学的研究还仅仅处于非常初级的阶段。AVM 模型的重建工作也相对复杂,需要长时间的练习和研究,而且重建出的模型并不能完美地展示出 AVM 畸形团内部的结构,所以,这样的工作往往使得很多的研究者望而却步,无法在这一块领域开展深入的研究;同时,也期待 3D 重建软件进一步开发升级,提高其精确

度和便捷的操作性。

2. 临床影像显像技术的限制　目前临床上用于诊断 AVM 的影像学资料主要是 CTA、MRA、DSA。以 3D-DSA 为数据源，将其导入 MIMICS 14.0 软件中进行三维重建，是目前颅内 AVM 重建较为准确的方式。然而，尽管 DSA 是诊断脑血管病特别是 AVM 的金标准，但以 DSA 为数据源的重建仍然不能达到理想的效果，比如：一些直径较小的血管不能显示；畸形团内的动脉和静脉难以区分。随着 4D-CTA 和 4D-DSA 技术的出现和发展，由于增加了时间维度，有利于区分动脉和静脉，对 AVM 建模将提供很大的帮助。

AVM 内部的结构难以清晰显示导致畸形团内部的结构难以重建，虽然，提高对畸形团内部结构的清晰认识以及对血管走行的理解，有助于术者在术前了解 AVM 的相关血流动力学状况，对于术前手术计划有较大的帮助，但是，由于目前影像学显像技术的限制，暂不能精确地重建出畸形团内部的结构，导致无法通过 3D 打印技术打印出清晰的 AVM 内部血管构筑模型。

3. 打印材料的限制　目前应用于医学打印方面的材料主要有石膏和树脂材料，石膏相对较硬，主要用于打印骨骼、实质性器官比如肝脏等。树脂或硅胶材料相对质软，富有弹性，可用于制作血管模型，然而，其材质仍然不能很好的与真实的脑血管质地相一致，如果有类似于血管质地的材料，就可以打印出更加逼真的 AVM 模型来供神经外科医师进行手术操作练习，比如 AVM 介入栓塞和显微外科手术训练，并且提高训练效果。

无论对 AVM 进行血管内介入治疗还是显微外科手术，术者对于 AVM 的解剖结构，

包括供血动脉、畸形血管团、引流静脉以及它们的空间位置关系、与神经组织的位置关系等信息的详细理解和把握非常重要，直接决定了手术方式的选择并且影响手术的效果。在过去几十年中，为了了解 AVM 的空间构筑，高年资的神经外科医师需要通过学习电脑上二维的影像学资料，包括 MRI 和断层扫描影像，借助自己的空间想象力以及丰富的临床经验在脑海中构筑出 AVM 的三维结构。即使是现在已经有三维的 MRA 或 CTA，其影像结果仍是通过电脑屏幕的二维平面展示出来，无法提供一个真正的三维立体的实物感。所以，对于 AVM 的空间构筑的认识以及其有效临床信息的提取尤其考验神经外科医师的临床经验和神经解剖知识。这样的高要求不利于年轻神经外科医师对于 AVM 这类疾病的学习和认识。随着临床影像诊断学技术的发展，相对于以往，运用 3D CTA、3D MRA 或者 3D DSA 技术，现在可以在术前更加简便地获取 AVM 结构的三维图像，并且可以实现任何角度的切换，用于手术计划的制定，但是所有的这些影像学资料都只能够通过电脑屏幕实现视觉的感受。对于某一个特定的患者，通过借助患者的 3D CTA 或 3D DSA 的影像学资料，精确地制作出来的脑血管的实物模型，临床医生可以将 AVM 3D 打印实物模型持握在手中，并且通过简单的旋转就可以从不同的角度观察 AVM 的结构，这对于临床经验较少的年轻医师或者完全没有医学背景的患者及家属是一个非常大的帮助，有助于理解 AVM 的结构以及疾病本身的相关知识，比如疾病的发生发展和预后等。3D 打印技术制作出的 AVM 模型可以实现这样的临床应用。广东省人民医院陈光忠教授团队通过 3D 打印技术率先制作了 3D AVM 1∶1

实体模型并应用于临床诊疗(图 8-3-1,图 8-3-2),包括术前模拟、术中指导、患者宣教以及对年轻外科医师的临床教学等。研究成果于 2015 年在罗马召开的第十五届世界神经外科联合会议上发言交流,引起与会者的热烈关注和共鸣。

二、3D 打印颅内 AVM 模型的优势

1. 可触摸的实体模型　3D 打印模型的最大优势就是在进行术前规划时,临床医师可以通过一个能够直接触摸的实体打印模型进行任意角度的旋转,从而了解 AVM 畸形团复杂结构的全貌。AVM 模型可以在术前增强术者对 AVM 病理解剖的理解,特别

是当传统的影像学检查不能很好地呈现病变特征时。值得一提的是,3D 打印 AVM 模型可以提供一些关于畸形团相关的有价值的信息,比如:供血动脉的数目、引流静脉的数目、畸形团周围正常血管的走行、各部分的位置关系、畸形团的大小范围等,并有助于区分与畸形团靠近的或者直接从畸形团周围穿过的正常脑血管与供血动脉。因此,3D 打印 AVM 模型使得上述信息的显示变得非常直观,提高对这一复杂病变的立体形态认识水平。

2. 术前模拟与术中指导　通过虚拟现实影像软件系统或者实体模型可以帮助理解 AVM 患者的个体化病灶解剖结构,无论

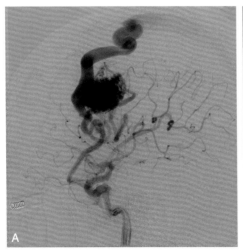

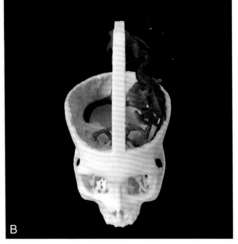

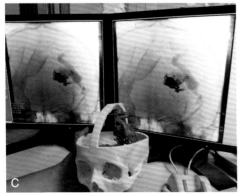

图 8-3-1　第一例应用石膏粉 3D 打印的带颅骨 AVM 模型

A. AVM 的 DSA 侧位相;B. 3D 打印 AVM 1∶1 实体模型;C. 应用 3D 打印 AVM 模型用于血管内介入术中指导。

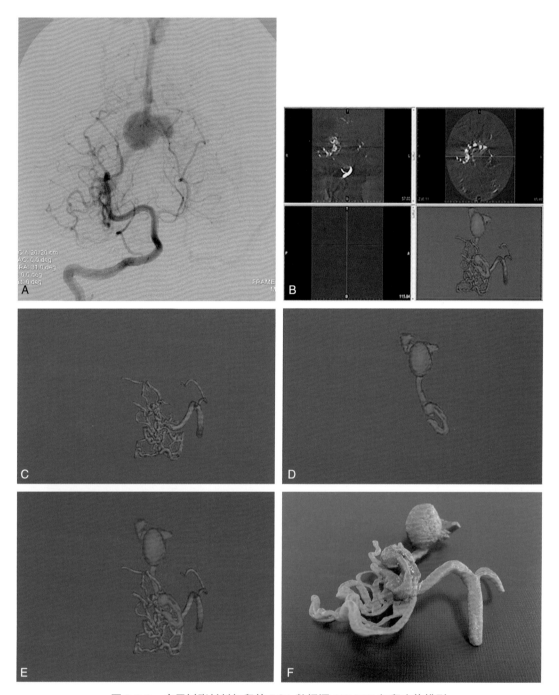

图 8-3-2　应用树脂材料打印的 DSA 数据源 AVM 3D 打印实体模型

A. DSA 图像示右侧小脑瘘型 AVM;B. 将 3D-DSA 原始影像学资料导入 MIMICS 14.0;C. 重建 AVM 供血动脉;D. 重建 AVM 的引流静脉;E. 合并重建后的 AVM 的供血动脉和引流静脉;F. 打印出来的 AVM 模型,可清晰显示供血动脉、畸形血管团以及引流静脉。

对于血管内介入栓塞还是显微外科手术的术前计划以及术中指导都有很好的应用价值。我们可以通过借助手中与患者病灶大小一致的实体模型，决定血管内介入治疗时供血动脉路径血管的选择、计算栓塞所用液态栓塞剂的大致剂量以及实时观察胶的弥散方向和范围等。可以帮助判断显微外科手术过程切除的范围、血管的位置关系、与周围正常的组织结构关系等，提高切除的安全性，减少术中残留，保护正常脑组织和血管等。

3. 术前患者宣教及医患沟通　医患有效沟通是目前临床工作中十分重要的一环，传统上依赖医生单纯口述或结合影像资料介绍进行，对于结构复杂的 AVM 而言，患者及家属很难有一个直观的认识和理解。而3D 打印技术可以个体化打印每个患者的 AVM 实体模型，进行针对性的宣教和术前谈话，其价值和效果不言而喻，这是 3D 打印 AVM 模型另外一个重要的临床应用价值。AVM 模型可以帮助医师对患者及家属解释病情、介绍手术方案及手术风险。我们曾对使用 3D 打印模型进行医患沟通的 AVM 患者及其家属进行问卷调查，结果表明，通过专科医师的宣教以及患者和家属亲眼见到及亲手触摸到实体的 3D 打印模型，能够帮助患者及家属加深对该疾病的认识，更能理解手术方案的选择、手术过程和手术风险，相比于以往的直接面对电脑屏幕上的影像学图像的理解更加简单易懂，特别是对于没有医学背景的患者及家属，实体模型相比于二维影像学资料的优势尤为突出。因此，应用个体化 3D 打印的 AVM 实体模型能够提高宣教及医患沟通效果。

4. 有助于提高年轻住院医师的教学　我们对传统教学和结合应用 3D 打印 AVM 模型教学做了对比研究，结果表明应用 3D 打印 AVM 模型可显著提高参与者对 AVM 这一复杂、抽象疾病的认识和理解，尤其是对空间结构学认识方面具有重要的帮助作用。对于训练年轻医师制定 AVM 治疗方案及具体实施技巧均具有较好的帮助，如有助于年轻医师进行血管内介入治疗时路径血管的选择以及引流静脉的保护；如进行显微外科手术切除，则可以帮助年轻医师确定分离切除畸形团的次序，切除过程中应注意保护哪些组织或血管，帮助判定已切除和未被切除的畸形团等。

借助 3D 打印 AVM 模型，年轻医师可以结合血管影像学资料，包括 CTA、MRA 和 DSA 等，将打印模型通过随意角度的旋转，获取与 AVM 临床治疗相关的重要信息，如供血动脉的数目和走行、畸形团的位置和大小、引流静脉的数目和走行等。这些信息的获取凭借手中的打印模型可以一目了然，但是应用传统的影像学技术，需要神经外科医师凭借其丰富的空间想象能力及临床经验、对神经血管解剖及 AVM 病理解剖的深入理解，而这些恰恰是年轻医师需要长期的临床积累和学习方可习得的。此时，AVM 打印模型的优势明显高于传统的 3D 成像技术。由于打印的血管模型是坚硬的而且是实心的，目前尚无法提供给年轻医师进行介入栓塞过程的手术模拟。且由于畸形团内部的结构无法清晰地打印出来，其手术过程模拟训练的价值仍有待提高。

5. 建立 AVM 介入手术模拟系统　传统的手术（开颅和介入手术）训练方式包括使用尸体解剖、动物模型以及临床手术训练。然而，由于临床手术情景的特殊性，比如高风险性、操作的不可控性、各个医疗单位的手术培训机会不均等，导致不同的神经介入医师接受神经血管介入手术训练的机会不相同,特别是对于 AVM 这种高风险的介入手术,年轻医师直接接受手术训练的机会更少。由于年轻医师缺乏治疗 AVM 相应的临床经验以及对脑血管解剖和 AVM 病理改变的认识不足,往往使得年轻医师需要漫长的学习周期及观摩才可获得对 AVM 介入栓塞手术一定的临床认识。

随着 3D 打印技术的不断发展以及对于 AVM 打印模型的深入研究,未来有望通过 3D 打印制作出一套可模拟 AVM 介入栓塞治疗的手术模拟系统。该系统包含镂空的软质 3D 打印血管镂空的 AVM 模型,当镂空的血管系统内注入模拟血流的流动液体后,年轻医师可以借助该系统进行模拟练习介入栓塞手术,而这样的手术模拟系统安全指数高,不会对患者造成伤害,且可重复性高,仿真度高。经反复多次练习神经血管介入操作,可在短时间内习得娴熟的神经介入手术技能。并且,高年资医师可通过该模拟系统进行介入栓塞手术的预先演练,避免了面对真实手术中时高度压力以及出现的不可预见的术中并发症等。然而,目前我们的研究还只是处于初步阶段,相信随着 3D 打印技术和材料的不断发展,这样的系统在不远的将来可望实现。

三、3D 打印颅内 AVM 模型的缺点

虽然采用 3D 打印技术打印的 AVM 实体模型具有很多临床应用价值,但距离真实清晰地呈现畸形团内部结构还有很长的路要走。主要与数据源的质量、打印材料的仿真性、打印精度以及图像后处理的质量等有关。

1. 数据源成像及图像后处理质量　3D 打印 AVM 模型的精确度(与真实的脑血管

解剖的契合程度)与原始图像数据的质量和使用三维重建软件的图像后处理技术有关。如果数据源使用 3D CTA 图像数据作为数据来源,那么扫描的层厚则是影响图像分辨率的最重要的因素,从而会影响其在 MIMICS 软件上的后处理及重建的脑血管模型的精确度。而以 3D-DSA 图像作为数据源重建的 AVM 模型,其血管图像分辨率更高,因此重建出的模型更加光滑、更接近真实水平。图像的阈值会影响小血管的重建,如果按照选定血管的阈值范围进行重建,大的血管容易重建出来,但是对于小的、水平走行的血管(直径小于 0.5mm),可能会在重建过程中丢失其信息,从而使得小血管不能被重建。导致难以评判实际存在或是由于血管直径过小及成像阈值的原因导致无法重建小的血管,或者由于阈值的选择是专门设置在脑血管显像范围的,对于 AVM 病灶周围的脑组织、脑神经、颅骨等未能显示,可以通过使用多种成像技术相融合的办法解决这个问题,比如通过 MR 图像重建脑组织和脑神经,CT 图像重建颅骨,DSA 或者 CTA 图像重建脑血管,然后将几种图像重建好的文件在 MIMICS 软件上融合于同一个图像轴心,便可获得多种组织同时重建所得的模型。另外一个与图像成像有关的问题是,目前尚无法分辨血管内的钙化以及血栓,往往经过 MIMICS 软件重建后直接误以为是血管壁,这个问题尚有待解决。

2. 3D 打印材料的仿真性　目前使用的材料主要是石膏及光敏树脂材料。石膏适用于打印颅骨,光敏树脂用于打印脑血管模型。使用光敏树脂材料打印的 AVM 模型硬度大且比较脆,容易损伤,与真实的脑血管质地不同,所以这样的 AVM 模型目前只适合用于进行术前计划而不适用于

手术模拟。如果未来想要制作介入栓塞手术模拟系统或者开颅切除手术模拟系统，则需要寻找更加接近于人体血管组织的柔性材料，而且打印出镂空的血管模型也是实现血管内介入手术模拟系统的必要条件。因此，更加精细的纳米柔性材料的研发或许是提高血管打印仿真性及精确性的关键。

3. 打印费用高、耗时长 打印 AVM 模型大概需要花费数小时的时间，应用 MIMICS 软件进行图像的后处理及重建同样需要数小时，根据所选用病例的 AVM 的复杂程度、操作者的熟练程度以及对重建后的模型的精细度要求，比如对 AVM 团周围的小血管或者 AVM 团内部的血管走行的重建和处理则需更多的时间，所以目前制作 3D 打印 AVM 模型尚难以用于急诊手术。另外，制作一个精细的 AVM 模型需要约数百元至数千元人民币（取决于所需打印材料种类和打印模型的大小），费用较昂贵，所以尚难以在临床广泛应用。

4. 畸形血管团内部结构尚难以有效重建 清晰认识 AVM 畸形血管团内部的空间构筑仍是困扰神经科学专家和学者的难题之一。畸形团内部的血管走行、畸形团内部的供血单元等信息的挖掘将会有助于理解 AVM 的血管构筑和血流动力学。3D 打印 AVM 模型畸形团内结构能否清晰显示主要取决于畸形团本身的复杂程度，如畸形团本身弥散、结构简单且体积较小则容易显示（图 8-3-2），但绝大多数的 AVM 结构复杂，畸形团内的血管互相缠绕、重叠，且粗细不均，导致 3D 打印模型难以有效显示畸形团内部结构。随着影像学成像技术的发展以及 3D 打印技术的不断成熟，可有望解开 AVM 内部的解剖结构之谜团。

四、3D 打印技术应用于颅内 AVM 的前景

目前利用 3D 打印 AVM 模型的构建过程及实体模型可以进行一些数据的提取和测量，比如供血动脉与引流静脉的数目、血管的直径、畸形团的体积、拟栓塞部分的畸形团的容积等。随着 3D 打印技术、打印材料及图像处理技术的发展，如能达到畸形团内不同构成单元的模型构建，则可以建立 AVM 血流动力学模型，并为其研究提供很好的工具。

若结合多模态影像重建技术，将 MRI、CT 及 DSA 数据融合，则能够打印出颅骨、AVM 病灶、脑组织及脑神经结构任意组合的 3D 打印模型。其真实性更强，对指导显微外科和血管内介入手术、教学及医患沟通也会具有更好的效果。如能采取纳米柔性材料成功打印出镂空的 AVM 模型则有望建立逼真的 AVM 血管内介入治疗和显微外科手术模拟系统，将大大缩短年轻医师的成长周期，并能大大减少 X 射线辐射所造成的潜在危害。

（董孟琪　陈光忠）

参考文献

［1］TOSHIHIRO M，KEISUKE O，RYUTARO K，et al. Development of three dimensional hollow elastic model for cerebral aneurysm clipping simulation enabling rapid and low cost prototyping［J］. World Neurosurg，2015，83（3）：351-361.

［2］WURM G，LEHNER M，TOMANCOK B，et al. Cerebrovascular biomodeling for aneurysm surgery：simulation-based training by means of rapid prototyping technologies［J］. Surg Innov，2011，18（3）：294-306.

第四节　颅内动静脉畸形栓塞材料研究进展

在神经介入发展史上，先驱们尝试用于血管内栓塞治疗的材料有很多，从早期的固态栓塞剂到随后的液态栓塞剂，经历了不断探索、临床试验和临床应用的过程，其可操控性、有效性逐步得到提高。

一、固态栓塞剂

固态栓塞剂（solid embolic agent, SEA）是一类固态形式使用的栓塞剂，主要包括明胶海绵，自体组织及其改性物，聚乙烯醇（PVA）颗粒，硅胶颗粒，弹簧圈，丝线等固体性质栓塞材料，这些栓塞材料普遍存在堵管、不稳定性、再通、反流、并发症高等缺陷，在目前神经介入治疗中固态栓塞材料仅弹簧圈和 PVA 颗粒仍有使用，但其材料性能已有较明显的改善。

1. 弹簧圈　弹簧圈曾作为栓塞材料单独用于血管畸形的栓塞治疗，先后有游离弹簧圈和可控制解脱弹簧圈，效果欠佳。现常与液态栓塞剂联用，尤其用于 AVM 合并高流量的动静脉瘘的血流控制；或用于制作高压锅技术，辅助 AVM 栓塞；也可单独用于 AVM 伴有的动脉瘤的栓塞治疗等。

2. 聚乙烯醇颗粒（PVA）　PVA 是乙烯醇的聚合物，为无色透明或雾白色胶粒，在颗粒直径上有不同的规格（45μm~2mm），颗粒直径的选择对手术的成功率和并发症发生率有很大影响。与 PVA 颗粒在肿瘤的术前辅助栓塞不同，由于肿瘤具有相对成熟的微循环血运系统，颗粒通过进入肿瘤静脉系统引起肺栓塞的可能较小，而在血管畸形或动静脉瘘的介入治疗时，由于病灶缺乏成熟的微循环系统且流量差别较大，存在误栓、反流及复发的风险和弊端。另外，PVA 颗粒具有亲水和吸水性，在配伍溶剂和血液中会因吸收水分出现一定程度的膨胀，在配伍浓度过高或注射时间过长易出现堵管，因此需要根据病灶特征选择适合直径规格现配现用。

二、液态栓塞剂

液态栓塞剂（liquid embolic agent, LEA）是指一种以液态形式保存和使用的新型栓塞材料。经微导管注入靶血管后由于溶剂的散失或与血管表面及血液环境中物质发生化学反应，聚合成固体物质，从而使靶血管管腔闭塞，达到栓塞治疗的目的。目前已经或曾经应用于临床的液体栓塞剂主要包括：硅酮、血管内硬化剂、氰基丙烯酸酯类（IBCA，NBCA，ISCA，Glubran，Glubran 2）、HEMA-MMA 共聚物、EVOH 类（Onyx，Squid，Meonx；Phil）等。

1. 硅酮（Silicone）　成分为二甲基聚硅氧烷（dimethyl polysiloxane），是 20 世纪 60 年代液态栓塞剂构想被提出后，最早尝试应用于血管内介入治疗研究并尝试用于血管畸形的液态栓塞剂。硅酮是惰性的中性有机分子，无细胞毒性，但纯硅酮黏度很高，即使使用专用的溶剂稀释后黏度依旧很高，需要配合较大口径的导管使用，且进入血液后弥散性能一般，尤其在缺乏前向性血流时，难以弥散至畸形团内部，只适用于较大靶血管的栓塞。

2. 乙醇　血管内硬化剂是一类通过诱导血管内皮变性坏死，进一步血栓形成的血管内应用药物。目前应用于外周血管畸形的硬化材料比较多，诸如：波利多卡（polidocanol），乙醇，十四烷基硫酸钠（STS），聚多卡醇,博来霉素(bleomycin)等。鉴于潜在的风险,此类药物在神经介入中的使用较为有限,在此仅就目前尝试使用的乙醇做简要说明。

乙醇(ethanol/ethyl alcohol)作为血管内治疗药物时,引起血管闭塞的机制在于高浓度暴露下使血管内皮脱水、坏死剥脱、蛋白质变性、红细胞裂解,局部急性炎症并血管痉挛,进而诱导血栓形成。室温下,无水乙醇黏度稍高于水,低于血浆,约 1cps,且性状不随时间发生改变,因此,入血后其理论上可弥散至病灶的任何位置。

1939 年由 Crafoord 等首次尝试通过内镜将无水乙醇用于食管静脉曲张的血管内注射治疗,由于技术限制及其对肝脏的刺激性,直到 1977 年以后才逐渐广泛应用,其后开始用于外周血管和肿瘤的血管内硬化治疗。1997 年 Yakes 首次报道用于颅内 AVM 闭塞治疗。

乙醇用于血管内治疗时多使用无水乙醇(浓度 >98%),由于无水乙醇在透视下不显影,在以消除病灶为目的时,需先行注射显影剂评估病灶容积。有报道认为,在颅内血管畸形的治疗中,经碘对比剂稀释至60%~80% 的乙醇溶液同样可达到理想效果。但需要指出的是,他们的治疗目的主要是消除载瘤动脉或者供血动脉,而非病灶。较低的浓度在出现反流或者弥散至远端血管后会因血液的稀释而减轻对非靶血管的误伤。同时,对比剂的加入可在透视下获得乙醇直观的弥散状态,指导注射速度和使用量。

乙醇引起的血管内一系列变化并不是即刻实现的,与在高浓度乙醇下暴露时间正相关。在外周 AVM 治疗中,可临时通过从动脉侧或静脉侧阻断或减缓血流的方式,使

乙醇在病灶内滞留 5~10 分钟提高手术效果,同时,应用于外周血管时,通过球囊或局部直接压迫形成良好的病灶内血流阻滞可减轻其进入非靶血管而造成的副损伤。但由于脑组织对缺氧极为敏感以及解剖因素的限制,这种方式在颅内往往难以操作。此时,可通过降低收缩压或者超选血管后球囊辅助降低靶血管灌注压配合持续缓慢注射的方式增加目标血管的暴露时间,从而提升硬化效果。每次注射完成后等待 10~20 分钟复查造影评估硬化效果,未完全闭塞的病灶可同期或分期重复注射或使用更高浓度乙醇。但需要注意的是,单次手术推荐使用量上限:成人患者不超过 1ml(无水乙醇)/kg(体重),儿童不超过 0.5ml/kg。另有研究建议每 10 分钟注射量控制在 0.1ml/kg 以内。针对无水乙醇注射治疗血管畸形对心肺功能影响的研究显示,单次剂量达到 0.14ml/kg时会引起显著的血流动力学改变,如肺循环痉挛所致的肺动脉高压。因此建议,单次手术剂量达到该标准时需密切监测患者血流动力学变化,同时,由于乙醇对自主神经系统的影响以及恢复自主呼吸时胸腔压力的转变,患者在复苏前后血流动力学指标同样会有较大波动,提示在术中及复苏过程中应进行血压监测。

由于对血管的强烈刺激,乙醇注射过程中患者容易出现严重的疼痛,因此此类手术一般建议在全麻下进行。对于颅内 AVM 的乙醇介入治疗建议在中枢镇痛、镇静麻醉下进行,以便术中行激发试验评估治疗的安全性。

乙醇在血管内治疗可提高介入成功率,其效果是确切的。但其在血管内应用中的风险也不容忽视,根本原因是乙醇的血管内作用累及病灶以外的血管,在外周最常见的

并发症是皮肤硬化溃疡坏死及邻近组织坏死,在中枢神经系统则主要表现在累及功能区时出现短时或永久的缺血和出血性神经功能损伤。而严重的并发症肺动脉高压,窦速甚至心脏骤停等循环系统的并发症、乃至死亡事件在外周和中枢治疗中均有报道,另部分报道见术后血红蛋白尿发生。

由于导致血管闭塞的成分均为自身物质,血管硬化剂仅作为一系列血管内变化的诱发因素,并不直接参与血管闭塞的形成,因此,乙醇并不是严格意义上的栓塞剂。

3. 氰基丙烯酸酯类(cyanoacrylate)　氰基丙烯酸酯类是以氰基丙烯酸酯为基础衍生的一类低黏度液态栓塞剂,于20世纪70年代开始作为液态栓塞剂应用于血管内栓塞治疗。氰基丙烯酸酯类对阴离子有很强的亲和性,在碱性环境中,微量的阴离子即可触发迅速的聚合反应。经微导管进入血液后,在血液碱性环境下,与血管内皮表面和血液中阴离子基团迅速结合引发聚合反应,在血管腔内沉积并黏附于血管内皮表面。通过改变烷基侧链可对其理化及生理学性质进行调整。氰基丙烯酸酯类是在体内可缓慢降解,可降解生成甲醛等物质。一般认为,侧链越长聚合速度越慢,降解越慢,毒性越低。作为血管内栓塞材料,聚合速度快是这一类栓塞剂的特点,快速的聚合可避免聚合物弥散至静脉端导致引流静脉过早闭塞而造成血液回流障碍引发肿胀甚至出血,也可减少其随血流进入肺部引起肺栓塞的风险,尤其在高流量瘘的治疗中具有难以替代的地位。然而,氰基丙烯酸酯类的应用存在一定的技术要求和手术风险。一方面,由于其粘管特性,栓塞过程必须在一次连续的注射中完成,过晚拔管或反流过多会导致微导管与靶血管形成粘连导致拔管出血或

微导管留置,过早拔管可能导致栓塞失败。另一方面,氰基丙烯酸酯类没有预装不同浓度的剂型,需要与专用显影剂(碘苯酯、碘油或钽粉等)混合后使用,具体浓度的配制需要临床医生根据靶血管的血流特征及治疗目标具体判断,要求临床医生具有丰富的操作经验。

(1)异丁基-2-氰基丙烯酸酯(isobutyl-2-cyanoacrylate,IBCA):IBCA在20世纪70年代开始应用于血管内介入治疗,是最早用于AVM腔内栓塞的氰基丙烯酸酯类栓塞剂。IBCA是一种低黏度的液态栓塞剂,进入血液后,与血管内皮和血液中阴离子接触可立即发生聚合反应生成硬质固体聚合物,并可引起血管内膜的炎性反应,导致继发性血栓形成,其聚合时间与浓度及温度有关。室温下,纯IBCA的聚合时间 <1 秒,加入碘苯酯混合可延长聚合时间。当温度为 22℃,IBCA:碘苯酯为 1∶1 时,聚合时间是 (4.7 ± 0.2) 秒,7.6℃ 时是 (22.2 ± 1.5) 秒,因此 IBCA 适合低温保存。作为最早的氰基丙烯酸酯类栓塞剂,IBCA几乎拥有此类栓塞剂的所有缺陷,包括本身的毒性,粘管性,聚合速度过快,聚合热高等。高的反应热可使患者术后出现严重头痛症状。IBCA降解后会产生甲醛等有毒物质,在动物模型中可观察到轻重不同的炎症反应,在栓塞病理分析中可见管腔内及栓塞局部脑实质炎症细胞浸润和血管内皮的局灶性坏死。IBCA在当时主要用作切除术前的辅助治疗,由于聚合产物质地较硬,在术后病灶切除中存在栓塞血管不易离断的问题。Ethicon等在动物实验研究中发现,IBCA在使用过程中存在剂量相关的致癌作用,鉴于这种潜在的风险,1985年美国FDA决定在现有库存耗尽后停止IBCA的使用支持。

（2）正丁基 -2- 氰基丙烯酸酯（n-butyl-2-cyanoacrylate，NBCA/n-BCA）：最初用于皮肤组织创口的粘合（商品名：Histoacryl）。聚合速度与 IBCA 相当，刺激性和毒性较 IBCA 稍低，术后患者通常没有明显头痛、恶心。入血后 NBCA 聚合程度良好，完整性良好，碎片较少，可避免碎片进入血流后引起栓塞。聚合后较 IBCA 软，对于辅助栓塞病例，术中更易切除。但聚合过程中核心温度同样较高，可达 90℃，这可能是导致术后血管内皮坏死和头痛的原因之一，过高的聚合温度可使血液中溶解的气体逸出，可能是一些文献中 NBCA 注射过程中产生气泡的原因。聚合时间 1~2 秒，完全固化时间 <30 秒。作为外科切除的术前辅助治疗，NBCA 虽于 20 世纪 80 年代已开始应用于临床，但其地位却一直存在争议，直到 2000 年才获得美国 FDA 许可用于动静脉畸形的栓塞治疗，主要原因在于较低的治愈率和较高的并发症。

（3）异芳基 -2- 氰基丙烯酸酯（isostearyl-2-cyanoacrylate，ISCA）：2000 年日本学者 Oowaki 针对 NBCA 聚合速度过快提出的一个解决方案。在蒽的保护下经狄尔斯 - 阿尔德（Diels-Alder）反应将 IBCA 水解生成 2- 氰基丙烯酸氯，再与异硬脂醇（isostearyl alcohol）反应，最后用马来酸酐（maleic anhydride）脱保护得到 ISCA。ISCA 的侧链较 NBCA 长，根据侧链越长毒性越低的理论，ISCA 的毒性低于 NBCA。同时，ISCA 的黏附力降低至 NBCA 的 1/100，这是一个突出的特性，可有效降低其粘管的风险。然而，ISCA 本身的聚合速度很慢，仅为 NBCA 的 1/80。因此，单纯 ISCA 并不适用于介入栓塞。Oowaki 尝试将其与 NBCA 以 1：1 混合，混合后的栓塞剂聚合速度为 NBCA 的 1/10，根据两者的比例不同可将聚合速度控制在

1~10 秒范围内，同时保持很低的粘合性。混合胶水完全固化后质地较 NBCA 更软，由于较长的疏水烷基侧链，混合胶水的稳定性较 NBCA 增强。动物模型栓塞后病理仅见轻度的炎症反应，且不伴内皮坏死，可能与聚合速度减慢后较低的聚合温度减轻了对内皮的损伤有关。然而，目前为止 ISCA 并没有被广泛地应用于临床，因此其实际的栓塞特性能尚需更多的临床使用来验证。

（4）正丁基 -2- 氰基丙烯酸酯 - 甲基丙烯酰氧基环丁砜（N-butyl-2-cyanoacrylate methacryloxysulfolane，NBCA-MS）：商品名 Glubran-2，俗称"外科胶"。在 NBCA 的基础上加入了 MS（methacryloxysulfolane）基团，属于 NBCA 的改性物，习惯上仍称之为外科胶。改性后得到的 Glubran-2 仍是一种可生物降解的合成材料，毒性较 NBCA 减低，虽然动物模型显示其仍具有浓度依赖的细胞毒性，但稀释后可被耐受。聚合核心温度降至约 45℃。使栓塞后的炎症反应及内皮损伤减轻；同时，聚合时间较 NBCA 减慢，约 1~5 秒，完全固化时间约 60~90 秒，从而有效减少获得满意栓塞前粘管的风险。进入血液后迅速聚合形成具有延展性的聚合物，并附着于血管内皮。文献显示 Glubran-2 具有抗菌和抗炎特性，相比较 NBCA，Glubran-2 在聚合时不易产生气泡，因此弥散更加均匀。

Glubran-2 已获得欧盟 CE 认证用于血管内介入治疗，在我国也已被批准应用于临床，由于 Glubran-2 仍属于氰基丙烯酸酯类，同 NBCA 一样，其聚合速度受浓度，环境 pH，离子及组织类型影响。

（5）阳离子聚合物（Eudragit-E）：干燥状态下是一种固体粉末，分子量为 150 000，由 0.5mol 甲基丙烯酸甲酯（methyl methacrylate）、

0.25mol 甲基丙烯酸丁酯和 0.25mol 甲基丙烯酸二甲氨乙酯共同溶解在由乙醇和碘帕醇组成的溶剂内使用。甲基丙烯酸二甲氨乙酯的四价氨基基团确定了 Eudragit-E 具有部分亲水性和离子阳性。Eudragit-E 可溶于浓度为 50% 以上的酒精中,在盐水和血液中则发生沉淀而起到栓塞作用。沉淀的原理是其本身携带正电荷,在血液中可吸附带阴离子的红细胞、血小板和纤维蛋白原,从而导致血栓形成,类似于电凝血栓形成机制。由于血管内膜表面同样带负电荷,因此沉淀的 Eudragit-E 可吸附于血管壁上,而对不带电荷的微导管无粘附作用。加入碘帕醇使其在透视下显影。Eudragit-E 混合物的粘度较低,易于通过微导管,且弥散性能较好;其沉淀时间与氢基丙烯酸酯类聚合时间相当,因此,阳离子聚合物具有一定的研究价值。

(6) 2- 羟乙基甲基丙烯酸酯 - 甲基丙烯酸甲酯,HEMA-MMA 共聚物〔poly (2-hydroxyethyl methacrylate-co-methyl methacrylate)〕:是 一种不黏管液态栓塞剂。20 世纪 90 年代初,日本学者 Kazekawa 等以偶氮二异丁腈(azobisisobutyronitrile)为引发剂,将无毒性的 HEMA 和 MMA 聚合后得到 HEMA-MMA 的共聚物 PHMMA。在研究了氰基丙烯酸酯类的栓塞剂的弊端和 DMSO 的潜在风险,以及酒精对内皮细胞毒性的动物模型研究结果

后,Kazekawa 认为浓度小于 20% 的乙醇可作为共聚物的理想溶剂,最终,成品以 31ml 水作为溶媒加入 7ml 无水乙醇,后与 62ml 显影剂碘帕醇混合得到成品的液态部分,根据最后加入的共聚物量不同共制成 4 种黏度不同的剂型(表 8-4-1)。在动物实验中,将 0.5ml PHMMA 成品注入模型的肾动脉,术后可发现栓塞的肾脏萎缩,未见再通。在栓塞术后病理中发现,镜下见共聚物渗透至直径为 50~60μm 的动脉,无论栓塞时间相距多久,均未见或仅见轻微炎症反应,无管壁坏死出现。Kazekawa 建议在初步闭塞靶血管后等待 5 分钟补充注射,以防止栓塞不全。在涉及 7 个中心的 32 例脑和 5 例脊髓 AVM(Spetzler-Martin 分级不详)栓塞术后,共 37 个病例中有 4 例完全栓塞,13 例闭塞率达 90%。33 例未完全栓塞病例中,30 例栓塞术后采用其他治疗进一步干预(11 例手术切除,19 例行伽马刀治疗),余下 3 例病例在后来的随访中有 1 例复发。另有学者将其尝试用于硬膜动静脉瘘并取得成功的案例。

从以上文献中似乎可以总结出 PHMMA 是一款理想的栓塞剂。但需要注意的是这些研究并未得到广泛的认可,我们并未看到关于聚合速度的具体描述,弥散的最小管径也不如 Onyx 和 NBCA。虽然动物模型术后病理中可见栓塞剂的弥散情况,但在其后来

表 8-4-1　HEMA-MMA 共聚各物剂型及参数

剂型代号	HEMA-co-MMA 含量	碘帕醇(ml)	水(ml)	乙醇(ml)
1	5	62	31	7
2	7.5	62	31	7
3	10	62	31	7
4	15	62	31	7

的栓塞术后切除的病理中均未见栓塞剂的踪迹,结合前面部分栓塞后随访的 3 例病例中 1 例复发的报告,其稳定性成为必须面临的问题。作为一款早已应用于临床的栓塞剂,PHMMA 相关临床研究并不多,因此,仍需要更多经验积累以检验其临床应用效果。

(7)乙烯 - 乙烯醇共聚物(ethylene vinyl alcohol copolymer,EVOH/EVAL):为乙烯和乙烯醇的无规律共聚物(乙烯与乙烯醇并非 1:1 交替成链),是一种具有链式分子结构的结晶性聚合物,结晶物外观为无色透明,可以一定体积溶于甲酸、氯乙醇和二甲基亚砜(dimethyl sulfoxide,DMSO)等有机溶剂。乙烯与乙烯醇的比例不同,EVOH 的物理性能会有所不同。由于 EVOH 为高分子聚合物,溶解于 DMSO 后溶液黏度与 EVOH 含量呈正相关。与氰基丙烯酸酯类不同的是,EVOH 在血管内固化的过程本质是由于溶剂丢失导致的溶质的析出,是物理过程。因此,EVOH 类聚合速度不如氰基丙烯酸酯类。同时,EVOH 具有良好的稳定性,与微导管无亲和性,基本不会出现粘管现象,这种特性是 EVOH 在术中可连续重复注射的基础。

Onyx 是首个用于血管内介入治疗的 EVOH 类液态栓塞剂,由 eV3 公司于 20 世纪 90 年代推出,成品溶解于 DMSO 后以溶液形式存在,溶液中加入了 X 线下可视的微粒化钽粉(最小直径 8~10μm),可在透视下显示 EVOH 的弥散状态。当 Onyx 经微导管进入血液后,随着 DMSO 迅速被血液稀释,EVOH 呈熔岩状自外向内快速原位析出并固化,最终与钽粉共同沉积为一团连续的灰黑色海绵状沉淀物,由于 ENOH 为链状高分子,因此,在析出时成块性能良好,不易碎。根据 EVOH 和 DMSO 的不同配比,可以制成不同浓度的剂型。目前临床可获得的剂型有:Onyx18,Onyx20,Onyx34 和 Onyx HD 500(表 8-4-2),其中 Onyx18 是 Onyx 产品的低黏度剂型,EVOH 含量为 6%,Onyx HD 500 由 20% EVOH 和 80% DMSO 组成,是美国 FDA 批准用于治疗颅内动脉瘤的高黏度剂型。一般认为,含量越低,黏度越低,弥散效果越好,但在注射初期成塞性能降低;含量越高,黏度越高,析出速度越快,弥散越差,但成塞性能越好。因此,实际浓度的选择需根据疾病的不同、治疗目的的不同以及病灶的血管特征来决定。但 Onyx 的总体聚合速度相对较慢,完全聚合时间约 5 分钟。

Onyx 已获得欧盟认证以及美国 FDA 许可用于介入治疗,2003 年允许进入中国,目前主要用于动静脉畸形的栓塞治疗和肿瘤的术前栓塞等方面。不黏管的特性使其可以长时间缓慢重复注射,聚合性好,可在整

表 8-4-2　Onyx 各剂型及参数

剂型	浓度	平均黏度(cps)	规格(ml)
Onyx18	6.0%	18	1.5
Onyx20	6.5%	20	1.5
Onyx34	8.0%	34	1.5
Onyx HD500	20%	500	—

注:cps:布氏黏度单位,单位:1cps=1mPa.s(毫帕 / 秒)。"—":不详。

个畸形血管团内充分弥散,不易漂入静脉侧导致堵塞,反流也比较容易控制。目前文献报道显示 Onyx 在脑动静脉畸形的栓塞效果上要优于 NBCA,但在临床实际应用中也存在一些问题,如 Onyx 有时弥散不佳、长时间注射或反流过多时仍有拔管困难的问题等。目前 Onyx 在我国已广泛用于 AVM 的血管内栓塞治疗。

Squid 是由法国巴尔特公司(Balt France)于 2012 年推出的另一种 EVOH 类液态栓塞剂,目前应用于临床的剂型有:Squid 12, Squid 12 LD,Squid 18,Squid 18 LD 四种剂型,其中“LD(low density)”是对应的常规剂型的低钽粉制剂,钽粉含量减少 30%。除浓度外,其特性与 Onyx 类似,主要区别在于减小了显影剂钽粉的直径,使混匀后钽粉沉降速率减低,从而改善在长时间注射过程中钽粉沉降所致的栓塞剂显影不均问题。同时,更小的钽粉直径也使其在 CT 扫描下的伪影部分改善。Squid 18 与 Onyx 18 具有一致的 EVOH 含量以及相似的栓塞性能。因此目前应用研究最多的是浓度更低的 Squid 12,由于其黏度更低,在血管中向微小血管的渗透能力更强。适用于流量很低的血管畸形的栓塞。

Menox 同样是一款基于 EVOH 的非黏性液态栓塞剂,由印度梅里尔生命科学公司(Meril Life Sciences)生产,于 2018 年在美国上市,尚未进入中国市场。Menox 目前共有 18、20、32cSt(厘斯,黏度单位)三种剂型。Menox 同样以钽粉作为显影介质,使用前同样要求振荡 20 分钟使钽粉与栓塞剂充分混匀。同 Squid 一样,Menox 与 Onyx 最显著的区别是使用了直径更小的钽粉,官方数据 52% 的钽粉颗粒直径在 1.9~5.5μm 之间,使其沉降速率更低、悬浮稳定性优于 Onyx。因

此,术后 CT 下伪影同样少于 Onyx。官方给出 Menox 完全聚合时间为 3 分钟,猜测析出速率优于 Onyx(5 分钟),但文献报道 Menox 18 的 EVOH 含量为 6%,其血管内应用的理化及生物学性能,闭塞率与并发症发生率等方面的初期结论与 Onyx 无显著差异。在注射速度方面,官方建议的速度为 0.16ml/min,建议不超过 0.3ml/min。目前 Monex 相关使用报道很有限,因此,实际栓塞性能以及与其他 EVOH 的差异有待进一步观察。

钽粉是一种安全无毒的惰性金属,但作为 EVOH 类栓塞剂使用的显影剂也带来一些问题,在术后的 CT 成像会出现严重的伪影,尤其在弥散加权成像中。即使 Squid 和 Menox 使用了更小直径的钽粉,伪影依旧明显,虽然 MR 在很大程度上可以代替 CT 检查,但在面临紧急情况时 MR 则无法满足需求。在后续计划行立体定向放射治疗的患者中,伪影的存在可能干扰放射治疗剂量的计算,钽粉的屏蔽作用可能会影响射线在病灶内的均匀分布。作为一种金属粉末,切除术中在电极的电流作用下容易迸发火花,具有潜在的风险。另外,在长时间注射过程中,钽粉的沉积还可能造成微导管的堵塞。

相比较氰基丙烯酸酯类,EVOH 类有着更好的手术可操作性,由于 EVOH 为高分子化合物,在不发生聚合的情况下,即使是浓度最低的 Squid 12(黏滞系数为 12cps)理论上弥散性能也不如氰基丙烯酸酯类(NBCA 的黏滞系数约为 10cps)。但受制于浓度和 DMSO 在血管中被稀释速率的影响,EVOH 的析出时间相对氰基丙烯酸酯类明显延长。而氰基丙烯酸酯类栓塞剂快速的聚合速度限制了向远端弥散的能力,因此 Onyx 实际弥散性能优于氰基丙烯酸酯类。同时,不粘管的特性提供了长时间反复注射的优势,可

使栓塞剂进一步向病灶内弥散。但是凝聚速度较慢，可能出现引流静脉栓塞的风险，价格昂贵，同时需要使用 DMSO 相容的微导管进行注射。

（8）可沉淀疏水注射液（precipitating hydrophobic injectable liquid，Phil）：Phil 是 MicroVention 公司（美国）推出的一种新型液态栓塞剂，以聚羟基乙酸与乙交酯的共聚物和聚羟乙基甲基丙烯酸酯（polylactide-co-glycolide，polyhydroxyethylmethacrylate）为基础，与三碘苯酚（triiodophenol）以共价结合碘元素后使其在透视下可被显影。Phil 同样以 DMSO 为溶媒，在以一定速率经微导管注射进入靶血管后在管腔内随血流或向低压力处填充，随着 DMSO 迅速弥散入血液，栓塞剂随即析出聚合并在血管内沉淀致靶血管管腔闭塞。Phil 于 2014 年获得欧盟 CE 认证用于血管介入的治疗，目前进入临床使用的 Phil 有四种剂型（表 8-4-3），其中 Phil 25 LV（LV：low viscosity）是后续推出的附加剂型，其成分和聚合物链简式同于常规剂型，浓度与 Phil 25 一致，区别在于聚合物链的长度缩短，从而在保证析出速度的同时黏度更低，以获得更好的弥散性能。

作为一款新型液态栓塞剂，从目前临床文献研究可得到它与 EVOH 的一些相似的特性：包括均为液态栓塞剂、不粘管、可反复注射、以 DMSO 为溶剂、栓塞性能相似。也有一些区别于 EVOH 类的特征，包括：无钽粉、无需提前摇胶、CT 伪影轻微不影响术后复查。良好的成塞效果，更好的前向弥散性能，柱状效应可降低静脉栓塞的风险，更快的沉淀速度（完全沉淀速度约 3 分钟），相同的栓塞范围需更少的栓塞剂等。但 Phil 也有一些不足，包括：聚合性可能不如 EVOH 类，析出后呈粗糙的柱状物，质地稍硬且脆，在电极作用下易碎，Phil 在使用过程中同样出现导管撤出困难的情况。

另外，对于 Phil 还有一些目前尚不确定的问题：在局部炎症方面，病理发现 Phil 栓塞术后 4~7 小时取得的病理可见中度的炎症反应，但不伴随内皮细胞的坏死，而在 Onyx，虽然仅表现为轻度的炎症反应，但内皮坏死的情况比较常见。但在 Phil 栓塞后 14 天和 90 天的病理过程中，仅表现轻微的炎症反应。在透视下可见性方面，Phil 显影的机制是基于其共价结合碘元素的射线屏蔽作用，因此其透视可见性存在浓度依赖性。部分文献认为，即使是低剂型，其可见性也已足够。而且相对 Onyx 较弱的可见性可使微导管和 Phil 在透视下具有更好的层次感，利于观察微导管头端位置及判断反流程度。也有人认为，较低的可见性不利于观察栓塞剂在微导管中的运动，这要求术者

表 8-4-3　Phil 各剂型及参数

剂型	浓度	黏度（cSt）	规格（ml）
Phil25 LV	25%	—	1
Phil25	25%	16	1
Phil30	30%	36	1
Phil35	35%	72	1

注：St：流体运动粘度单位：斯托克斯，简称：斯。cSt：厘斯；（1St=100cSt）；$1(m^2)/s=10^4St=10^6cSt$。

在注射初始格外注意栓塞剂的注射速度,避免 Phil 以过快的速度进入病灶,同时,在弥散的病灶中,其弥散情况也可能不易判断。在 Phil 栓塞后的组织病理中发现局部脑实质有红细胞浸润,目前认为血管周出现红细胞,并不意味着栓塞相关出血风险。在没有明显出血的情况下,倾向于考虑出现红细胞是由于血管管壁结构缺陷所致,这与陈光忠等在 AVM 与海绵状血管瘤的研究中观察到的微出血现象相一致,这种出血在 NBCA 和 Onyx 栓塞后的病理中同样观察到。对于 Phil 在使用中的反流问题,目前的观点尚不一致,但多数倾向优于 Onyx。

目前,Phil 仅在欧洲上市,临床应用的时间相对较短,针对其栓塞性能以及与其他栓塞剂相比的优势与不足还需在临床中进一步验证。由于与 EVOH 类使用相同的溶媒,Phil 的使用技术和导管选择同 EVOH 类相似,因此,Phil 的操作技术很容易在 Onyx 的基础上建立。

DMSO 是一种含硫有机化合物,分子式为 C_2H_6OS,常温下为无色无臭的透明液体,是一种吸湿性的可燃液体。具有高极性,可与水混溶,能溶于乙醇、苯等大多数有机物,被称为“万能溶剂”。在作为液体栓塞剂的溶剂时,其安全性是值得关注的一个问题,包括内皮和平滑肌毒性、血管痉挛。接触时间及使用剂量是否出现细胞毒性的重要因素,因此,以 DMSO 为溶剂的栓塞剂在使用过程中需要注意注射的速度和用量。

三、温敏栓塞材料

温敏材料(endovascular use thermosensitive materials):温敏材料栓塞材料理论上亦属于液态栓塞材料,只是其形成固态物质的原理与上述液态栓塞剂不同,在此单独陈述。血管内使用温敏材料是一类在水溶液中具有温度敏感性的有机高分子材料,可在温度突破临界温度时发生相变。根据其相变过程中焓(ΔH)的变化,可分为负向热敏(ΔH>0)或正向热敏(ΔH<0)。负向热敏材料在低于临界溶解温度(lower critical solution temperature,LCST)时呈溶解状态,正向热敏材料在高于临界溶解温度(upper critical solution temperature,UCST)时呈溶解状态。突破临界温度后迅速由液相转变成固相。

目前,在血管内应用的温敏材料中,基于 N- 异丙基丙烯酰胺(N-isopropylacrylamide,NIPAM)改性后得到的水凝胶研究较为深入,动物实验表明,NIPAM 单体具有毒性,而共聚物为无毒材料。

NIPAM 于 1956 年首次被合成。1968 年 Heskin 等人首次对其聚合物 PNIPAM 的理化性状进行了系统性分析,作为负向热敏材料,Heskin 测定 LCST 约为 31℃(现普遍观点为 32℃),加入碘海醇(iohexol)后可显著升高 PNIPAM 溶液的 LCST,可至 46℃,并从能量转移上猜测其发生相变的原因可能是源于熵效应。目前,分子化学观点认为 PNIPAM 的温敏特征源于分子中携带的酰胺基(—CONH—)和丙基[—CH(CH₃)₂]。在低温时,酰胺基被水分子水解并形成氢键,使共聚物呈溶解状态,但这种氢键并不稳定,当温度升高时,水分子与酰胺基分离,丙基基团的疏水作用占据优势,共聚物转为固相。但纯 PNIPAM 胶聚后存在相变速度缓慢,体积变化大,储能模量低,机械强度差的缺陷。为了适用于血管内栓塞的要求,针对 PNIPAM 上述缺陷人们开发了一系列的改进材料。

1996 年 Matsumaru 等将 N- 正丙基丙烯酰胺(N-n-propylacrylamide,NPAM)与 NIPAM

结合成单体后共聚得到 poly（NIPAM-co-NPAM），通过改变两种单体在共聚物中的比例可将 LCST 温度在 22.1~31.7℃之间调整。通过动物实验，作者发现 LCST 在 24~26℃ 时可获得满意栓塞。细胞毒性试验表明，该共聚物对小鼠无急性毒性；血管造影和组织学检查显示该共聚物具有良好的栓塞效果。

2005 年 Li 等人在 NIPAM-co-NPAM 的基础上加入乙烯基吡咯烷酮（vinyl pyrrolidone，VP），聚合后得到温敏水凝胶 poly（NIPAM-co-NPAM-co-VP），简写为：PNINAVP。VP 是一种生物相容且络合性良好的基团，可与碘海醇形成络合物，从而使水凝胶具有稳定的显影性能。在对不同比例即浓度产物性能进行分析后，作者认为以 NI：NA：VP=16：16：1 制成 5% wt 的 PNINAVP 是较理想选择，LCST 约 33.5℃，凝胶时间约 16.6 秒。碘海醇的混入可明显增加水凝胶的 LCST，这与其含有羧基和丰富的羟基与 PNINAVP 和水均有较强的亲和性，可形成更广泛的氢键。对比剂碘海醇以 646.5mg/ml 加入后，水凝胶 LCST 升至 35.4℃，凝胶时间约 33.5 秒。Li 并未对凝胶的机械性能做详细分析。动物实验将水凝胶注入猪模型颅底奇网中可成功堵塞靶血管，术后病理可在直径 100~200μm 血管内发现凝胶弥散，急性期可见嗜酸性细胞浸润，慢性期可见中度炎症反应。

2006 年 Lee 报道将 NIPAM 与甲基丙烯酸羟乙酯（hydroxyethyl methacrylate，HEMA）化合，并进一步转化得到产物 Poly（NIPAM-co-HEMA-acrylate），简称：PIHA，产物 LCST 为 23℃，与四（3-巯基丙酸）季戊四醇酯（pentaerythritol tetrakis 3-mercaptopropionate，QT）在使用前混合。QT 的巯基可与 PIHA 中的乙烯基发生迈克

尔加成反应。在 20℃条件下，10~20 秒混匀后化合过程可在 600 秒内完成，且混匀时间延长可明显缩短聚合完成时间，反应过程温和。这种混合物包含物理和化学双交连聚合形式，使凝胶过程中膨胀效应降低，机械强度增强，抗蠕变性能增强。细胞毒性研究显示聚合物对细胞物黏附性，无明显毒性效应。2013 年 Zhao 等人以血管内栓塞为目的合成温敏材料 N-异丙基丙烯酰胺甲基丙烯酸丁酯［poly（N-isopropylacrylamide-co-butyl Methylacrylate），PIB］，并将干燥状态 PIB 颗粒直径控制在 100~400nm 的纳米级别，制成纳米水凝胶。从而获得更低的黏度，更快的胶凝反应速率，较高的强度。实验室测得在混有显影剂碘海醇时，PIB 的 LCST 为 36.5℃。在分别以不同速度经恒速泵注射栓塞兔（体温在 38.5~39.5℃）肾脏的栓塞实验中，PIB 弥散的最小血管直径约 5μm，术后不同时期的病理检查提示管壁完整，仅急性期有局限于血管内或管壁的轻度炎症反应，术后三个月时未见 PIB 降解。但过高的 LCST 决定 PIB 很难应用于临床。

2006 年 sheng 等人使用 PNIPAM 栓塞猪模型的颅底奇网，16 个模型中 1 例出现反流，但考虑为注射速度过快导致（2ml/min）。2 例术中发生痉挛的 2 例术后显示未栓塞完全。考虑与血管痉挛导致的栓塞不全所致，术后急性期仅有少量散在中性粒细胞浸润，未见血管内皮损伤；慢性期少量单核及嗜酸细胞浸润，血管肌层细胞退化。2009 年 wang 等人首次将 PNIPAM 应用于 2 例肾癌患者的栓塞治疗，手术成功栓塞目标血管。2 例患者术后均出现持续发热症状，考虑为肿瘤栓塞后综合征，其中 1 例术后 1 个月出现部分复发。

可以看出，温敏材料作为血管内栓塞剂

具有无毒，无需有机溶剂，炎症反应轻微，栓塞稳定的优势，有着较高的研究价值，尤其在具有较为完整微循环的肿瘤血管的栓塞。但在临床应用于血管畸形和动静脉瘘之前，还有许多问题需要解决，包括提升水凝胶在突破临界温度后凝胶化速度，抗血流冲击能力和抗蠕变性能等，从而避免栓子脱落或向远端迁移。另外，作为在血管内使用温度敏感材料，受温度（包括水凝胶初始温度，手术室环境温度，患者体温）、微导管隔热性能以及水凝胶从注射部位到病灶间行程长度。在众多外界因素影响下如何计算出合理的注射速度，以保证水凝胶在微导管内不会突破临界温度，且能以接近 LCST 的温度出微导管，从而保证其进入病灶后能迅速凝胶化，进而避免向引流静脉弥散。另外，这种对注射时间的精准把控的要求，决定温敏材料在术中很难像 Onyx 一样重复注射，因此对技术要求较高。

LEA 的应用对血管畸形的介入治疗有重要意义，不粘管栓塞剂的应用是促进介入医学发展的又一利器。随着越来越多经过改良的栓塞剂进入临床，早期栓塞剂的某些不足正在被逐渐消除。由于介入治疗的多样性、病种的多样性和复杂性及手术目的多样性，决定了没有一种栓塞剂适用于所有的介入治疗，不同类型，不同性质的栓塞材料因材施用才是最理性，最客观，最优化的选择的方式。

（王坤　陈光忠）

参考文献

［1］ABDULMALAK G, CHEVALLIER O, FALVO N, et al. Safety and efficacy of transcatheter embolization with Glubran（（R））2 cyanoacrylate glue for acute arterial bleeding：a single-center experience with 104 patients［J］. Abdom Radiol（NY）,2018,43（3）:723-733.

［2］ALEXANDER MD, HALBACH V, NICHOLSON A, et al. Transvenous ethanol sclerotherapy of feeding arteries for treatment of a dural arteriovenous fistula［J］. BMJ Case Reports,2016.

［3］ELSENOUSI A, ALETICH VA, ALARAJ A. Neurological outcomes and cure rates of embolization of brain arteriovenous malformations with n-butyl cyanoacrylate or Onyx：a meta-analysis［J］. J Neurointerv Surg,2016,8（3）:265-272.

［4］GILBERT P, DUBOIS J, GIROUX MF, et al. New Treatment Approaches to Arteriovenous Malformations［J］. Semin Intervent Radiol,2017,34（3）:258-271.

［5］GIOPPO A, FARAGO G, CALDIERA V, et al. Medial Tentorial Dural Arteriovenous Fistula Embolization：Single Experience with Embolic Liquid Polymer SQUID and Review of the Literature［J］. World Neurosurg,2017,107:1050 e1-e7.

［6］GRIVIAU L, CHEVALLIER O, MARCELIN C, et al. Percutaneous ultrasound-guided balloon-assisted embolization of iatrogenic femoral artery pseudoaneurysms with Glubran（（R））2 cyanoacrylate glue：safety, efficacy and outcomes［J］. Quant Imaging Med Surg,2018,8（8）:796-803.

［7］HAQ MA, SU Y, WANG D. Mechanical properties of PNIPAM based hydrogels：A review［J］. Mater Sci Eng C Mater Biol Appl,2017,70（Pt 1）:842-855.

［8］HUA C, JIN Y, YANG X, et al. Midterm and long-term results of ethanol embolization of auricular arteriovenous malformations as first-line therapy［J］. J Vasc Surg Venous Lymphat Disord,2018,6（5）:626-635.

［9］KHAITOVICH B, KALDERON E, KOMISAR O, et al. Venous Malformations Sclerotherapy：Outcomes, Patient Satisfaction and Predictors of Treatment Success［J］. Cardiovasc Intervent

Radiol, 2019, 42(12): 1695-1701.

[10] KOCER N, HANIMOGLU H, BATUR S, et al. Preliminary experience with precipitating hydrophobic injectable liquid in brain arteriovenous malformations [J]. Diagn Interv Radiol, 2016, 22(2): 184-189.

[11] KO SE, DO YS, PARK KB, et al. Subclassification and Treatment Results of Ethanol Embolotherapy of Type Ⅱ Arteriovenous Malformations of the Extremity and Body [J]. Journal of Vascular and Interventional Radiology, 2019, 30 (9): 1443-1451.

[12] KULCSAR Z, KAROL A, KRONEN PW, et al. A novel, non-adhesive, precipitating liquid embolic implant with intrinsic radiopacity: feasibility and safety animal study [J]. Eur Radiol, 2017, 27(3): 1248-1256.

[13] LAMIN S, CHEW HS, CHAVDA S, et al. Embolization of Intracranial Dural Arteriovenous Fistulas Using PHIL Liquid Embolic Agent in 26 Patients: A Multicenter Study [J]. AJNR Am J Neuroradiol, 2017, 38(1): 127-131.

[14] LEYON JJ, CHAVDA S, THOMAS A, et al. Preliminary experience with the liquid embolic material agent PHIL (Precipitating Hydrophobic Injectable Liquid) in treating cranial and spinal dural arteriovenous fistulas: technical note [J]. J Neurointerv Surg, 2016, 8(6): 596-602.

[15] MASON JR, DODGE C, BENNDORF G. Quantification of tantalum sedimentation rates in liquid embolic agents [J]. Interv Neuroradiol, 2018, 24(5): 574-579.

[16] POP R, MERTZ L, ILYES A, et al. Beam hardening artifacts of liquid embolic agents: comparison between Squid and Onyx [J]. J Neurointerv Surg, 2019, 11(7): 706-709.

[17] SAMANIEGO EA, KALOUSEK V, ABDO G, et al. Preliminary experience with Precipitating Hydrophobic Injectable Liquid (PHIL) in treating cerebral AVMs [J]. Journal of NeuroInter-

ventional Surgery, 2016, 8(12): 1253-1255.

[18] SAMANIEGO EA, DERDEYN CP, HAYAKAWA M, et al. In vivo evaluation of the new PHIL low viscosity in a swine rete mirabile model [J]. Interv Neuroradiol, 2018, 24(6): 706-712.

[19] SETTECASE F, HETTS SW, NICHOLSON AD, et al. Superselective Intra-Arterial Ethanol Sclerotherapy of Feeding Artery and Nidal Aneurysms in Ruptured Cerebral Arteriovenous Malformations [J]. AJNR Am J Neuroradiol, 2016, 37(4): 692-697.

[20] SIRAKOV A, MINKIN K, SIRAKOV S. Intermixed Dimethyl-Sulfoxide-Based Nonadhesive Liquid Embolic Agents Delivered Serially via the Same Microcatheter for Cerebral AVM Treatment [J]. AJNR Am J Neuroradiol, 2020, 41(4): 681-686.

[21] SIRAKOV S, SIRAKOV A, MINKIN K, et al. Initial experience with the new ethylene vinyl alcohol copolymer based liquid embolic agent Menox in the endovascular treatment of cerebral arteriovenous malformations [J]. J Neurointerv Surg, 2019, 11(10): 1040-1044.

[22] SOULEZ G, GILBERT MD FRCPC P, GIROUX MD FRCPC MF, et al. Interventional Management of Arteriovenous Malformations [J]. Tech Vasc Interv Radiol, 2019, 22(4): 100633.

[23] SZATMARY Z, HILLMAN J, FINITSIS S. Meningioma embolization with the pressure cooker technique using Squid 12 [J]. Interv Neuroradiol, 2017, 23(4): 441-443.

[24] VARADHARAJAN S, RAMALINGAIAH AH, SAINI J, et al. Precipitating hydrophobic injectable liquid embolization of intracranial vascular shunts: initial experience and technical note [J]. J Neurosurg, 2018, 129(5): 1217-1222.

[25] VOLLHERBST DF, OTTO R, DO T, et al. Imaging artifacts of Onyx and PHIL on conventional CT, cone-beam CT and MRI in an animal

model［J］. Interv Neuroradiol, 2018, 24(6): 693-701.

［26］ VOLLHERBST DF, OTTO R, HANTZ M, et al. Investigation of a New Version of the Liquid Embolic Agent PHIL with Extra-Low-Viscosity in an Endovascular Embolization Model［J］. AJNR Am J Neuroradiol, 2018, 39(9): 1696-1702.

［27］ VOLLHERBST DF, SOMMER CM, ULFERT C, et al. Liquid Embolic Agents for Endovascular Embolization: Evaluation of an Established (Onyx) and a Novel (PHIL) Embolic Agent in an In Vitro AVM Model［J］. AJNR Am J Neuroradiol, 2017, 38(7): 1377-1382.

［28］ VOLLHERBST DF, OTTO R, VON DEIM-LING A, et al. Evaluation of a novel liquid embolic agent (precipitating hydrophobic injectable liquid (PHIL)) in an animal endovascular embolization model［J］. J Neurointerv Surg, 2018, 10(3): 268-274.

［29］ WANG BH, BOULTON M, LEE DH, et al. A systematic characterization of the factors influencing polymerization and dynamic behavior of n-butyl cyanoacrylate［J］. J Neurointerv Surg, 2018, 10(2): 150-155.

［30］ WU EM, EL AHMADIEH TY, MCDOUGALL CM, et al. Embolization of brain arteriovenous malformations with intent to cure: a systematic review［J］. J Neurosurg, 2019: 1-12.